Toxisch

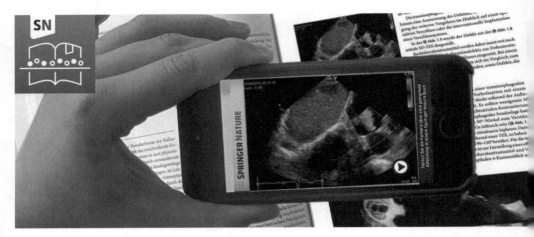
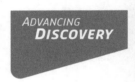

Rainer Biesinger • Max Klute

Toxisch

Mit Geleitwörtern von Kriminalbiologe
Dr. Mark Benecke, Jugendrichter Andreas Müller
und dem Grimme-Preisträger $ick

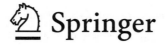

Rainer Biesinger
Der Heavy Metal Coach®
Das Seminarhaus® NRW
Schalksmühle, Deutschland

Max Klute
Herne, Deutschland

Die Online-Version des Buches enthält digitales Zusatzmaterial, das durch ein Play-Symbol gekennzeichnet ist. Die Dateien können von Lesern des gedruckten Buches mittels der kostenlosen Springer Nature „More Media" App angesehen werden. Die App ist in den relevanten App-Stores erhältlich und ermöglicht es, das entsprechend gekennzeichnete Zusatzmaterial mit einem mobilen Endgerät zu öffnen.

ISBN 978-3-662-60677-3   ISBN 978-3-662-60678-0   (eBook)
https://doi.org/10.1007/978-3-662-60678-0

Die Deutsche Nationalbibliothek verzeichnet diese Publikation in der Deutschen Nationalbibliografie; detaillierte bibliografische Daten sind im Internet über http://dnb.d-nb.de abrufbar.

Illustrationen und Covergestaltung: Timo Wuerz - www.timowuerz.com
Autorenfoto: Thomas Frank - www.thomas-frank-fotografie.media

Planung: Yvonne Bell
Springer ist ein Imprint der eingetragenen Gesellschaft Springer-Verlag GmbH, DE und ist ein Teil von Springer Nature.
Die Anschrift der Gesellschaft ist: Heidelberger Platz 3, 14197 Berlin, Germany

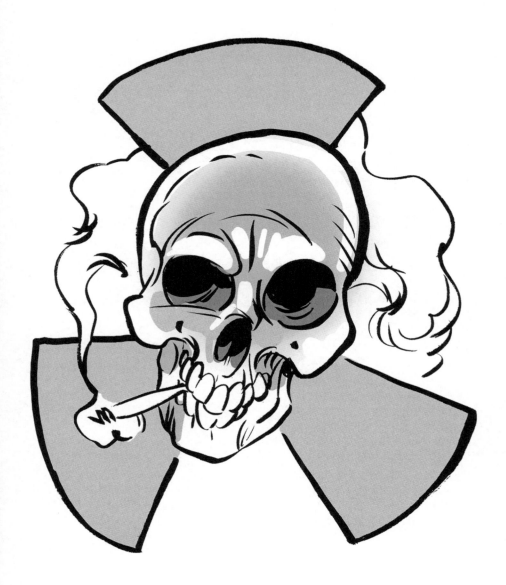

Geleitwort von Kriminalbiologe Dr. Mark Benecke

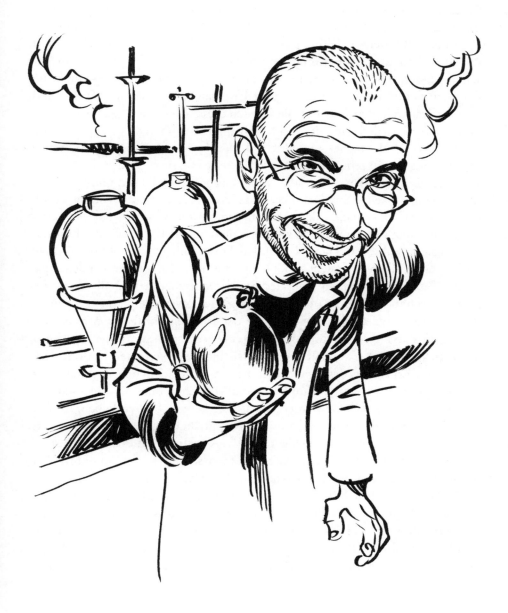

Medizin-Studierende lernen auf Speed, in Berlin sind die Nächte schneeweiß, in Dresden und Regensburg geistert Crystal durch die Partys, und ganz im Westen gibt's noch Shore und Gras. Der (gute) Rapper Finch Asozial macht so selbstverständlich Witze über Pillen in der Bauchtasche, dass Oma und Opa, wenn sie denn Rap hörten, vielleicht nachdenklich würden. Ich selbst habe schon 1997 für die Zeitschrift *Kriminalistik* MDMA-Kids befragt, die freiwillig ihr Ecstasy weggetan haben, weil sie keinen Bock mehr auf kuschelige Freundinnen und Freunde hatten, an die sie sich später nicht mehr erinnern konnten.

In den USA sterben zehntausende von Menschen (derzeit täglich 130) an künstlich hergestellten Beruhigungsmitteln. Als ich auf der größten forensischen Tagung – bei der American Academy of Forensic Sciences – direkt neben dem Leiter des wohl größten Gift-Untersuchungslabors der Welt stand, hatte er Tränen in den Augen. „Die meisten dieser Menschen", sagte er zu mir, „sind ganz normale Leute, die von Medikamenten abhängig geworden sind."

Und jetzt? Leider nichts „und jetzt". El Mencho aus Mexiko, auf dessen Kopf im Moment (2019) zehn Millionen Dollar ausgesetzt sind, verdient mit Koks so viel Geld, dass er im Jahr 2012 neun seiner Gegner – vier Frauen und fünf Männer – erhängt von einer Straßenbrücke baumeln ließ. Er kann machen, was er will, und genau das tut er auch. Falls Sie sich fragen, wie viel Geld er wohl verdient: Je nach Schätzung werden weltweit zwischen dreihundert (Interpol) und fünfhundert (Staatsanwaltschaft Halle) Milliarden Dollar mit illegalen Drogen umgesetzt — ohne Alkohol, versteht sich. Denn der ist ja in den meisten Ländern legal.

Das Bundeskriminalamt und der Bund Deutscher Kriminalbeamter besprachen schon im Jahr 2014 offiziell, dass Drogenverbote nichts bringen, da der „Kampf" – Zitat von der Titelseite der Fachzeitschrift *der kriminalist* – „aussichtslos" ist. Kurz zuvor hatten 123 Strafrechtsprofessorinnen und -professoren, auch mit Verweis auf eine Untersuchung der Vereinten Nationen von 2008, eine Erklärung des Schildower Kreises unterschrieben. Sie stellt fest, dass Drogenverbote zwar verhindern, dass Menschen über die Eigenschaften von Substanzen aufgeklärt werden, sonst aber keinen Nutzen haben. O-Ton: „Die Prohibition fördert die organisierte Kriminalität und den Schwarzmarkt, behindert eine angemessene medizinische Versorgung, und es erodieren staatliche Grundstrukturen." Das wusste man zwar schon seit der Alkohol-Prohibition in den USA in den 1920er-Jahren, aber hey. Ist ja schon was her.

Neuerdings stellt sich in den USA heraus, dass der legale Verkauf von Cannabisprodukten – nicht von Cannabisfaser-Ökoprodukten, sondern solchen mit dem Wirkstoff THC – mehr Steuereinnahmen bringt als der Verkauf von Alkohol. Im Jahr 2018 nahmen die Staaten Washington, Kalifornien, Oregon und Colorado zusammen eine Milliarde Dollar an Steuern aus legalen Marihuana-Verkäufen ein. Dieses Geld wird unter anderem zur Erneuerung von Schulen und für Drogenaufklärungsprogramme eingesetzt. Zack!

Traue ich nach vielen Jahren kriminalistischer Arbeit Menschen zu, offen und vernünftig mit sich selbst und mit Drogen umzugehen? Nicht immer. Glaube ich, dass Demokratie die beste Staatsform ist? Es ist die beste, die wir kennen. Denke ich, dass Cannabis nach all den Jahren auch in Europa legalisiert werden wird? Vermutlich. Es gibt schließlich keinen Grund, es nicht zu tun. Siehe oben.

Ich weiß, dass die Wirklichkeit ohne Drogen – auch ohne Alkohol – auf Dauer bunter, verrückter, liebenswerter und spannender ist als jeder Roman, Film oder Rausch. Drogennotstände wie heute in den USA sind Auswuchs und nicht die Ursache dessen, was in einer überdrehten Welt auf die Menschen herniederprasselt.

Lesen Sie daher gerne den folgenden, persönlich gehaltenen Bericht, der einen strubbeligen, wilden Strauß an Daten und Aussagen liefert. Das Buch dient der Aufklärung – und die müssen Sie nun mal selbst besorgen.

Mark Benecke

Geleitwort von Jugendrichter Andreas Müller

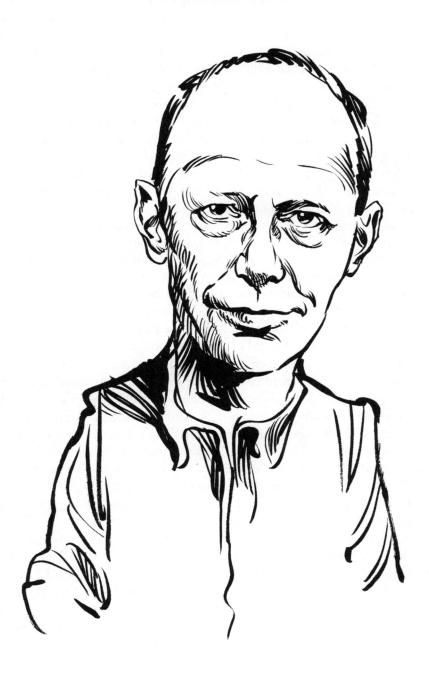

Seit bald einem halben Jahrhundert verfolgt unser Staat Millionen von Menschen, weil sie statt Alkohol lieber ein anderes und wesentlich weniger schädliches Betäubungsmittel, nämlich Cannabis, konsumieren oder zu anderen Mitteln greifen. Millionen von Menschen wurden zu Geld- oder Haftstrafen verurteilt, Karrieren und Familien wurden wegen einer unsinnigen von Ideologie geprägten Drogenpolitik zerstört. Und was hat der Krieg gegen die Drogen gebracht? Außer weltweit Millionen von Opfern und Toten nichts.

Ein neues von Menschlichkeit und Akzeptanz geprägtes Betäubungsmittelgesetz muss her. Das sagen nicht nur von Aktenbergen überschüttete Staatsanwälte und Richter, sondern auch immer mehr Stimmen aus Kreisen der Polizei. Die überwiegende Sozialarbeit ist sich einig, dass ein offener und ehrlicher Umgang mit denjenigen, die tatsächlich ein Suchtproblem entwickelt haben, besser und zielorientierter wäre. Und dies fordern auch die beiden Autoren aus eigener Erfahrung und mit Sachkunde, weswegen es mir eine Ehre war, dieses Geleitwort zu schreiben.

So würde insbesondere eine Änderung der Gesetzeslage zu einem staatlich kontrollierten Verkauf von Cannabisprodukten nicht nur Polizei, Staatsanwaltschaft und Gerichte in ihrer täglichen Arbeit entlasten, sondern auch einen Jugendschutz schaffen, der sein Ziel nicht verfehlt.

Polizeibeamte, die eigentlich wirkliche Straftäter verfolgen wollen, sind tagtäglich gezwungen, wegen geringer Mengen zum Eigenbedarf Strafverfahren einzuleiten, sodass insbesondere für junge Leute eine Lawine des Übels in Gang gesetzt wird, die bei Wiederholungstätern immer wieder zu hohen richterlichen Strafen und sogar Freiheitsentzug führen kann. Junge Menschen werden stigmatisiert und kriminalisiert. Ihre sich gerade entwickelnden Karrieren werden zerstört. Sie verlieren darüber hinaus den Glauben an die Institutionen unserer Gesellschaft. Tagtäglich wird arbeitenden Menschen der Führerschein weggenommen, oftmals mit der Folge, dass sie ihren Job nicht mehr ausüben können. Und das Schlimmste daran ist: Dafür muss bei den aktuell geltenden Grenzwerten ein regelmäßiger Cannabiskonsument nicht einmal berauscht sein, während Otto Normal nach 1 Liter Bier noch als verkehrstauglich eingeschätzt wird. Die Ungerechtigkeit steht der gegenwärtigen Prohibitionspolitik auf die Stirn geschrieben.

Es ist nach meiner Auffassung und der vieler Juristen schlichtweg verfassungswidrig, Menschen in ihren Freiheits- und Persönlichkeitsrechten einzuschränken – gar maßregeln – zu wollen, während in vielen anderen Ländern, wie zum Beispiel Kanada, den Niederlanden oder auch einzelnen Bundesstaaten in den USA, eine staatlich kontrollierte Abgabe in Verbindung mit einer echten Aufklärung dem Ziel des Jugendschutzes viel gerechter werden kann als durch die längst überholte restriktive Verbotspolitik. Im Übrigen verstößt die Cannabiskriminalisierung im Verhältnis zu Alkohol und Nikotin offensichtlich gegen den Gleichheitsgrundsatz im Grundgesetz.

Wenn wir unsere Jugend schützen wollen – und nur darum geht es –, dann muss Schluss sein mit der Hexenjagd auf Konsumenten. Dass THC nicht in Köpfe von Jugendlichen gehört, ist klar. Wenn die Politik also wirklich etwas für den Jugendschutz machen möchte, dann doch bitte durch Maßnahmen, die einerseits den Schwarzmarkt eindämmen und andererseits frühzeitig in der Schule über die Folgen zu frühen oder zu regelmäßigen Konsums aufklären! Und dies nicht wie bisher mit dem erhobenen auf das strafbare Handeln verweisenden Zeigefinger. Was wir, und zwar in Bezug auf alle Drogen, brauchen, ist die Schaffung einer Drogenmündigkeit

Insbesondere Cannabiskonsum ist keine Sache des Strafrechts, sondern eine Sache des Jugend- und Gesundheitsschutzes.

Ich stimme den Autoren dieses Buches voll und ganz zu und stelle fest, dass sich die von ihnen gezeichnete Momentaufnahme des aktuellen Umgangs mit Rauschdrogen – insbesondere Cannabis – mit meinen Beobachtungen decken, die ich als Jugendrichter am Amtsgericht Bernau seit über zwei Jahrzehnten erlebe. Diese beiden Herren zeigen mit Sachkunde versehene Flagge für ihre politische Forderung nach einer anderen und vor allem besseren Drogenpolitik. Dieses Buch, das auf die Bestsellerliste gehört, wird dazu beitragen, eine dringend benötigte neue Drogenpolitik in die Wege zu leiten. Es sollte jedem Politiker geschenkt werden, der immer noch an der verlogenen Cannabis- und Drogenpolitik festhalten möchte. Lesen kann auch Prohibitionspolitiker zu einem Umdenken bewegen.

Andreas Müller

Geleitwort von Grimme-Preisträger und Bestsellerautor $ick

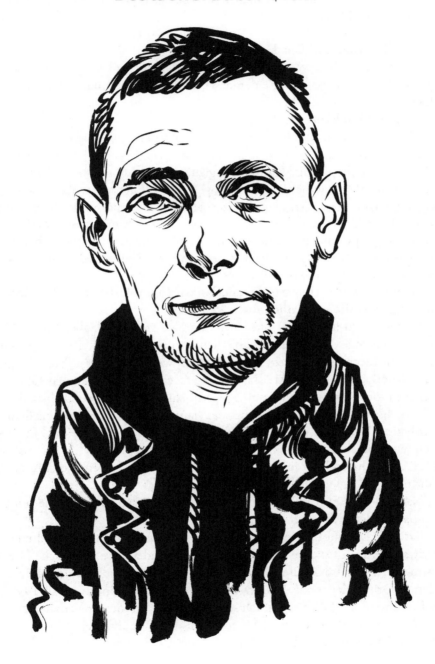

„Der Rauschdrogenkonsum ist ein unbequemes und ungeliebtes Thema, mit dem man sich tatsächlich nur in den seltensten Fällen wirklich beliebt macht, geschweige denn eines, mit dem man sich couragiert profilieren kann!" (Rainer Biesinger und Max Klute, „Toxisch")

„Doch verdammt! Das kann man!"

Das war das Erste, was ich dachte, als ich diesen Satz las. Und um sicherzugehen, dass ich keine Scheiße denke, las ich ihn noch einige Male durch. Jedoch immer mit demselben Ergebnis.

„Doch. Man kann das!"

Man kann sich tatsächlich mit diesem verhassten, unbequemen Thema **beliebt** machen. Das geht tatsächlich und ganz sicher! Woher ich glaube, das zu wissen, fragt ihr euch? Warum ich glaube, dass Drogensucht und all die Scheiße, die da daran hängt, ein wichtiges, unglaublich wertvolles, manchmal sogar witziges Thema ist, über das wir viel öfter schamlos und mit Freude reden sollten? Und wieso ich behaupte, dass man sich mit diesem verkackten Thema sogar profilieren, dadurch beliebt und ja, heutzutage sogar „berühmt" werden kann? Was soll ich sagen? Ganz einfach. Weil ich seit einigen Jahren ganz genau diese Situation lebe. Deshalb.

Hier ein kurzer (Drogen/Straße/Knast/Therapie/Neues-Leben-)Steckbrief für alle, die mich noch nicht kennen:

Ich wurde im Januar 1973 in Homburg/Saar geboren. Habe 1986 in Hannover angefangen zu kiffen, was bis heute so geblieben ist. 1988 kam Shore (Heroin), Blechrauchen dazu und blieb, von wenigen, kurzen Pausen abgesehen, dauerhaft bis Ende 2012. Nach kurzer Zeit auf Heroin kamen Tabletten/Benzos (vorzugsweise Rohypnol 2 mg) hinzu sowie tägliche Diebstahl- und Einbruchsdelikte. Zum 18. Geburtstag (Januar 1991) Rauswurf aus dem Elternhaus. Obdachlos bis zur ersten Inhaftierung am 07.11.1991. In dieser Zeit eine beschissene Erfahrung mit LSD gemacht. Von da an bis zum 21.12.1993 Jugendhaft in der JA Hameln. Dort meine zweite beschissene Erfahrung mit LSD gemacht.

Nach meiner Entlassung sofortiger, dauerhafter Rückfall mit Heroin und ein paar anderen Substanzen.

Circa 20 Monate „Freiheit" bis zu meiner nächsten Inhaftierung. Im ersten Drittel dieser Zeitspanne kamen XTC, Speed und andere chemische Drogen in mein Leben. Im zweiten Drittel Koks Basen (in der Pfeife rauchen). Im dritten Drittel der totale Absturz durch Koks Ballern (intravenös). 1995 Inhaftierung in der JVA Vechta. Ich sagte „Danke" bei meiner Verhaftung.

Nach der Entlassung ca. 6 Monate voll drauf in „Freiheit". Dann meine dritte Inhaftierung in der JVA Meppen. Dort 1998 nach § 35, 36 in Therapie/

Hohehorst bei Bremen entlassen worden. Nach 8 Wochen rausgeflogen. Nahtlos in Selbsthilfe-Einrichtung (Elrond) in Bremen gewechselt. Dort auch nach 14 Tagen rausgeflogen. Kurz danach Aufnahme bei Elrond Osnabrück. Absolvierte dort 18 Monate und wurde am Tag der Entlassung wieder dauerhaft mit Heroin rückfällig und startete sofort mit meinem neuen Geschäftszweig. Cannabis.

Dezember 2001 erneute Inhaftierung in der JVA Lingen für 2 Jahre 9 Monate, wegen erwerbsmäßigem Handel mit Betäubungsmitteln in nicht geringer Menge (16 kg laut Anklage). Erneute Entlassung Ende 2002 nach § 35, 36 in Therapie. Diesmal in die Fachklinik Nettetal bei Osnabrück. Anfang August 2003 Heroin-Rückfall in der Nacht vor meiner offiziellen Entlassung aus der Therapie. Ende August 2003 die Geburt meiner Tochter und meines schlechten Gewissens. Ich bin schon wieder voll drauf, versuche aber, meinen Konsum so gering wie möglich zu halten.

2005 in Musik mein erstes Ventil gefunden und mit meinem Freund Ramon Diehl, dem Chef von www.16bars.de, SIKKBOY ENTERTAINMENT, ein erfolgloses Rap Label gegründet. Von 2005 bis 2006 ein Online-Tagebuch mit dem Titel „Diary of a Thug" geschrieben und jeden Sonntag eine Geschichte aus meinem Leben niedergeschrieben und im Netz veröffentlicht.

Im Klartext: Ich fange zu dieser Zeit endlich das Sprechen an! Gebe erstmals meinen meist negativen Emotionen Raum.

Zwischen 2003 und 2012 machte ich ca. 12 bis 14 freiwillige Entgiftungen. Rap ist nun immer bei mir.

„Ich nehm den Bong mit auf Entzugsstation, … was weißt du denn schon, … du kleiner Hurensohn!" (Geschrieben auf Turkey, im ehemaligen LKH Osnabrück, nachdem ich am Fenster einen Bong geraucht hatte.)

Doch alle meine verzweifelten Versuche endeten im direkten Rückfall mit Heroin. Meist schon, bevor ich wieder zu Hause ankam und die Krankenhaustasche in die Ecke werfen konnte. Ich wusste einfach nichts mit mir anzufangen. Kein Plan, wie ich dieses gewaltige Loch in mir füllen sollte. Nüchtern fühlte sich alles so sinnlos, beschissen und irgendwie „nicht machbar" an. Zudem war ich nur noch müde. Egal, wie viel ich schlief. Ich war immer müde. Sogar wenn ich kokste …! Müde von meinem Leben, das sich konstant im Kreis drehte. Und müde vom Weinen. Ich saß gefühlt 1000 Mal nachts am Bett meiner Tochter, hab mir die Augen aus'm Kopf geheult und um Erleuchtung und Kraft gefleht, um meinem Kind ein guter Vater sein zu können. Aber außer Rückfällen und dem dreckigen Gefühl, „mal wieder versagt" zu haben, passierte überhaupt nichts.

Na ja, ich wurde mehrfach verhaftet, aber nicht mehr inhaftiert. Weiß aber auch, dass ich nur Glück hatte. Spätsommer 2012, nach meiner letzten freiwilligen Entgiftung, kam meine Erlösung in Form eines Anrufs. Ramon hatte 16bars inzwischen zu einer Firma gemacht und dadurch einen von 12 originalen You-Tube-Fernsehkanälen ergattert. Dieser trägt den Namen www.zqnce.de (gesprochen: Sequenze) und dort startete am 12.12.2012 meine Videobiografie-Serie „Shore, Stein, Papier" (letzter Upload 15.10.2015). Jeden Mittwoch neue Videos. Insgesamt 380 Folgen + Specials. Über 3 Jahre Dreharbeiten. Bis jetzt ca. 90 Millionen Klicks (Stand November 2019). 2015 hab' ich den Grimme-Online-Publikumspreis dafür überreicht bekommen (Grimme-Preis: Besondere journalistische Leistung). Kurz danach meinen Vertrag beim Piper-Verlag unterzeichnet. Das Buch (selbst) geschrieben. „Shore, Stein, Papier – Mein Leben zwischen Heroin & Haft!" Damit Spiegel-Bestseller geworden. Seit 2016 bis heute mit meinem Liveprogramm, meist vor ausverkauften Häusern, auf Tour.

Die Medien lobten mich von Anfang an und durchweg für meinen offenen, ehrlichen Umgang mit meiner Geschichte. Die Welt titelte damals: „Aufklärung ohne erhobenen Zeigefinger!" Ebenfalls seit 2016 bin ich mit Paul Lücke, SSP Produzent und Gründer unseres gemeinnützigen Vereins „Stigma-e.V." sogar an unseren Schulen unterwegs und kläre eure Kinder über den unbestreitbaren Zusammenhang von Emotionen und Konsum anhand meiner Biografie auf. „Lernen aus Lebenserfahrung" (Konzept findet ihr auf www.stigma-ev.de). Und eure Kinder sowie viele tausend Fans lieben mich dafür! So. Und jetzt sag nochmal, dass man sich mit diesem dreckigen Thema nicht beliebt machen und couragiert profilieren kann.

Mein Fazit: „Nur wer einen gesunden Umgang mit seinen Emotionen pflegt, kann wirklich glücklich (clean) werden. Also macht's Maul auf!"

Euer $ick

Danksagung

So kann's gehen

Nachdem ich, Rainer Biesinger, 2019 meine Masterarbeit der kognitiven Neurowissenschaften beim Springer-Verlag verlegen durfte, kam die Hauptinitiatorin dieses Buches und Senior Editorin, Frau Yvonne Bell, auf mich zu. Ihre Frage, ob ich nicht Lust darauf hätte, ein Sachbuch zum Thema „Rauschdrogenkonsum in Deutschland – hinter der Maske" zu schreiben, hat mich emotional tief berührt und mich nicht eine Sekunde lang an einer erfolgreichen Umsetzung dieses, meines, unseres Lebensthemas zweifeln lassen. Rock'n Roll!

Keiner gewinnt die Schlacht alleine

Gesagt getan. Sofort war mir klar, dass es als Koautoren nur einen geben kann, damit das Buch auch einen wirklich zeitgemäßen und realistischen Touch bekommt – Max! Zwei Wochen später bunkerten wir uns eine Woche lang im Seminarhaus-NRW ein. Das Ergebnis waren ca. 30 Stunden Tonmaterial in Interview-Form, die wir transkribiert als Manuskript an den Verlag schickten.

Chefarztbehandlung war angesagt

Ein Sachbuch in Interviewform zu schreiben, war dann doch nicht so ganz der Anspruch gewesen, sodass wir uns für das weitere Feintuning des Buches gemeinsam mit Frau Bell und dem Editorial Director Renate Scheddin vor Ort in Heidelberg zur weiteren Umsetzung beraten haben.

Der Sommer 2019 war geil – wir können uns leider nicht mehr daran erinnern

Was folgte, war ein totaler Wahnsinn an intrinsisch motivierten Schreibtätigkeiten, bei denen auch unser beider „Suchtpersönlichkeiten" wieder einmal, im positiven Sinne, voll zum Ausdruck kamen. Neben dem Alltagsgeschäft gab es nur ein Ziel: Dieses Buch auf die Spur zu bringen!

Männer müssen tun, was Männer tun müssen!
Das uns persönlich und auch der Brisanz und Aktualität des Themas geschuldete selbst auferlegte Zeitfester zur Fertigstellung war immens ambitioniert, sodass auch unser direktes Umfeld teils sehr stark unter unserer grenzwertigen persönlichen Auslastung zu leiden hatte.

Unser ganz besonderer Dank gilt daher unserem persönlichen Umfeld, unseren Lebenspartnern, Familien, Freunden, die es in dieser Zeit tatsächlich mit uns „aushalten" mussten. Namentlich seien hier ganz speziell Max' Mutter und Rainers Old Lady Bärbel Römer erwähnt. Bärbel ist genau die Art von liebevollem „Teufelsweib", die heute einfach nur an Rainers Seite stehen muss!

Die erste Politur des Rohdiamanten
Als das Werk beinahe fertiggestellt war, wir kurz vor der Selbstaufgabe, dem Durchdrehen und der Verzweiflung standen, trat kurzer Hand noch ein alter Schulfreund von Max mit hinzu und übernahm das erste Korrektorat. Vielen Dank, lieber Dennis Kazakis, für deine Geduld und deinen germanistischen, pädagogischen Sachverstand, mit dem du unser Manuskript auch noch einmal selektiert und filetiert hast und uns als Sparringspartner zur Seite standst.

Bei aller Ernsthaftigkeit zum Thema bedanken wir uns weiterhin bei Rainers altem „Soulbrother of Metal", Mr. Timo Wuerz, für das grenzgeniale Artwork auf dem Cover und die ausdrucksstarken Illustrationen im Buch. Bei Thomas Frank für die Fotos und Videoproduktion.

Die Statements der Geleitwortgeber Dr. Mark Beneke, Jugendrichter Andreas Müller und dem Grimme-Preisträger $ick bedeuten uns irrsinnig viel, zumal es sich in diesem Werk um eine wirklich gesamtgesellschaftliche Verantwortung handelt.

Springer rockt
Weiter und explizit zu erwähnen sei auch die wirklich ausgezeichnete Zusammenarbeit mit allen Beteiligten im weiteren Produktionsprozess – namentlich die äußerst gewissenhafte Gesamtkoordinatorin Ulrike Niesel, die grenzgenial versiert hinterfragende Lektorin Annette Allée und der coole Grafiker Max Moennich. Vielen Dank @ all!

Das fetteste Dankeschön allerdings gilt ganz alleine DIR, lieber Leser!

Inhaltsverzeichnis

Über die Autoren

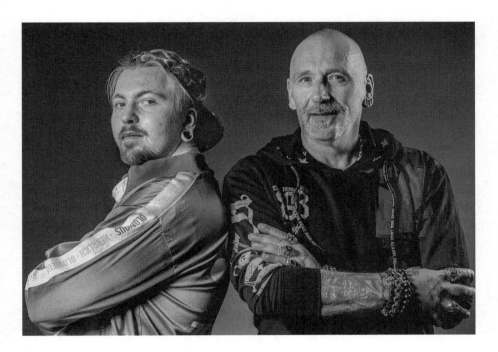

Rainer Biesinger, Der Heavy Metal Coach®
Baujahr 1966, ist einer der auffälligsten Persönlichkeitstrainer, Schriftsteller und Vortragsredner im deutschsprachigen Raum. 1997, vor mehr als 23 Jahren, hat er sich selbst die Wurzeln seiner durchaus lebensverachtenden und selbstschädigenden Odyssee durch Sucht, Irrsinn und Gewalt herausgerissen und für seine Zukunft eine neue Saat angesetzt.

Seine langjährigen und umfangreichen, gelebten Erfahrungen als ehemaliger Polytoxikomane und heutiger Unternehmer, Berater, Teamtrainer,

Personal- und Business-Coach veranlassen ihn permanent dazu, die Denk-
und Handlungsmuster seiner Kunden wie auch seine eigenen subjektiven
Wahrheiten fortlaufend zu überdenken und zu hinterfragen. Um weitere positive Entwicklungsprozesse seiner Kunden, und auch bei sich selbst, anzu-
stoßen und umzusetzen.

Seit 2005 arbeitet Rainer Biesinger, dessen Expertise ein selbstbestimmtes,
selbstbefreites und selbstermächtigtes Lebens ist, auf seine ganz eigene, authentische, bisweilen auch unkonventionelle Art und Weise mit Menschen
jeglicher Herkunft und Gesinnung.

2018, im zarten Alter von 52 Jahren, absolvierte der einstige Schulverwei-
gerer erfolgreich das Studium zum „Master der kognitiven Neurowissenschaften" an der Academy of Neuroscience in Köln.

Ein Überblick:

- 18 Jahre schwere Alkohol- und Drogenabhängigkeit
- 3 Jahre schwere lebensbedrohliche Depression
- Autodidakt des Lebens und lebenslang Lernender
- Senior – Lehr – Head Coach & Persönlichkeitstrainer mit prall gefülltem
  Methodenkoffer
- Mehrfacher Buchautor bei namhaften Verlagen
- Mitinhaber: Das Seminarhaus® – Die Lernwerkstatt für Persönlichkeit
  und Kompetenz
- Der Heavy Metal Coach®
- Opa und Bulldoggen-Dad
- … einfach nur Mensch!

Weitere Qualifikationen sind u. a. auch der Reiss Motivation Profile®-Mas-
ter, geprüfter Gründungsberater, Trainer für Erlebnis- und handlungsorien-
tiertes Lernen sowie eine intensive und fundierte Hypnoseausbildung nach
Milton H. Erikson, Dave Elman und Calvin Banyan.

Kontakt
Rainer Biesinger

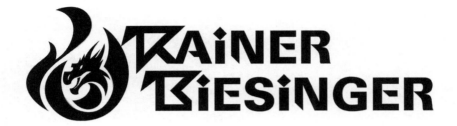

www.rainer-biesinger.com
www.manager-sucht.de
www.heavy-metal-coach.de
www.seminarhaus-nrw.de

Max Klute

Baujahr 1994, ist in Herne im Ruhrgebiet geboren. In seiner Pubertät ist er mit verschiedensten Substanzen in Kontakt gekommen und hat diese bisweilen auch äußerst exzessiv und selbstzerstörerisch konsumiert. Im Laufe seines noch jungen Leben ist er mit unzählig vielen anderen Konsumenten zusammengetroffen und hat die Wirkung verschiedenster Rauschdrogen an sich selber und im Umgang mit anderen intensiv erfahren und beobachtet. Im Guten wie im Schlechten.

Seit annähernd drei Jahren, nach seinem ganz persönlichen Tiefpunkt im Herbst 2017, beschreitet er den Weg zurück in ein weitgehend normales Leben.

Nach all seinen ganz persönlichen Erfahrungen ist es ihm ein gewichtiges Anliegen, dass sich an unserer gesellschaftlichen Herangehensweise zur Drogenpolitik mächtig etwas ändert.

1

Einleitung

Was würden wohl intelligente Aliens zum neuzeitlichen Rauschdrogenkonsum unserer „zivilisierten" Menschheit sagen?

Welche Schockmomente würde wohl das Lesen dieses Buches bei einem indigenen Schamanen aus dem tiefsten Amazonas oder auch bei ein paar völlig weltfremden Mönchen aus dem entlegensten Winkel des Himalaya auslösen?

Was hielte wohl ein orgienerfahrener und -affiner römischer Kaiser Caligula von dem Club- und Szeneverhalten der heutigen Jugendkultur?

Welche Meinung könnte ein Charles Bukowski, der Papst, Sigmund Freud, Bob Marley, Charles Darwin, Mutter Theresa, Barack Obama oder auch ein deutscher Gesundheitsminister und nicht zuletzt ein Kanzler von dieser Lektüre haben?

Was wird der Leser dieses Buches im Anschluss denken? Wie wird all das Geschriebene hier wohl beurteilt werden?

Wir werden es erfahren!

Um den Inhalt wirklich authentisch und für den Leser greifbar darstellen zu können, ist es eine logische Konsequenz, dass wir dieses Buch in einer möglichst leicht verständlichen Sprache geschrieben haben.

© Springer-Verlag GmbH Deutschland, ein Teil von Springer Nature 2020
R. Biesinger, M. Klute, *Toxisch*, https://doi.org/10.1007/978-3-662-60678-0_1

Ein kleines Statement

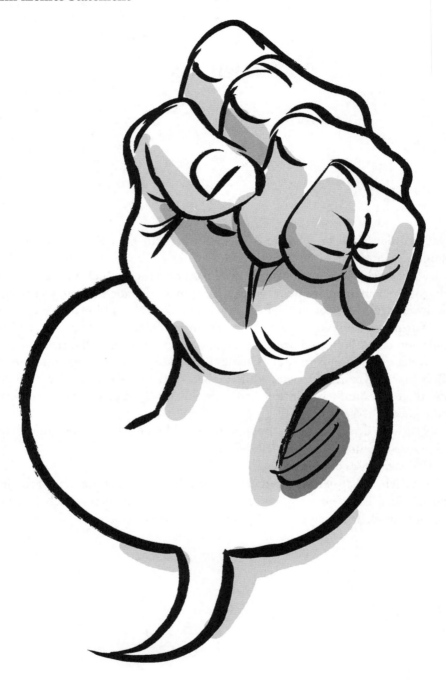

Wie sehr hätten wir beiden Autoren, wie vielleicht viele Millionen anderer suchtgefährdeter und süchtiger, abhängiger junger Menschen uns darüber gefreut, wenn wir einst wirklich sachgerecht zum Thema Rauschdrogen aufgeklärt und bestenfalls angeleitet worden wären. Wenn uns das ganze geschriebene Wissen hier bestenfalls bereits im Vorfeld unserer vergangenen exzessiven und lebensbedrohenden, wahnhaften und fremdbestimmten Chaos-Karrieren eröffnet worden wäre.

Auf authentische, echte, schonungslose, direkte und ehrliche Art und Weise. Eine greifbare Aufklärung über alles, was einen verantwortungsbewussten Rauschdrogenkonsum anbelangt. Praxiserfahren, fachkompetent, ohne erhobenen Zeigefinger und verbotsbehaftete Verteufelungsstrategien. Nicht durch irgendwelche von Lobby, Politik oder Pharmakonzernen instrumentalisierten Sprachrohre und Organe, die letztlich damit auch ihre eigenen Interessen verfolgen.

Wahrscheinlich wäre uns und unserem Umfeld dadurch sehr viel Leid erspart geblieben …!?

Eines ist klar: In puncto „Einssein mit der Natur", und somit auch mit dem natürlichen Angebot an bewusstseinserweiternden psychotropen Substanzen, hat sich der hoch technologisierte moderne Mensch die letzten Jahrhunderte meilenweit von seinen evolutionären Ursprüngen entfernt.

Vom einstmals „kultivierten" Umgang mit Rauschdrogen aller Art, so steht es jedenfalls in den Geschichtsbüchern, haben wir es heute mit einem mächtig unaufgeklärten, verantwortungslosen, entarteten, unkultivierten und gefährlichen, ganze Gesellschaftsformen zerstörenden Konsumverhalten zu tun. Angefangen beim Alkohol.

Letztlich hat sich das Narrativ unserer Politik seit der „Wir-Kinder-vom-Bahnhof-Zoo-Verteufelungspropaganda" in den letzten 40 Jahren in Deutschland kaum einen Millimeter mehr weiterentwickelt.

Die Konsumenten und das Angebot schon …!

Die Dosis macht das Gift!
Theophrastus Bombast von Hohenheim (1494) war Arzt, Alchemist, Astrologe, Theologe, Mystiker und Philosoph. Paracelsus, wie er sich nannte, beschrieb bereits vor mehr als 600 Jahren, dass alle Dinge Gift seien und nichts ohne Gift. Allein die Dosis mache es, dass ein Ding kein Gift sei.

Als Gift wird grundsätzlich ein Stoff bezeichnet, der Lebewesen und Menschen ab einer bestimmten geringen Dosis einen Schaden zufügen kann – durch Eindringen des Giftstoffes in den Organismus.

Mit der Zunahme bzw. Erhöhung der Dosis eines Wirkstoffes steigt die Wahrscheinlichkeit, dass Gesundheitsschädigungen durch eine Vergiftung auftreten. Ab einer bestimmten Expositionsmenge ist somit nahezu jeder Stoff als giftig (**toxisch**) einzustufen. Dies alles ist grundsätzlich den natürlichen Stoffwechselvorgängen eines jeden Organismus geschuldet.

Toxikologie
Die wissenschaftliche Disziplin, die sich mit der Erforschung von giftigen Substanzen, ihrer Wirkung in verschiedenen Dosisbereichen und auch der Behandlung von Vergiftungen beschäftigt, ist die Toxikologie. Sie befasst sich mit Stoffen, Stoffgemischen, Tieren, Pflanzen, Mikroorganismen und auch mit den biochemischen Vorgängen der Giftwirkung in Bezug auf mengenmäßige Betrachtungen.

Der durch ein Gift bzw. eine Rauschdroge angerichtete Schaden kann sich in einer vorübergehenden Beeinträchtigung, einer dauerhaften Schädigung oder auch durch den Tod eines Lebewesens ausdrücken. Je nach Einwirkung der verabreichten Dosis spricht man bei einer anhaltenden schädigenden Gifteinwirkung von einer **chronischen Vergiftung**, bei einer Gifteinwirkung, die direkt zu einer Schädigung führt, von einer **akuten Vergiftung**.

Als Gefahrstoffe werden Gifte grundsätzlich in Abhängigkeit von der Wirkmenge als „giftig" und „sehr giftig" unterschieden sowie als „gesundheitsschädlich" eingestuft. Oder eben auch als harte und weiche, legale und illegale Drogen klassifiziert.

Ganz platt und sachlich beschrieben zählen daher auch alle, mehr und minder gängigen, öffentlich bekannten und unbekannten, gut und nur unzureichend erforschten, schwachen und starken Rauschdrogen alle zur Kategorie der Giftstoffe!

Punkt.

Beweggründe zum Buch
Fakt ist:

• dass alles, was auch nur ansatzweise turnt, egal ob legal oder illegal, quasi weltweit und überall für jedermann und -frau verfügbar ist. Die Nachfrage bestimmt das Angebot.
• dass die Prohibition kläglich versagt hat, wie ein Blick in die Geschichte und die Gegenwart uns zeigt.
• dass die allgemeine politische Herangehensweise an das Thema irgendwann, aus welchen hier noch weiter zu behandelnden Gründen auch immer, jedenfalls nicht mehr zeitgemäß ist – um es zunächst einmal vorsichtig auszudrücken.

- dass ein Mensch, der konsumieren will, ob aufgeklärt oder nicht, auch das bekommt, was er auf dem Schwarzmarkt nachfragt.
- dass Rauschdrogen grundsätzlich einen super Job machen – sonst würde sie ja keiner nehmen.
- dass Rauschdrogen langfristig auch die allerhärtesten Charaktere zerbröseln – mehr oder minder ausgeprägt.
- dass der Schutz des Individuums zum einen eine gesamtgesellschaftliche Aufgabe ist, andererseits aber auch der Schutz der Freiheit des Individuums ein im Grundgesetz der BRD ultimatives Grundrecht darstellt.
- dass vor einer Abhängigkeit oder gar Sucht keiner gefeit ist.

Sofern man den offiziellen Statistiken zum Rauschdrogenkonsum, zu dem auch Alkohol- und Tabakkonsum gehören, in Deutschland Glauben schenken darf, haben wir ein massives Rauschdrogenproblem. Ganz abgesehen von der offensichtlichen Dunkelziffer der dauerhaft nicht wirklich auffälligen Konsumenten.

Eine Gesellschaft auf Droge …!?
Häufig wird das Thema Rauschdrogenkonsum im öffentlichen Diskurs tabuisiert, mystifiziert, beschwichtigt, kleingeredet. Fürs Alibi wird exemplarisch mit dem Erscheinen des jährlichen Suchtberichtes regelmäßig eine neue, altbekannte Sau durchs Dorf getrieben. Zwei Tage Futter für die allgemeinen Medien und das war's dann auch schon.

Zugegeben …, dass wir als Gesellschaft massive Probleme mit und durch Rauschdrogen haben, bringt in den seltensten Fällen Wählerstimmen und positive öffentliche Aufmerksamkeit. Wer gesteht sich schon gerne irgendwelche Schwächen oder gar politisches Versagen ein? Der Rauschdrogenkonsum ist ein unbequemes und ungeliebtes Thema, mit dem man sich tatsächlich nur in den seltensten Fällen wirklich beliebt macht, geschweige denn eines, mit dem man sich couragiert profilieren kann!

Angesichts der nach wie vor kurz-, mittel- und langfristig auftretenden Probleme, die wir gesamtgesamtgesellschaftlich mit und durch den unkontrollierten Rauschdrogenkonsum verursacht haben, stellt sich die durchaus erlaubte und provokative Frage, ob und inwieweit die derzeitige Drogenpolitik noch „up to date" ist bzw. durch ihre in Deutschland mehr oder minder konsequent autoritäre Herangehensweise heutzutage generell völlig versagt hat – zumindest mit ihren offensichtlich nur halbherzigen Ansätzen.

Bewusst gehen wir, die Autoren, hier nur oberflächlich auf die „offiziellen" Zahlen der Bundesbeauftragten für Suchtfragen und deren angegliederten

Stellen und Lobbyverbänden ein, da diese, durch eine lebensnahe Brille betrachtet, hier in diesem Buch grundsätzlich keine wirklich gewichtige Relevanz haben.

Klar wissen wir alle von Millionen Alkoholikern, Barbituratabhängigen, Kiffern, Pillenschluckern, Koksern, Junks, Rauchern usw., die irgendwann als Grundlage für die Statistiken einmal auffällig geworden sind. Jeder kennt jemanden mit einem mehr oder minder massiven, ggf. tolerierten Suchtproblem.

» Solange der Mensch an sich – kurzfristig betrachtet – funktioniert – who cares!?

Was wir statistisch nicht belegen können, ist die Zahl derer, die trotz oder gerade wegen ihrer offensichtlichen Rauschdrogenabhängigkeit ein Leben lang – unabhängig von der individuellen Lebensqualität – eben nicht wirklich auffallen und die statistisch somit auch nicht erfasst werden.

> Es gilt festzuhalten, dass es da draußen de facto viel zu viele Menschen mit einer massiven Rauschdrogenproblematik gibt.

Die multifaktoriellen Gründe hierfür, wie beispielsweise Neugierde, Lustgewinn, Peergroup-Verhalten, falsche Vorbilder, Alltagsflucht, Unwissenheit, Unaufgeklärtheit, Selbstmedikation, Steigerung der Leistungsfähigkeit, Problembewältigung, Verantwortungslosigkeit, Naivität, gefährlicher Leichtsinn, unreflektiertes Risikoverhalten, Pubertät, Klimakterium etc., seien zunächst einmal zurückgestellt.

Was sind Rauschdrogen?
Alternativ zum Begriff „Droge" lassen sich Bezeichnungen wie Rauschmittel, Rauschgift, Betäubungsmittel, Suchtmittel oder psychotrope/psychoaktive Substanz verwenden.

Die Umgangssprache subsumiert das wichtigste und bekannteste Rauschmittel, nämlich den Alkohol, ebenso wie Nikotin und Koffein allerdings nicht unter Drogen, sodass der Begriff „Droge" im allgemeinen Verständnis ein illegales Rauschmittel bedeutet.

Im weiteren Text wird daher der Begriff „Rauschdrogen" bevorzugt verwendet werden.

Rauschdrogen sind Stoffe oder Mittel (Gifte), die absichtlich verwendet werden, um eine Veränderung des Bewusstseins zu bewirken – angefangen bei einem Glas Bier, um sich die Alltagssorgen kurz vom Leibe zu halten, über das Rauchen eines Joints Marihuana zur Entspannung oder das Schlucken einer Ecstasy-Pille, um sich offener, aktiver und kommunikationsfähiger zu fühlen, bis hin zum Setzen eines Schusses Heroin, der Empfindungen von Angst und Trauer betäubt.

Charakteristisch dabei ist, dass die erwünschten Bewusstseinsveränderungen nicht durch die eigene innere Aktivität eintreten, sondern von außen her – durch die Wirkung des konsumierten Mittels – verursacht werden.

In der öffentlichen Meinung wird bei sehr vielen Unwissenden und Unbedarften Haschisch noch immer mit Heroin verwechselt und Alkohol für harmlos gehalten, während Nikotin nicht als Droge anerkannt und Kokain verharmlost wird. Und sowas wie Designerdrogen (was für eine furchtbare Wortschöpfung), Legal Highs, Badesalze, Pilze, synthetische Cannabinoide etc. und Crystal Meth, Fentanyl und Ketamin soll es ja auch noch geben. Zumindest bei ein paar sozial schwachen und durchgeknallten, entarteten Jugendlichen, die sich damit ihr ganzes Leben versauen.

»Was für ein Bullshit!

Rauschdrogen können natürlichen Ursprungs sein und aus Pflanzen, Tieren oder Mikroben gewonnen werden oder auch künstlich chemisch synthetisiert sein und somit für einen bestimmten biochemischen Zweck entworfen werden.

Aus rein praktischen Gründen – zur Aufnahme in den menschlichen Körper – bestehen die gängigen Rauschdrogen aus vergleichsweise kleinen Molekülen, die etwa zehn bis hundert Atome enthalten. Größere Moleküle, z. B. Proteine (2000 bis 20.000 Atome), werden vom Körper schlecht aufgenommen und neigen dazu, sich beim Eintritt schnell zu zersetzen.

Die Wirkstoffzufuhr von Rauschdrogen in den Blutkreislauf geschieht auf vielfältige Weisen: intravenös, oral, anal, subkutan, geraucht, geschnupft, inhaliert oder auch mittels Pflaster und Salben über die Haut.

Die Folgen sind von der jeweiligen Substanz, ihrer Darreichungsform, ihrer Zubereitung und Anwendungsform sowie von der Disposition und Lebenssituation des Konsumenten wie auch vom gesellschaftlichen Kontext, in dem der Konsum stattfindet, abhängig (Set und Setting).

Die individuellen Auswirkungen des einmaligen Konsums sind unterschiedlich. Sie können dämpfend, handlungsbestimmend, euphorisierend, verwirrend, erregend, konfusionsfördernd, bewusstseinsverändernd, kritikmindernd, konfrontationsfördernd, assoziationslockernd, wahrnehmungsverändernd oder auch die Willenskraft schwächend wirken.

Bei häufigerem Konsum verändert sich jedoch die Wirkung der Substanz und es kommt zu einer Abschwächung (Tachyphylaxie). Je nach Rauschdroge kann eine psychische oder auch körperliche Abhängigkeit die Folge sein. Manche Drogen werden dann – im Falle einer Abhängigkeit – nur noch eingenommen, um Entzugserscheinungen zu vermeiden und einen Normalzustand wiederherzustellen (Opiate, Alkohol, Nikotin).

Die suchterzeugende Wirkung einzelner Rauschdrogen ist unterschiedlich und reicht von „kaum vorhanden" (starke Halluzinogene) bis „sehr hoch" (Nikotin).

Kurz gesagt beeinflussen alle gängigen Rauschdrogen die Stoffwechselvorgänge eines Organismus und greifen mehr oder minder stark in die körpereigene, äußerst filigran abgestimmte, natürliche Chemie des Gehirns und somit des Körpers ein.

Zunächst einmal total wertfrei: Nachweislich haben diese Gifte sowohl positive, heilende als auch negative, selbstschädigende Wirkungen auf den verschiedensten bewussten und unbewussten Ebenen des menschlichen Erlebens und Daseins.

Grundsätzliches

Rauschdrogenkonsum ist in den vielfältigsten Formen und sämtlichen Milieus unserer Gesellschaft verbreitet. Viel zu viele Menschen neigen dazu, ihre Stimmungen, ihre Befindlichkeit und Leistungsfähigkeit leichtfertig durch Suchtstoffe zu beeinflussen.

Außer Frage steht dabei, dass in einer globalisierten Welt der offenen Märkte wirklich alles, was der Drogenmarkt hergibt, annähernd für jedermann und -frau jederzeit zur Verfügung steht.

Hierzu zählen neben den illegalen Drogen wie Cannabis, Heroin und Kokain insbesondere die legalen Drogen Nikotin, Alkohol und Medikamente mit Suchtpotenzial. Aber auch alle Formen der sogenannten neuen psychoaktiven Substanzen (NPS) in all ihren abgefahrensten Ausprägungen und abgefucktesten Auswirkungen der sich annähernd tagtäglich neu erfindenden Stoffgruppen-Zusammensetzungen!

Missbrauchsverhalten und Suchtprobleme, Abhängigkeit und Sucht, so viel sei bereits erwähnt, entstehen in den seltensten Fällen allein aus einer einzigen Ursache und Lebenswirklichkeit heraus. Sondern aus einem, da ist sich die Wissenschaft heute einig, multifaktoriellen und äußerst komplexen, quasi unüberschaubaren und sehr individuell zu betrachtenden Ursachenbündel.

Aus diesen Gründen kann es grundsätzlich auch keine Instant-Lösung oder ein Patentrezept zum Umgang mit den offensichtlichen Rauschdrogenproblemen unserer Zeit geben. Und eben gerade wegen dieser Komplexität ist es unser Anspruch, hier, zumindest zwischen den Zeilen, auch ungeliebte, ungewollte und offensichtlich politisch kontroverse Themen deutlich anzusprechen. Ein neuer, konstruktiver, öffentlicher Diskurs zum Thema ist unserer Meinung nach dringendst angesagt.

Klarstellung
Dieses Buch ist kein Plädoyer für Rauschdrogen! Dennoch ist uns Wissen um die erwünschten Wirkungen verschiedener Rauschdrogen elementar wichtig. Rauschdrogen zu verherrlichen oder zu glorifizieren ist nicht unser Anspruch und auch nicht das Angreifen maßgeblich unerfahrener, praxisferner Verantwortlicher.

Mit diesem Buch wollen wir zu einem öffentlichen, zum Umdenken anregenden, uns möglicherweise nicht wirklich beliebt machenden, ggf. auch unbequemen Diskurs zum derzeitigen Narrativ der aktuellen Drogenpolitik in Deutschland einladen.

Was wir schildern, sind ganz persönliche Erfahrungen und Sichtweisen zweier rauschdrogenerfahrener, -affiner und -praxiserprobter Autoren, die die Welt der Rauschdrogen jahrelang und exzessiv in all ihren Facetten und in all ihren negativen wie positiven Ausprägungen hautnah erlebt, gelebt, erlitten und erfahren haben.

Dieses Buch ist unserer aller gesellschaftspolitischen Verantwortung geschuldet! Eine provokative Herausforderung an den Leser und unser beider Auftrag zugleich!

Aus der Praxis für die Praxis!
Ohne den sprichwörtlichen „erhobenen Zeigefinger" werden wir hier für Bewusstmachung, Transparenz, Prävention und Aufklärung sorgen. Unsere Ansagen und Inhalte richten sich an die Einbindung des Lesers zum eigenverantwortlichen und vor allem aufgeklärten Umgang mit dem Thema, bei dem wir, ganz klar und differenziert betrachtet, auch über den Tellerrand der einzelnen subjektiven Wahrnehmung des Individuums hinausschauen werden.

Ein tatsächlich leidiges, gesellschaftspolitisch unbequemes Thema, das sich allein durch die positive Absicht und fürsorgliche Einmischung der Obrigkeit offensichtlich nicht bekämpfen und vom Erdball verdammen lässt. Beispielsweise in Form von allgemein gehaltenen, klassifizierten Verboten und/oder auch der Kriminalisierung des Endverbrauchers.

»Der Ansatz einer ausgrenzenden und stigmatisierenden Drogenpolitik ist in vielfacher Hinsicht einfach nur gescheitert.

Staatliche Verbote haben noch nie wirklich dafür gesorgt, dass rauschdrogenaffine Menschen sich vom Konsum haben abhalten lassen. Die durch den Konsum aus sich selbst heraus geborenen (positiven und hilfreichen) Motivatoren und inneren Antreiber der Menschen lassen sich nicht, wie beispielsweise die Gurtpflicht für Autofahrer, einfach durch Gesetze und Verbote allein regulieren.

Anhand eigener, subjektiv geschilderter Erfahrungsberichte und der Darstellung schonungslos ehrlicher, eigener Denkmuster stellen wir uns am Schluss des Buches die Frage, inwieweit ein grundsätzlich bewusster, verantwortungsvoller und restlos aufgeklärter, kultivierter Umgang mit bestimmten Rauschdrogen in unserer Gesellschaft generell möglich ist.

»Gerne laden wir den Leser zum weiteren Nachdenken und öffentlichen Diskurs ein!

Es geht also nicht um die Frage, **ob** ein aufgeklärter Umgang möglich ist, sondern **inwieweit**. Kann und darf, sollte oder muss es zukünftig einen liberaleren, transparenten, ggf. auch angeleiteten Umgang mit Rauschdrogen geben? Inwiefern macht es gesamtgesellschaftlich Sinn, ein weiter aufgeklärtes, eigenverantwortliches und selbstermächtigtes, freies Konsumverhalten bestimmter Substanzen anzustreben?

So wie sich die Drogenpolitik in Deutschland, und auch weltweit, bei klarem Blick hinter den Kulissen der Drogenindustrie derzeit darstellt, kann und darf es auf keinen Fall weitergehen. Das Thema ist viel zu ernst, um nicht wirklich an der Wurzel des Übels angegangen zu werden.

Und zwar beim noch unbewussten, potenziellen Konsumenten, der durch seine Nachfrage das Angebot und somit den Markt bestimmt – in diesem Falle einen dreckigen Schwarzmarkt!

Houston, wir haben ein Problem!
Möglicherweise schwillt dem einen oder anderen, vorurteilsbehafteten und ignoranten, sich vor der Wirklichkeit verschließenden, sich restlos auf die Staatsgewalt verlassenden, sich im Schlafmodus befindlichen, gefühlt machtlosen Opferkind schon jetzt beim Lesen dieser Einleitung der Kamm?

Das ist gut so!

Ein Aufwachen, ein konstruktives Nach- und Überdenken gewohnter Gedankenmuster erfolgt meist erst dann, wenn die eigenen, gewohnt-bekannten, uns Menschen Sicherheit gebenden emotionalen Anteile durch externe Irritation, Provokation oder Musterdurchbrechung bestmöglich unangenehm angetriggert werden.

>> Beim Lesen empfehlen wir daher zunächst eine möglichst wertfreie „Zurkenntnisnahme".

Auch auf die Gefahr hin, uns hiermit unbeliebt zu machen – du kannst es eh nicht jedem Menschen recht machen – sehen wir es gerade zum Trotz als unsere Verantwortung und Berufung an, eine Fahne zum Thema: „Aktueller Rauschdrogenkonsum in Deutschland – behind the mask", in den Berg der allgemeinen Aufmerksamkeit zu rammen. Mutig, schonungslos und couragiert.

Tatsächlich geht es uns mit diesem Buch nicht darum, einen Bestseller zu schreiben. Auch nicht darum, irgendjemandem buchstäblich ans Bein pissen zu wollen. Wir sprechen hier lediglich aus eigener Erfahrung, um einem möglichst großen Publikum die Perspektiven zweier Betroffener zu eröffnen, die wie viele andere aufgrund des gesellschaftlichen und politischen Umgangs mit Rauschdrogen auf die Schnauze fallen mussten.

Ob wir mit dieser offensichtlich verkorksten und antiquierten Drogenpolitik, so wie sie unter dem Deckmantel der Intransparenz politisch korrekt heruntergespielt wird, wirklich weiterkommen, ist fragwürdig.

Zur Entschuldigung des, unserer Ansicht nach, nur viel zu kurz gedachten (Nicht-)Handelns und Intervenierens von Politik und Medien ist klarzustellen, dass sich die menschliche Entwicklung seit Urzeiten durch Versuchs- und Irrtumslernen entwickelt und vollzogen hat – Trial and Error.

Gerade deswegen ist es doch auch ein allgemein anerkanntes Zeichen von Stärke, auch Ungeliebtes zu thematisieren, sich den offensichtlichen Problemen im Leben lösungsorientiert zu stellen und den Kopf eben nicht in den Sand zu stecken. Sich seiner eigenen Unwissenheit klar zu werden, sich seine Fehler einzugestehen und zu lernen. Fokussiert und klar seine Kernkompetenzen erweiternd stets bedacht nach vorne zu blicken.

Den Kopf in den Sand zu stecken, hat noch niemanden wirklich weitergebracht, auch nicht den (noch) Innovationsstandort Deutschland, wie sich aus der Geschichte des Landes deutlich ableiten lässt.

Grundsätzlich sei uns die Frage gestattet, ob es uns gesamtgesellschaftlich wirklich weiterbringt, alles „politisch korrekt" zu Tode zu diskutieren!?

» Während die Schlauen diskutieren, stürmen die Dummen die Burg.

Gerade im Bereich Rauschdrogenpolitik ist es allerhöchste Zeit für Taten!

» Acta, non verba!

Rauschdrogenkonsumenten sind eben keine Minderheit und auch keine schlechten, schwachen, unsozialen, durchgeknallten, ungebildeten Menschen. Denkt dabei einfach mal an den Alkoholverbrauch in unserer Gesellschaft!

Ein Appell an die Eigenverantwortung
Worum wird es also gehen?

Es handelt sich um ein insgesamt wertfreies, schonungslos aufklärendes, innovatives, verständliches Lesebuch zum Thema: aktueller Rauschdrogenkonsum in Deutschland. Ein sachlicher, differenziert betrachtender, augenöffnender, nicht unbedingt neugierig machender, aber polarisierender Pageturner zur allgemeinen Bewusstseinserweiterung in puncto Rauschdrogen.

Ein die Eigenverantwortung des Individuums stärkendes, hinterfragendes und aufklärendes, für jedermann verständliches Sachbuch, das aus der gelebten Praxis kommt und von den extremen Lebenserfahrungen und Sichtweisen der Autoren berichtet.

- Ein glasklarer und schonungsloser Appell an die Eigenverantwortung des Lesers!
- Wir Kinder vom Bahnhof Zoo – Reloaded – Next Level ((-:

Mit diesem Werk wollen wir aufklären, hinterfragen, über den eigenen eingeschränkten Gesichtskreis der allgemeinen Wahrnehmung und Bewusstheit hinausblicken, Unausgesprochenes thematisieren, Unbequemes beim Namen nennen, Widersprüchlichkeiten aufdecken.

Hallo!!! Aufwachen!!!
Allein in Deutschland ballern sich tagtäglich Millionen von Menschen – in welcher Form auch immer – systematisch aus ihrer subjektiven Realität heraus.

- Sind erhobener Zeigefinger, Kriminalisierung, Ausgrenzung und Stigmatisierung wirklich probate Herangehensweisen im Umgang mit der Thematik?
- Machen Verbote und Verteufelung innerhalb der Präventionsarbeit wirklich Sinn?
- Sorgt die Prohibition tatsächlich dafür, das Drogenproblem in den Griff zu bekommen?
- Wie wäre es um einen verantwortungsbewussten, kultivierten Umgang bestimmt?

Wenn wir mit diesem Buch auch nur eine verkorkste drogeninduzierte Menschenseele zu Umdenken anregen und dem- oder derjenigen dadurch das Leben retten können, haben wir schon gewonnen!

Gerade deshalb wäre es durchaus wünschenswert, dass dieses Buch auf vielfache und vielfältigste Weise Zugang zum Massenbewusstsein erhält und der öffentliche Diskurs weiter angeregt wird.

Inwieweit sich unsere persönlichen Erfahrungsberichte und individuellen Anregungen zum Thema gesamtpolitisch und praktikabel umsetzen lassen, steht hierbei auf einem ganz anderen Blatt!

❯❯Feuer frei!

PS: Wie du schon mitbekommen hast, ist die Anrede hier das geschlechterneutrale „du". Wir hoffen, dass das so in Ordnung für dich ist.

2

Die Herren Dopian & Dopiuz

❱❱ Das Leben wird gelebt und nicht doziert!

Was kann es für einen Menschen Gewichtigeres geben als das real am eigenen Leib erfahrene Leben?

Nein, wir, die beiden Autoren, haben an keiner staatlich anerkannten Universität promoviert. Ja, wir sind Autodidakten des gelebten Lebens. Aufgrund unserer Lebenserfahrungen in puncto Rauschdrogenkonsum und den damit direkt verbundenen menschlichen und unmenschlichen persönlichen Erkenntnissen haben wir uns den Titel: „Prof. Dr. hc. of alcohol and drug consulting" wohl mehr als sch(m)erzhaft verdient! Ja, ein Hauch von Humor und Ironie sei durchaus gestattet.

Elektronisches Zusatzmaterial Die elektronische Version dieses Kapitels enthält Zusatzmaterial, das berechtigten Benutzern zur Verfügung steht https://doi.org/10.1007/978-3-662-60678-0_2. Die Videos lassen sich mit Hilfe der SN More Media App abspielen, wenn Sie die gekennzeichneten Abbildungen mit der App scannen.

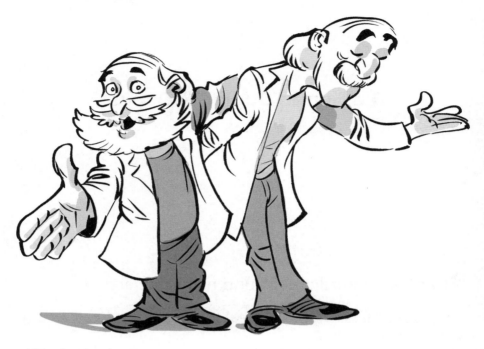

So, please welcome:
Rainer B. Dopian – Prof. Dr. hc. of alcohol and drug consulting &
Max K. Dopiuz – Prof. Dr. hc. of alcohol and drug consulting

Rainer Biesinger – Der Heavy Metal Coach®

»In meinem ersten Leben habe ich mehr Drogen und Alkohol konsumiert als die meisten Menschen, die ich kenne. Und ich habe genug davon!

Über viele Jahre hatte ich mich meilenweit von meinem wahren Selbst entfernt. Vom 13. bis zum 31. Lebensjahr durfte ich mit allen sich daraus ergebenden Konsequenzen die positiven wie negativen Erfahrungen machen, wie es sich anfühlt, in einem komplett fremdbestimmten und ferngesteuerten Dasein als hochgradig suchtmittelabhängiger und mächtig abgestürzter Freak jämmerlich und erbärmlich vor sich hin zu vegetieren.

Am persönlichen Tiefpunkt meines Lebens angekommen, nach mehrfachen Entgiftungen und Therapieaufenthalten, erklärten mich die Therapeuten der klassischen Schulmedizin für „nicht therapierbar"!

Diese für mich zum damaligen Zeitpunkt hohle Provokation war mein Weckruf, der mich fortan anspornte, ein komplett alkohol- und drogenfreies Leben zu führen und meine Persönlichkeit um 180 Grad zu verändern. Meine ganz persönliche Erkenntnis und bedingungslose Konsequenz aus diesem katastrophalen, lebensfremden und selbstschädigenden Lebenswandel, die ich mir als „Brain-Tattoo" gnadenlos tief hinter meine Stirn genagelt habe, ist diese:

» Der Weg, den du gehen musst, besteht aus Blut, Schweiß und Tränen!

Mein letzter persönlicher Kontakt in eigener Sache zu einem Suchttherapeuten war im Herbst 1997, als ich wegen Therapieverweigerung aus der Anstalt herausgeschmissen wurde. Rein kognitiv hatte ich damals unmissverständlich verstanden, dass es für mich und mein weiteres Leben keinen kontrollierten Umgang mit Suchtmitteln jeglicher Art mehr geben kann. Dennoch sah ich sämtliche therapeutischen Ansätze als perspektivlos an, zumal ich mir ein völlig lustloses, total diszipliniertes und von Paranoia gegenüber sämtlichen Rauschdrogen geprägtes Leben beim besten Willen nicht wirklich vorstellen konnte.

Ich sollte mit den klassischen Formen der damaligen Konzepte der Suchttherapie geheilt werden, jeglichen Kontakt zu Alkohol und Drogen meiden, regelmäßig eine Selbsthilfegruppe besuchen und so weiter. Dieser von allen Suchtgefahren eingeschüchterte, mich versteckende und weglaufende Weg erschien mir damals wie heute als viel zu unsicher und banal und käme in meinen Augen neben der extrem harten Kapitulation gegenüber dem „Stoff" nun auch noch einer „Feigheit vor dem Feinde" gleich.

» „Ein Rainer Biesinger läuft nicht weg!"

Dieser mächtig konfrontative Glaubenssatz sollte das Fundament meiner weiteren Überlebensstrategie untermauern, zumal ich mir eingestehen musste, dass das „Material" sowieso immer und überall vorhanden und verfügbar ist.

Schließlich schenken wir uns mit unseren Gedanken und Taten, im wahrsten Sinne des Wortes, immer selber ein! Letztlich haben wir alle – bei voller Übernahme der Eigenverantwortung – immer und überall die Möglichkeit, NEIN zu sagen.

> **» „Jetzt erst recht", forderte ich mich selbst heraus, und wir wollten doch mal sehen, wer hier im Anschluss recht haben würde…!**

Ich verzichtete auf jedwede weitere Unterstützung der klassischen Schulmedizin und begann damit, mich selbst zu trainieren und letztlich seit über 20 Jahren erfolgreich selbst zu therapieren. Damals wie heute war mir klar, dass die Ursache und Lösung meiner lebensbedrohlichen, mich in den Wahnsinn treibenden Rauschdrogenabhängigkeit nicht im Außen zu finden war und nur durch die schonungslose und konsequente Auseinandersetzung mit meinem Selbst und meinen Dämonen erfolgen konnte.

Süchte und Abhängigkeiten jeglicher Art sind mein Lebensthema. Als lebenslang Lernender habe ich die vergangenen Jahre viele Coaching-, Berater- und Trainerausbildungen, unter anderem auch die Ausbildung zum Heilpraktiker Psychotherapie (jedoch ohne die Prüfung abzulegen, um mich nicht dem Heilpraktiker-Gesetz unterwerfen zu müssen und in meinem Wirken als Persönlichkeitstrainer frei bleiben zu können) durchlaufen und einige autobiografische Bücher zum Thema Persönlichkeitsentwicklung geschrieben. 2018 absolvierte ich das Studium zum „Master der kognitiven Neurowissenschaften" an der Academy of Neuroscience (AON) in Köln.

Vor etwa drei Jahren lernte ich Max kennen. Max hatte sich über einen Zeitraum von acht Jahren, also vom 14. bis zum 22. Lebensjahr exzessivst, zunächst mit Alkohol, dann mit Cannabis und allen erdenklich möglichen neuen psychoaktiven Substanzen massiv aus dem realen Leben abgeschossen.

Bis dato dachte ich, dass mich so schnell nichts mehr schockt und ich bereits alles gesehen, gehört und erlebt habe, was sich eine einst mächtig durchgeknallte Ballerbirne so vorstellen kann.

Weit gefehlt!

Nach diesen mir im Laufe der letzten Jahre durch Max gestatteten tiefen Einblicken in die aktuelle Jugend- und Drogenkultur wurde mir zweifelsfrei eines klar: Ein neues Buch muss her!

Lass dich, lieber Leser, nun also gerne auf eine Welt ein, die so vielen Menschen einerseits durchaus bekannt und andererseits doch so fremd ist.

Die Protagonisten geben bei aller Ernsthaftigkeit zum Thema wirklich alles!

Max Klute

Den ersten „richtigen" Kontakt zu Drogen hatte ich im Alter von 12 Jahren. Angefangen bei Kippen, kam ich über Freundeskreise in Proberäumen und der Punk-Szene während meiner Pubertät zum Gras. Zunächst noch unregelmäßig. Mit der Zeit wurde es immer regelmäßiger und spätestens mit 17 habe ich jeden Tag gekifft. Das habe ich konsequent durchgezogen, bis ich knapp 23 war.

Jahrelang habe ich von morgens bis abends in rauen Mengen Cannabis konsumiert. Mit der Zeit habe ich begonnen, auch mit weiteren Rauschdrogen herumzuexperimentieren. „Weitere Rauschdrogen" hieß in meinem Fall so ziemlich alles Neue und Interessante, was der Markt und das Internet so hergaben. In vielen Fällen nicht ganz so verbreitete Substanzen wie die populären Drogen. Einfach alles, was mich irgendwie reizte und meine Neugierde geweckt hat. Neben MDMA waren in der Regel Substanzen wie Methylon, 2c-b, Pilze, LSA und LSD in meinem Repertoire vorhanden.

Häufig habe ich mir meine Drogen angeguckt und dabei überlegt, was ich denn heute zu mir nehme. Dann habe ich entweder eine einzelne Pille konsumiert oder mir einfach eine bunte Mischung vorbereitet. Phasenweise ist das auf einem Level ausgeartet, das man sich nicht vorstellen kann. Und ich war der Extremfall bei uns im Kreis. Teilweise habe ich dreimal die Woche irgendwas eingeworfen. Aus purer Langeweile und Neugierde – nicht unbedingt nur aus der Gier heraus, sondern auch zum Zeitvertreib.

» Gras war dennoch nicht meine Einstiegsdroge!

Denn das mit der Chemie war tatsächlich ein Unfall. Zu der Zeit, als ich „nur gekifft" habe, hätte ich niemals daran gedacht, einmal härtere Drogen zu konsumieren. Von wegen Einstiegsdroge …. Durch das Kiffen allein hatte ich nicht einen Gedanken an andere Drogen verschwendet. Die waren zum damaligen Zeitpunkt innerhalb meiner Welt auch eher verpönt und ziemlich unattraktiv. Dennoch hatte das Zeugs in meinem Umfeld schon lange Einzug gehalten. Mit dem direkten Konsum von Cannabis hatte dies alles erst einmal überhaupt gar nichts zu tun. Nicht im Geringsten.

Angefangen mit der Chemie habe ich, als ich mich mal wieder von meiner damaligen Freundin getrennt hatte. Frustriert war ich zu einem Kumpel gelaufen, bei dem dann auch Ecstasy herumlag. Im Scherz hatte er gemeint, dass ich mir ja mal eine „Miniportion" davon „gönnen" könne … – damit ich nicht mehr so übel gelaunt und genervt hier herumhänge.

In dieser „Mir-ist-alles-scheißegal"-Kurzschlussreaktion hatte ich nur mit den Schultern gezuckt und mir vorsichtshalber nur eine Viertel-Pille eingebaut.

Mein Kumpel hat es nicht böse gemeint. Der war damals auch nicht viel reifer als ich. Er hatte nicht im Geringsten versucht, mich zu verleiten. Es war wirklich einfach nur im Scherz gemeint und ich habe in dem Moment einfach nur gesagt: „Komm, scheiß drauf – was soll's!?"

Es war nicht so, dass ich die Gefahren völlig außer Acht gelassen hätte. Ich hatte sie eine ganze Zeit lang echt auf dem Schirm. Aber irgendwann habe ich auch sie, genauso wie mein selbstzerstörerisches Konsumverhalten total aus den Augen verloren.

Beispielsweise meinte ich mir mittwochabends eine halbe Pille gönnen zu können, da ich am nächsten Morgen nicht zu Uni musste, oder wenn, dann erst ganz spät. Das kann ja nicht schaden. „Selbst, wenn ich bis dann noch nicht ganz klar bin, könnte es im Notfall ja auch eine ganz interessante Erfahrung sein, herauszufinden, wie es sich auf Ecstasy in der Uni wohl anfühlt." Das waren so ungefähr meine Gedanken bei der Rechtfertigung vor mir selbst.

By the way hat meine generelle, unermessliche Neugierde stets auch eine große Rolle bei meinem Konsumverhalten gespielt, sodass ich dann relativ häufig angefangen habe auch schon vormittags zu konsumieren. Gepaart mit meinem ohnehin schon dauerhaften Cannabiskonsum sind dabei im Laufe der Zeit absurde Dosierungen und Mischverhältnisse entstanden.

» Ich wurde mit der Zeit furchtbar leichtsinnig – das hab' ich knallhart zu spüren bekommen!

Ich hatte zum Tiefpunkt echt keine Ahnung, wer ich eigentlich wirklich bin. Ich hatte seit meiner Jugend meine Zeit damit verbracht, irgendetwas zu konsumieren und einfach nur zu feiern. Also könnte man wirklich sagen: mein Leben war eine rein hedonistische Dauerveranstaltung – eine riesen Party, die einfach nicht aufhören wollte. Ich hatte bis dato nicht gelernt, mich ehrlich zu reflektieren, geschweige denn Verantwortung für mich und meine Handlungen zu übernehmen.

Als ich jedoch merkte, dass ich wohl ein wenig übers Ziel hinausgeschossen hatte, fühlte ich mich verloren. Ich habe mich, meine Gedanken, Empfindungen und vor allem Ängste eigenständig nicht mehr begreifen können. In meinem Umfeld gab es nahezu niemanden, der mir wirklich hätte helfen können. Meine Probleme und mir neue psychische Phänomene berührten Sphären, die ich mit Sprache nur schwer ausdrücken konnte – und das, obwohl ich sonst nie Schwierigkeiten hatte, mich auszudrücken.

Bei der Suche nach Antworten bekam ich Rainers Buch „The Fire of Change" zwischen die Finger, las es an einem Abend durch und lernte Rainer kurze Zeit darauf persönlich kennen. Ein Typ, bei dem ich das Gefühl hatte, dass er in dieser Angelegenheit wirklich versteht, was in meiner Birne damals so abging. Das ist jetzt rund drei Jahre her und auf Basis unserer sehr fruchtbaren und inspirierenden Gespräche zum Thema Rauschdrogenkonsum erkannten wir, dass dieses Thema bei Weitem nicht bloß uns beide betrifft. Wir erkannten, dass Besprochenes einem größeren Publikum zugänglich gemacht werden muss – und so gaben wir uns den Auftrag zum Schreiben dieses Buches!

Mehr zu den Lebensgeschichten der Autoren in den Videos: Video 2.1 (Abb. 2.1), Video 2.2 (Abb. 2.2), Video 2.3 (Abb. 2.3), Video 2.4 (Abb. 2.4).

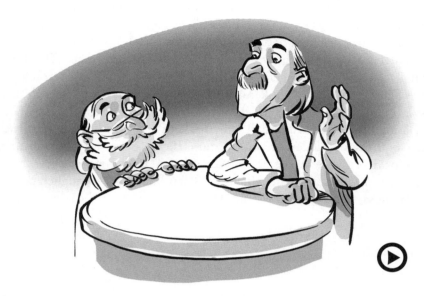

Abb. 2.1   (Video 2.1.) Toxisch Teil I (https://doi.org/10.1007/000-058)

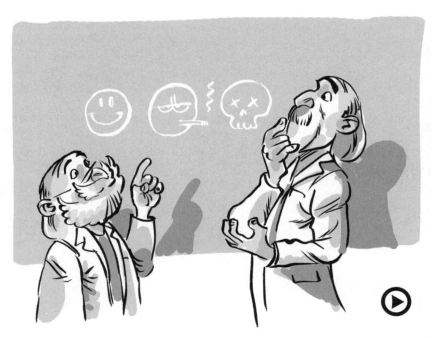

Abb. 2.2   (Video 2.2) Toxisch Teil II (https://doi.org/10.1007/000-057)

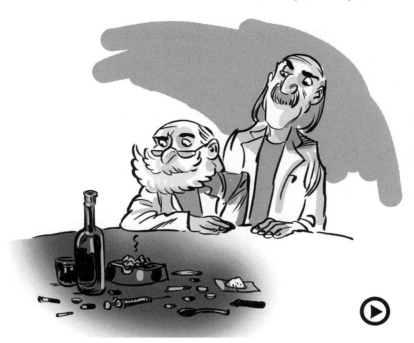

Abb. 2.3   (Video 2.3) Toxisch Teil III (https://doi.org/10.1007/000-056)

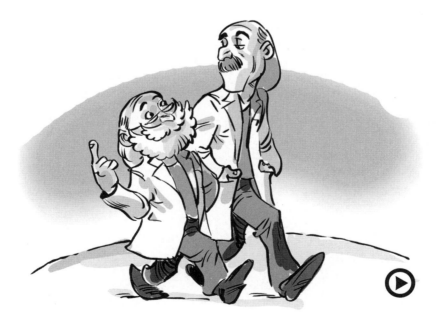

Abb. 2.4   (Video 2.4) Toxisch Teil IV (https://doi.org/10.1007/000-059)

3

Das Warm-up: Drogen und ihre Wirkung

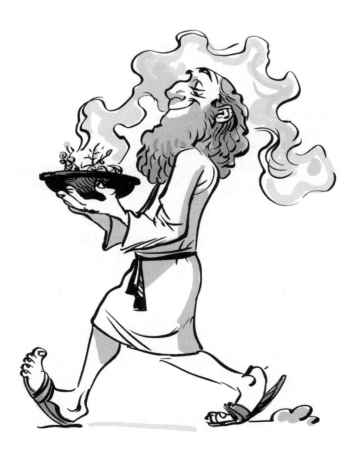

Von allen Grundbedürfnissen ist das Bedürfnis nach Lustgewinn und Unlust-vermeidung das offensichtlichste. Es ist der eigenen Selbstbeobachtung am besten zugänglich und die Grundlage, auf die sich alle anderen menschlichen Bedürfnisse zurückführen lassen.

Der Gebrauch von Entspannungs- und Rauschdrogen gehört seit vielen Jahrtausenden zum menschlichen Verhalten. In allen Kulturen wurden be-rauschende Mittel zu allen Zeiten und in all ihren erdenklichen Spielarten konsumiert. Schon immer haben Menschen durch die Einnahme von psycho-aktiven Substanzen die Möglichkeit wahrgenommen, ihre Befindlichkeit, Stimmung, Wahrnehmung, ihr Bewusstsein und ihre Leistungsfähigkeit zu beeinflussen. Sich also selbst chemisch zu manipulieren.

Der Alkoholgenuss in Form von Bier ist seit mindestens 4000 Jahren be-kannt. Ebenso die berauschenden Wirkstoffe der Hanfpflanze (Ausgangsstoff der Cannabisprodukte) und des Schlafmohns (Ausgangsstoff der Opiate). Diese und andere Drogen wurden zu vielfachen Zwecken genutzt und be-nutzt. Meist wurden sie als Heilmittel verwendet, um Schmerzen zu lindern, um gesund zu werden oder es auch zu bleiben. Manche Kulturen nutzten di-verse Drogen auch bei religiös motivierten Ritualen zur Bewusstseinser-weiterung.

Ihre belebende, euphorisierende oder auch entspannende und dämpfende Wirkung machen Drogen sowohl zum Genuss- als auch zum Rauschmittel. Zu bestimmten Gelegenheiten und Anlässen fanden sie stets Eingang in ver-schiedenste Bereiche der Lebens- und Alltagsgestaltung. Anders als heute je-doch waren die Anlässe und die Art der Verwendung, beispielsweise Geträn-keart oder Trinkmenge, häufig durch strenge Traditionen oder klare Regeln vorgeschrieben und begrenzt.

Im Kontext der Heilkunde oder bei religiösen Ritualen gehört die Manipu-lation der inneren Welt durch Rauschdrogen schon ähnlich lange zur mensch-lichen Kultur wie der Gebrauch von Werkzeugen zur Manipulation der äuße-ren Welt. Völlig rauschfreie Kulturen haben Anthropologen, bis auf eine Ausnahme, bisher nicht gefunden.

> Das Bedürfnis nach Rausch ist Teil des menschlichen Lebens. Räusche führen uns aus der Realität heraus, vermitteln neue Erlebniswelten und führen uns hin zu unbekannten Wahrnehmungsinhalten. Grundsätzlich sieht und beurteilt man die Welt nüchtern anders als im Rausch.

Wir Menschen besitzen also die einzigartige Neigung, bewusstseinserwei-ternde Chemikalien ausfindig zu machen und selbst dann, wenn wir wissen, dass sie uns schaden können, an ihrem Gebrauch festzuhalten. Aber auch

Tiere, wie beispielsweise in Freiheit lebende Menschenaffen, scheinen Rauschdrogen zu schätzen. Im Gegensatz zu uns Menschen lassen Menschenaffen ihr Leben jedoch nicht von der Sucht nach Drogen bestimmen.

Warum konsumieren Menschen Rauschdrogen?

Was sind die Gründe, warum Rauschdrogen bereits vor tausenden von Jahren angewendet wurden?

Spirituelle Erfahrungen

Im Laufe der Menschheitsgeschichte erlangte der Mensch ein immer stärkeres Bewusstsein und hörte auf, sein Leben nach dem Willen der Götter zu richten. Der Mensch musste lernen, die Verantwortung für seine Taten selbst zu übernehmen. Um die Verbindung zur göttlich-geistigen Welt wiederherzustellen, konnten Drogen als ausgezeichnete Hilfsmittel dienen.

Die Einnahme von bewusstseinserweiternden Rauschdrogen war einst nur Menschen gestattet, die durch strenge innere Schulung auf das Ertragen der Stoffe vorbereitet waren: Eingeweihte, Mysterienschüler, Priester, Medizinmänner, Schamanen usw.

Im Laufe der wissenschaftlichen Entwicklung spielten Götter und Spiritualität eine immer geringere Rolle, und der Mensch – von Sehnsucht getrieben – wurde immer waghalsiger im Umgang mit solchen Substanzen. Spätestens mit der „Erfindung" des Blitzableiters hatte Odin ausgedient. Ein immer größer werdender Kreis von Menschen verwendete Drogen bei Ritualen, Zeremonien und Festen, um das Alltagsbewusstsein auszuschalten.

Ein Zustand der Exkarnation, der Ekstase, der außersinnlichen Erfahrungen sollte erwirkt werden. Heutzutage ist Gott für viele tot. Hauptsächlich halluzinogene Mittel wie LSD, Meskalin und in geringerem Maße auch Marihuana und Haschisch sind zu gebräuchlichen Wegen in außersinnliche Erfahrungswelten geworden, die ein Bedürfnis nach spirituellen Erfahrungen befriedigen.

Selbst-Bewusstheit

Speziell Alkohol wurde seit jeher eingesetzt, um das menschliche Bewusstsein in einen Zustand zu bringen, in dem die Verbindung zu den Göttern wie abgeschnitten war.

In Griechenland und in Kleinasien entstand beispielsweise der Dionysos-Kult, bei dem das Trinken auf Festen unter strengen Auflagen gepflegt wurde. Die Wirkung des Alkohols wurde in Gemeinschaft erfahren, nicht von Einzelnen, da diese sonst möglicherweise Vereinsamung und Schwermut anheimgefallen wären. Während dieser Feste wurden beispielsweise auch Gleichgewichtsübungen durchgeführt, bei denen man beweisen musste, dass man, gerade wegen des Alkohols, noch in der Lage war, seinen Körper zu beherrschen.

Dies sollte den Menschen immer stärker in seinen Körper, in sein eigenes „Stückchen Erde", hineinkommen lassen und ihm ein höheres Selbstbewusstsein vermitteln. Eine andere Methode, die zum selben Ziel führen sollte, war der exzessive Weingenuss.

Es ging um das Erfahren des schmerzlich erhöhten Bewusstseins durch den Körper in Form eines gehörigen „Katers". Durch den Alkohol erhielten die Menschen einen Anstoß, sich immer stärker als eigenständige, individuelle Persönlichkeit zu erfahren.

Das Loslassen der alten spirituellen Bande musste jedoch allmählich geschehen, weswegen der Alkohol zunächst auch streng limitiert wurde, damit er nicht zerstörerisch wirkte. Die unvorbereitete, ungesteuerte Anwendung von Alkohol hätte unaufhaltsam zum vorschnellen Zerbrechen der existierenden spirituellen und sozialen Strukturen geführt. Später ist dies auch eingetreten, als der Alkohol zum Beispiel den Ureinwohnern Amerikas und vielen afrikanischen Völkern aufgezwungen wurde, was aus den Aufzeichnungen von Albert Schweitzer deutlich hervorgeht.

Stimulierende Wirkung

Seit jeher war der Wunsch nach Leistungssteigerung die Ursache für die Verwendung von Drogen. Man ist leistungsstärker als unter normalen Umständen und kann so die eigenen natürlichen Grenzen durchbrechen.

Exemplarisch genannt seien die Wirkungen des Kokastrauches bei den Inkas, des Tees bei den alten Chinesen oder des in der arabischen Welt erschienenen Koffeins, das in Form von Kaffee als milde stimulierende Droge die Müdigkeit vertreibt und die schnelle, solide Gedankenbildung fördert.

Wirklich populär wurde der Kaffee erst im Laufe des 16. Jahrhunderts, als türkische Soldaten auf ihren Feldzügen starken, mit einer Prise Opium aromatisierten Kaffee nach Europa brachten. Dieses „Heldenwasser" vertrieb Müdigkeit und gab durch die Wirkung des Koffeins und den Zusatz von Opium zusätzliche Energie und Kraft. Obendrein betäubte es alle Angstgefühle.

Besonders in Kriegszeiten waren stimulierende Drogen sehr populär. Während des Zweiten Weltkrieges wurden von allen Seiten hohe Mengen von „Kampfpillen" konsumiert, die Ermüdung verhindern, Wagemut stimulieren und aggressives Verhalten auslösen. Die amerikanischen und britischen Soldaten verbrauchten mehr als 150 Millionen Amphetaminpillen. Auch im Sport werden solche Mittel angewendet, um die Leistungen der Sportler künstlich zu steigern. Das Problem des „Dopings" ist allgemein bekannt.

Drogen als Medizin

Seit Menschengedenken werden Rauschdrogen als Medizin eingesetzt. In der Arzneimittelkunde der Eingeborenen galten Halluzinogene als erstrangiges Heilmittel, die es sowohl dem Medizinmann als auch dem Patienten gestatteten, mit den Göttern und Dämonen in Verbindung zu treten.

Bei den Naturvölkern gehörten sie zur festen Grundlage der medizinischen Versorgung. Auch in unserer Zeit werden Drogen als Medikamente verwendet. Opiate, Morphium und Heroin sind ausgezeichnete Schmerz- und Betäubungsmittel.

LSD und andere Halluzinogene werden gelegentlich bei der Behandlung von traumatisierten Patienten eingesetzt. Weiterhin sind die unzähligen Schlafmittel zu nennen, die valiumartigen Beruhigungsmittel und Antidepressiva, die dazu dienen, den Konsumenten das Leben erträglicher zu machen. Auch ohne ärztliche Verordnung werden beispielsweise Heroin als Betäubungsmittel gegen Angst, Scham und Kummer, Alkohol zum Vertreiben von Sorgen, Speed und Kokain als Mittel gegen innere Passivität, Leere und Unsicherheit benutzt. Eine der wesentlichen Ursachen des heutigen Rauschdrogenkonsums ist die Selbstmedikation mit dem Ziel, unerwünschte psychische Verfassungen zu vertreiben bzw. erwünschte Zustände zu erreichen.

So wirken Rauschdrogen

Grundsätzlich wirken Rauschdrogen auf das zentrale Nervensystem (ZNS) ein, wobei sie die chemischen Übertragungsvorgänge an den Synapsen beeinträchtigen. Viele dieser Drogen beeinflussen direkt die neuronalen Modulationssysteme, insbesondere die noradrenergen, dopaminergen und serotonergen Systeme.

Rauschdrogen lassen sich durch einen Eingriff in die natürliche Übertragung zwischen den Nervenzellen erklären. Häufig besetzen die Substanzen Rezeptoren, die eigentlich für natürliche Botenstoffe vorgesehen sind, und ahmen dabei die Transmitterwirkung nach (Agonisten, z. B. Morphin an Rezeptoren für endogene Opiate) oder verhindern diese (Antagonisten, etwa Phencyclidin = PCP an Rezeptoren für den Transmitter Glutamat).

Beispielsweise blockieren die zur Behandlung der produktiven Schizophrenie-Symptome eingesetzten Neuroleptika (wie z. B. Haloperidol) Stellen am nachgeschalteten Neuron, sodass die Übertragung abgeschwächt wird. Benzodiazepine (wie Diazepam), die häufig bei Angstpatienten verordnet werden, machen im Gegenteil einen bestimmten Rezeptor für den hemmenden Transmitter GABA empfindlicher. Die trizyklischen Antidepressiva (wie z. B. Amitriptylin) erhöhen die Konzentration der Botenstoffe im synaptischen Spalt und führen langfristig zu Veränderungen der Rezeptoren.

Diese kurzen Beispiele illustrieren, dass das grobe Verständnis der synaptischen Signalübertragung im Gehirn und die Möglichkeiten ihrer Beeinflussung unerlässlich sind, um die Wirkungen von Rauschdrogen zu verstehen.

Die Wirkungen der wichtigsten Rauschdrogen
Cannabis: Haschisch und Marihuana wirken leicht beruhigend, wahrnehmungsverändernd, schwach euphorisierend, die Stimmung hebend und den inneren Antrieb vermindernd.

Opiate: Opium, Morphin und Heroin wirken stark dämpfend und hochgradig euphorisierend. Die Stimmung wird gehoben, der innere Antrieb deutlich gemindert.

Kokain wirkt stimulierend, euphorisierend, die Stimmung wird deutlich gehoben und die soziale Kontaktfreudigkeit wird gesteigert.

Alkohol wirkt allgemein enthemmend sowie euphorisierend und die Stimmung wird gehoben.

Tabak wirkt anregend, entspannend und beruhigend.

Synthetisch hergestellte Drogen mit unterschiedlichen chemischen Grundstoffen
Amphetamine: Speed wirkt stark stimulierend, wachmachend, anfänglich leistungssteigernd.

Designerdrogen: MDMA und Ecstasy wirken stimulierend, wahrnehmungsverändernd, euphorisierend.

Halluzinogene: LSD, Psilocybin und Co. wirken wahrnehmungsverändernd und euphorisierend.

Effekte und Folgen des Rauschdrogenkonsums
Rauschdrogen wirken auf das vegetative Nervensystem und beeinflussen Kreislaufaktivität, Verdauung oder Pupillenweite. Häufig sind körperliche

Nebenwirkungen für Todesfälle verantwortlich. Heroinabhängige sterben nicht selten an einer Lähmung des Atemzentrums und Kokainkonsumenten an Herzrhythmusstörungen oder Schlaganfällen.

Die regelmäßige Einnahme kann verheerende psychische und körperliche Veränderungen nach sich ziehen, die sich nicht allein als fehlender Drogeneffekt erklären lassen, sondern auch veränderte Verhaltensweisen darstellen, die bisher nicht vorhanden waren und auf drogeninduzierten neurochemischen Veränderungen basieren (Opioidentzugssyndrom, Delirium tremens).

Eine weitere Folge dieser neuronalen Umbauprozesse und Reaktionen der konstanten Drogeneinwirkung auf das menschliche Gehirn ist das Abhängigkeitssyndrom (Sucht), das durch Toleranz und Entzugssymptomatik sowie weitere Merkmale charakterisiert ist. Beispielsweise seien hier angeführt: der Zwang, die Substanz zu konsumieren, mangelnde Kontrollfähigkeit bezüglich der Umstände und der Menge der Einnahme, Vernachlässigung anderer Interessen und Bedürfnisse zugunsten des Konsums sowie fortgesetztes Konsumieren trotz körperlicher und psychischer Schäden.

Dank aufschlussreicher Tierexperimente ist heute viel über die beteiligten Hirnstrukturen und den dabei wirksamen Neurotransmitter Dopamin bekannt, das in der populärwissenschaftlichen Literatur gerne als „Glückshormon" bezeichnet wird.

Als Mechanismus dieser meist euphorisierenden, rauschdrogeninduzierten Wirkung wird eine verstärkte Freisetzung dopaminerger Neuronen angenommen, die von einer Struktur des Mittelhirns, des ventralen tegmentalen Areals in das Endhirn ziehen. Von besonderer Bedeutung sind dabei die neuronalen Bahnen, die am Nucleus accumbens enden, einem kleinen Kern an der Großhirnbasis. Der Nucleus accumbens scheint, zusammen mit weiteren umgebenden Strukturen, auch das Substrat des bis jetzt nur ungenau definierten und verstandenen „Suchtgedächtnisses" zu bilden.

Abhängigkeit/Sucht aus psychologischer Sicht
Die Weltgesundheitsorganisation (WHO) definiert Sucht als einen Zustand periodischer oder chronischer Intoxikation, der durch einen wiederholten Gebrauch einer natürlichen oder chemischen Substanz verursacht wird und der für das Individuum oder die Gemeinschaft schädlich ist.

Dem Begriff werden unterschiedliche Bedeutungsinhalte zugeordnet, wie Krankheiten, Verhaltensstörungen, negative menschliche Eigenschaften, exzessive Verhaltensweisen und vieles mehr. Aufgrund dieser Mehrdeutigkeit hat die WHO 1968 beschlossen, den abgenutzten Begriff Sucht („addiction") durch den treffenderen Begriff der Abhängigkeit („dependence") zu ersetzen.

Abhängigkeit kann als dominierendes Verlangen oder zwanghaftes Bedürfnis charakterisiert werden und/oder als das Angewiesensein auf bestimmte Substanzen, die psychische Prozesse und somit das Verhalten beeinflussen, indem sie das bewusste Erleben zeitweise verändern. Das Spektrum reicht von einfachen Gewohnheiten bis hin zur süchtigen Persönlichkeitsentwicklung.

> Durch die typischerweise euphorisierende Hauptwirkung des Suchtmittels wird eine als unbefriedigend empfundene Situation vorübergehend durch Flucht in eine Scheinwelt verbessert. Die anschließende Ernüchterung durch die Konfrontation mit der Realität lässt einen Teufelskreis entstehen, dessen Hauptelemente das unbezwingbare Verlangen nach dem Suchtmittel („Craving") und der Kontrollverlust, das Nicht-mehr-Aufhören-Können (Abhängigkeit), sind. Süchtigem Verhalten wird eine selbstzerstörerische Komponente zugeschrieben (protrahierter Suizid).

Hintergrundzahlen zum Suchtverhalten in Deutschland

Rauschdrogenkonsum ist eines der gravierendsten Probleme unserer Gesellschaft. Alkohol kann als die Droge gelten, mit der am meisten Missbrauch betrieben wird. Laut der in ihrem 2017 veröffentlichten „Jahrbuch Sucht" exemplarisch angeführten Angaben der Deutschen Hauptstelle für Suchtfragen (DHS) e. V. zeigen die Ergebnisse repräsentativer Umfragen und Hochrechnungen des Statistischen Bundesamtes, dass insgesamt 3,38 Millionen Erwachsene in Deutschland in den letzten zwölf Monaten von einer alkoholbezogenen Störung betroffen sind (Missbrauch: 1,61 Millionen; Abhängigkeit: 1,77 Millionen).

74.000 Todesfälle werden in Deutschland jährlich durch Alkoholkonsum oder den kombinierten Konsum von Tabak und Alkohol verursacht. Die Diagnose „Psychische und Verhaltensstörungen durch Alkohol" wurde im Jahr 2015 mit 326.971 Behandlungsfällen als zweithäufigste Einzeldiagnose in Krankenhäusern gestellt.

Im Jahr 2013 starben rund 121.000 Menschen an den Folgen des Rauchens. Das waren 13,5 % aller Todesfälle. Hinzu kommen schätzungsweise 3300 Todesfälle durch Passivrauchen.

Bei den psychotropen Medikamenten besitzen 4–5 % aller verordneten Arzneimittel ein eigenes Missbrauchs- und Abhängigkeitspotenzial, darunter vor allem die Schlaf- und Beruhigungsmittel mit Wirkstoffen aus der Familie der Benzodiazepine und der Benzodiazepinrezeptoragonisten. Die verkauften Benzodiazepine reichen aus, um etwa 1,2–1,5 Millionen Abhängige mit diesen Arzneimitteln zu versorgen. Die Gesamtzahl der Arzneimittelabhängigen wird auf bis zu 1,9 Millionen geschätzt.

Aus dem Bereich der illegalen Drogen gehen auszugsweise folgende Zahlen hervor: Untersuchungen aus dem Jahr 2015 zeigen, dass mehr als jeder vierte Erwachsene (28,2 %) wenigstens einmal in seinem Leben eine illegale Droge konsumiert hat. Bei den Jugendlichen ist es jeder Zehnte (10,2 %). Nach wie vor ist Cannabis in allen Altersgruppen die am weitesten verbreitete illegale Droge. Diese wurde von 7,3 % der Jugendlichen und 6,1 % der Erwachsenen im Zeitraum der letzten zwölf Monate konsumiert.

Deutlich angestiegen sind im Jahr 2015 die Fall- und Sicherstellungszahlen für Ecstasy-Tabletten. Der Konsum psychoaktiver Stoffe (NPS), die vorrangig über das Internet vertrieben werden, nahm 2015 ebenfalls weiter zu.

Die Sicherstellungsmenge von Kokain erreichte 2015 ein Rekordniveau und Marihuana erreicht weiterhin mit Abstand die höchsten Fallzahlen. Erstmals seit mehreren Jahren stieg auch die Fallzahl der Haschischsicherstellungen wieder an.

Im Jahr 2015 wurden in Deutschland 1226 drogenbedingte Todesfälle polizeilich registriert. Dies entspricht einem deutlichen Anstieg von 19 % gegenüber dem Vorjahr (vgl. DHS Jahrbuch Sucht: Pressemitteilung 2017).

Toleranz – Abhängigkeit – Sucht

Einmal im Gehirn angelangt, binden sich die Wirkstoffe der Rauschdrogen an Rezeptoren in den Synapsen und hemmen oder stimulieren bestimmte physiologische Vorgänge. Auf diese Weise können sie tief in das Kommunikationssystem des Gehirns eingreifen und dabei Wahrnehmung, Gedächtnis, Stimmung und Verhalten beeinflussen.

Grundbegriffe

Drei Grundbegriffe helfen, zu verstehen, wie sich fortgesetzter Rauschdrogenkonsum auswirkt:

Toleranz
Kontinuierlicher Konsum erzeugt eine Toleranz gegenüber den Rauschdrogen, sodass immer größere Dosierungen nötig sind, um denselben Effekt zu erzielen.

Abhängigkeit

Abhängigsein bedeutet, dass es dem Betroffenen entweder gar nicht oder nur unter starken Unlustgefühlen möglich ist, auf den Konsum der Droge zu verzichten. Dabei wird unterschieden nach psychischer und physischer, das heißt körperlicher Abhängigkeit.

Mit der Toleranzbildung geht die körperliche Abhängigkeit Hand in Hand. In diesem Prozess passt sich die Physiologie des Körpers an die fortwährende Zufuhr der chemischen Substanz an und wird so von ihr abhängig. Die Ursache liegt darin, dass aufgrund der ständigen Anwesenheit der Droge bestimmte körpereigene Neurotransmitter nur noch vermindert zur Verfügung stehen.

In der Regel tritt zuerst eine psychische Abhängigkeit ein. Man versteht darunter das seelische Verlangen nach Wiederholung des Suchtmittelkonsums oder des süchtigen Verhaltens. Psychische Abhängigkeit entwickelt sich zumeist in einem längeren Prozess, „schleicht" sich allmählich ein. Selbst von Fachkräften ist sie nur schwer eindeutig festzustellen.

Bei fortgeschrittenem Konsum kann es je nach Suchtstoff zu einer körperlichen Abhängigkeit kommen. Von körperlicher Abhängigkeit wird gesprochen, wenn sich beim abrupten Entzug des Suchtmittels bestimmte körperliche Symptome, **Entzugserscheinungen**, feststellen lassen.

Diese sind – je nach Art der Droge und je nach Person sowie den jeweiligen Umständen – unterschiedlich. Sie können in vielen Fällen nur unangenehm, in anderen Fällen aber auch extrem schmerzhaft und sogar tödlich sein.

Das psychische und körperliche Verlangen nach dem Suchtmittel kann bei fortgesetztem regelmäßigem Gebrauch zu einem **Abstinenzverlust** – der mangelnden Fähigkeit, auf das Suchtmittel zu verzichten, – führen.

Außerdem kann es – je nach Art des Suchtmittels – zu einer **Toleranzausbildung** und in der Folge zu einer **Dosissteigerung** kommen. Der Stoffwechsel passt sich der Droge an, indem er den Drogenabbau beschleunigt, und das Zentralnervensystem passt sich an, indem es ihm gelingt, auch noch unter höheren Dosen relativ „normal" zu funktionieren.

Dadurch kommt es zur Gewöhnung, eben der **Toleranz**, und zu der Notwendigkeit, die Dosis zu erhöhen, um die gewünschte Drogenwirkung wieder erzielen zu können.

Nach dem allgemein verbreiteten traditionellen Krankheitsmodell des Alkoholismus, das auf E. M. Jellinek beruht, kann der Konsum von Alkohol bei manchen Personen schließlich zum **Kontrollverlust** führen, definiert als Zustand des „Nicht-Aufhören-Könnens".

Von **Missbrauch** oder **schädlichem Gebrauch** psychoaktiver Substanzen spricht man, wenn das Suchtmittel konsumiert wird, obwohl negative gesundheitliche oder soziale Folgen sichtbar oder spürbar werden – ohne dass eine Suchtkrankheit eingetreten ist.

Als negative Folgen gelten beispielsweise Alkoholfolgekrankheiten, aber auch psychosoziale Schwierigkeiten, die durch den Konsum des Suchtmittels ausgelöst werden.

Nicht jeder Missbrauch beruht auf Abhängigkeit – und führt auch nicht zwangsläufig in eine Abhängigkeit. Die Unterscheidung zwischen Abhängigkeit und Missbrauch darf aber nicht so interpretiert werden, dass Missbrauch als harmlos angesehen wird. Missbrauch bleibt Missbrauch!

Die weitaus größte Zahl der alkoholbedingten Schäden zum Beispiel sind dem Alkoholmissbrauch zuzuschreiben. Der häufig verwandte Begriff **Alkoholismus** wird mitunter unscharf benutzt, indem er die zwei Phänomene – Alkoholmissbrauch und Alkoholabhängigkeit – umschreiben soll, die jedoch voneinander getrennt werden müssen. Obwohl Alkoholmissbrauch und Alkoholabhängigkeit in Beziehung zueinander stehen und fließende Übergänge haben können, bestehen in Prognose und Behandlung deutliche Unterschiede. Der Begriff „Alkoholismus" sollte nur im Zusammenhang mit Alkoholabhängigkeit verwendet werden.

Sucht
Aus Toleranz und Abhängigkeit resultiert am Ende die Sucht. Wer auf diese Weise von einer Rauschdroge abhängig ist, erlebt bei deren Abwesenheit unangenehme Entzugserscheinungen wie beispielsweise Zittern, Schweißausbrüche, Schwindelgefühle oder Krämpfe bis hin zu Herzinfarkt, Gehirnschlag oder Tod.

Sucht kann heute definiert werden als zwanghaftes Verlangen nach bestimmten Substanzen oder Verhaltensweisen, die tiefgreifende, belastende Missempfindungen vorübergehend lindern oder erwünschte Empfindungen auslösen und die konsumiert bzw. beibehalten werden, obwohl damit negative Konsequenzen für die eigene Person oder andere verbunden sind.

Die Erkenntnis, dass das Phänomen „Sucht" nicht unbedingt und nicht alleinig eine vom Suchtstoff ausgelöste Dynamik innehat, sondern die gesamte Persönlichkeit umfasst, hat in der Praxis zu einer Erweiterung des Suchtbegriffs auf nichtstoffliche Süchte – die suchtmittelungebundenen „Verhaltenssüchte" – geführt. Hierzu werden von einigen Fachleuten beispielsweise Spiel- oder Arbeitssucht gezählt oder auch bestimmte Störungen im Essverhalten (Fett- oder Magersucht).

Sucht und soziales Lernen

Süchtiges Verhalten ist zunächst eine „am Modell" erworbene Motivation, aus der wichtige Erkenntnisse über die neuronalen Mechanismen von Trieb und Anreiz entstanden sind.

Obwohl für Süchte ein genetisches Risiko (Prädisposition) besteht, handelt es sich beim süchtigen Verhalten um ein erlerntes Verhaltensmuster, bei dem psychologische, biologische und soziopsychologische Faktoren eine dominierende Bedeutung haben.

Die Aufrechterhaltung und die Rückfallwahrscheinlichkeit der meisten Süchte werden erheblich von zentralnervösen Prozessen beeinflusst. Die entscheidenden Determinanten von Sucht sind die positiv wie negativ verstärkende Wirkung einer Substanz und deren assoziative Wirkung auf vorausgegangene und gleichzeitig vorhandene Reize. Des Weiteren – wie bei anderen Verhaltenskategorien auch – sind sie abhängig vom Zeitverlauf der Einnahme.

Sucht ist gelerntes Verhalten, an dessen Aufrechterhaltung neurochemische Vorgänge im ZNS einen wesentlichen Anteil haben. Protektive und Risikofaktoren bei der Entstehung von Suchtverhalten sind jedoch sozialer und nicht chemischer Natur.

Weiter ist festzustellen, dass ein Süchtiger kein schwacher und schlechter Mensch ist, sondern vielmehr ein Mensch mit einer Gehirnerkrankung.

Die Hypersensitivitätstheorie

Die meisten Entzugssymptome lassen sich recht genau aus der Wirkung der Droge vorhersehen. Beim Nachlassen kommt es meist zu einer Umkehr der Drogeneffekte. Beispielsweise verlangsamt Heroin die Kontraktion des Magens und der Entzug bewirkt Magenkrämpfe; Nikotin steigert die Herzfrequenz, während der Entzug zu deren Verlangsamung führt; Amphetamin und Kokain wirken euphorisierend und lösen ein Gefühl manischen Wohlbefindens aus, wobei der Entzug schwere Depressionen verursachen kann.

Angesichts dieser auffallend entgegengesetzten Wirkungen von Drogengebrauch und Drogenentzug wurde eine allgemeine Entzugs- und Suchttheorie entwickelt, die sogenannte Hypersensitivitätstheorie. Sie besagt, dass Körper und Gehirn stets versuchen, den Drogenwirkungen entgegenzuarbeiten, zumal der Körper normalerweise bestrebt ist, einen konstanten, optimalen, ausbalancierten inneren Zustand aufrechtzuerhalten.

Entzugserscheinungen entstehen dadurch, dass der durch Rauschdrogen gestörte Körper versucht, dies durch gegenteilige Aktionen zu regulieren.

Craving

Eine psychische Abhängigkeit kann bei jeder Droge entstehen. Dann dreht sich das Leben eines Menschen so sehr um die Droge, dass seine Anpassungs-

und Leistungsfähigkeit massiv beschränkt und/oder beeinträchtigt wird. Das Craving ist das zentrale Symptom einer Abhängigkeit, dessen Entstehung Sensibilisierungsvorgänge im Belohnungssystem zugrunde gelegt werden.

Suchtkranke können, nachdem der körperliche Entzug abgeklungen ist, ein Leben lang gesteigert auf Suchtmittel ansprechen. Woran liegt das?

Verhaltensweisen, die unserem Überleben dienen, lösen nachhaltig ein positives Gefühl aus. Diese werden zukünftig bevorzugt und im limbischen System als sehnsüchtige Erinnerung abgespeichert (Suchtgedächtnis). Zusätzlich werden Netzwerke gebildet, die sich, je öfter sie abgerufen werden, durch Aussprossung zusätzlicher Synapsen an den Neuronen verfestigen. In einem vorbelasteten, drogenerfahrenen Belohnungssystem kann es allein durch den Gedanken an Drogen bzw. eine bestimmte Droge schon zu einer geringen vorfreudigen Dopamin-Ausschüttung kommen.

Dieser Vorgang wird als konditioniertes Lernen, als Bahnungs- oder Habituationsprozess bezeichnet. „Habit Learning" bezeichnet und beschreibt, dass ein Reiz eine überwertige Bedeutung erlangt hat. Dieser Reiz wird als Hinweisreiz, als „Cue", bezeichnet und im dorsalen Striatum abgespeichert, wo unter anderem das Suchtgedächtnis vermutet wird.

Ähnlich wie die Furchtkonditionierung in der Amygdala ist dieses „Habit Learning" vergleichsweise löschungsresistent. Negative und positive „Cues" spielen bei Suchtkranken eine große Rolle und können in vielen Situationen „angetriggert" werden.

Tierversuche haben gezeigt, dass bei Lernprozessen im Sinne klassischer Konditionierungen oder Habituierungen neben beispielsweise einer positiven Drogenwirkung auch die Umgebung und die Situation um den Konsum herum gemeinsam mit dem Rauscherlebnis abgespeichert werden. Später reichen ähnliche Umgebungsmuster, um die gesamte Situation rund um den Konsum wieder aufleben zu lassen, ähnlich wie beim „Priming", bei dem beispielsweise allein der Anblick einer Palme die Erinnerungen an den letzten Sommerurlaub wiederaufleben lässt.

Jemand, der Kokain in der Regel immer an der gleichen Stelle konsumiert, verbindet beispielsweise diese Umgebung mit den positiven, belohnenden Wirkungen des Kokains. Selbst nach einer Rehabilitation kann der Anblick dieses Ortes ein heftiges Verlangen auslösen. Beim Craving handelt es sich um einen durch die nachdrückliche Verstärkung der süchtig machenden Droge erlernten Effekt.

Oft wird nur anfänglich, jedoch bei einem Großteil der Süchtigen für Jahre oder gar ein Leben lang, eine Substitutionstherapie durchgeführt. Mittels eines verwandten Stoffes wird versucht, die durch den Konsum entstandene

Disharmonie und Schädigung des natürlichen, filigranen Gleichgewichtes der Transmittersysteme auszugleichen.

Nicht nur das Craving, sondern auch das Thema der Suchtverlagerung stellt, selbst wenn die Rauschdroge bereits seit langer Zeit abgesetzt wurde, für viele (ehemals) Abhängige eine massive Herausforderung dar. Der Verzicht auf das Suchtmittel birgt die große Gefahr, auf eine andere suchterzeugende Substanz umzusteigen oder bestimmte Tätigkeiten suchtartig auszuführen.

Mit der Entdeckung des Opiatrezeptors wurde die einfache Theorie des „Opiatrezeptormodells der Sucht" entwickelt, die basierend auf der oben angeführten Hypersensitivitätstheorie als Grundmodell für alle Formen der Abhängigkeit angesehen wird.

Das menschliche Belohnungssystem

Bereits 1954 entdeckten James Olds und Peter Milner durch Zufall das Lust- und Belohnungssystem des Menschen. Indem sie Ratten an verschiedenen Regionen des Gehirns milde Stromstöße verabreichten, kamen sie zu außergewöhnlichen Ergebnissen. Die Wissenschaftler erkannten, dass wenn sich die Elektroden in einem bestimmten „Hot Spot" des Gehirns befanden, die Ratten zur Selbststimulation einen Hebel bis zu 2000 Mal pro Stunde drückten.

Es entstand ein umfangreicher Forschungszweig, der sich mit dem Belohnungssystem des Gehirns befasste. Im Rahmen der weiteren Forschungen wurde das menschliche Belohnungssystem in einer großen aufsteigenden Bahn lokalisiert, die durch den lateralen Hypothalamus verläuft und als mediales Vorderhirnbündel bezeichnet wird.

Diese Bahn enthält aufsteigende dopaminerge, noradrenerge und serotonerge Fasersysteme, die vom Mittelhirn auf viele Regionen des Vorderhirns projizieren, etwa auf den präfrontalen Kortex, den Nucleus accumbens, die Amygdala und andere Regionen des limbischen Systems.

Der entscheidende Teil dieses Schaltkreises ist die Dopaminbahn, deren dopaminerge Fasern im ventralen tegmentalen Areal (VTA) des Mittelhirns liegen und über das mediale Vorderhirnbündel zum Nucleus accumbens und zu anderen Strukturen des Vorderhirns ziehen.

Bei Ratten bewirkte die elektrische Selbstreizung des medialen Vorderhirnbündels – genauso wie das Vorhandensein natürlicher Belohnungen wie Nahrung, Wasser oder Geschlechtspartner – eine deutliche Ausschüttung von Dopamin aus den dortigen Axonenendigungen, wodurch jeweils eine merkliche Menge Dopamin in den Nucleus accumbens freigesetzt wurde.

Die gleiche Systematik scheint analog auf alle süchtig machenden Substanzen zuzutreffen. Obwohl jede Rauschdroge eigene charakteristische Wirkmechanismen aufweist, ist allen gemeinsam, dass sie entweder direkt oder indirekt auf diese einzige Bahn im Gehirn wirken. Offenbar ist eine Aktivierung dieses Systems entscheidend daran beteiligt, dass Abhängige immer weiter konsumieren. Alle süchtig machenden Drogen beeinflussen diesen Schaltkreis.

Was sagt die Neurowissenschaft?

Um die Entstehung einer Sucht zu verstehen – oder sollte man angesichts des noch lückenhaften Wissens über die dahinterstehenden Prozesse besser von „erahnen" sprechen? –, müssen auch die wissenschaftlichen Erkenntnisse über hirnphysiologische Vorgänge erwähnt werden.

In verschiedenen Regionen des Gehirns befindet sich – insbesondere im limbischen System, dem „Sitz der Emotionen" – ein Belohnungssystem, das auf alle wichtigen Funktionen wie z. B. die Steuerung der Nahrungsaufnahme, Fortpflanzung, Sinneswahrnehmung, Gefühle und intellektuelle Bewertung einwirkt.

Zusammen mit chemischen Botenstoffen (Neurotransmitter) reguliert es Stimmungen und Verstimmungen, Euphorie und Dysphorie. Das Belohnungssystem ist lebensnotwendig.

Wird das Belohnungssystem bei Tieren künstlich ausgestaltet, so nehmen diese keine Nahrung mehr auf, vermehren sich nicht mehr, werden gleichgültig gegenüber ihrer Umwelt. Diese Dinge machen keinen Spaß mehr, Empfindungen treten nicht mehr auf, Bewertungen finden nicht mehr statt.

An dem jeweiligen Geschehen, z. B. der Empfindung von Freude oder Trauer im zwischenmenschlichen Bereich, dem Interesse an einem Buch oder der Bewertung einer Farbe oder eines Tons als angenehm oder unangenehm, sind verschiedene Faktoren in unterschiedlichen Hirnregionen beteiligt, die ihrerseits zueinander in komplexen Wechselbeziehungen stehen: Nervenzellen, Botenstoffe und Reize, wobei für die Botenstoffe noch eine quantitative Komponente zu erwähnen ist.

Stark vereinfacht lässt sich sagen: ein Reiz wird empfangen, verarbeitet und bewertet. Dies führt bei Nervenzellen zur Freisetzung von Botenstoffen, die wiederum zu anderen Nervenzellen wandern, dort „andocken" und eine „Empfindung" auslösen.

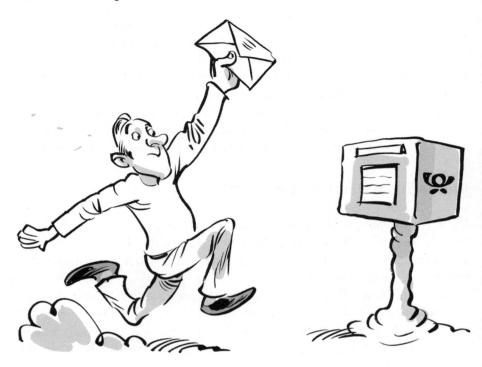

Nicht jeder Botenstoff kann überall andocken. Diese Möglichkeit besteht nur bei den für ihn bestimmten „Empfangseinrichtungen" (Rezeptoren).

Suchtstoffe sind in der Lage, in dieses System einzugreifen. Hierbei haben nach heutiger Kenntnis zwei Überträgersubstanzen bzw. -gruppen eine besondere Bedeutung: Dopamin und endogene (körpereigene) Opioide (Endorphine, hier insbesondere das β-Endorphin).

Die Endorphine binden an den gleichen Rezeptoren wie Opiate (Morphium, Heroin) an, haben daher auch ihren Namen, obwohl sie in ihrer chemischen Zusammensetzung keine Ähnlichkeit mit den Rauschmitteln haben.

In erster Linie Dopamin, aber auch die endogenen Opioide gehören zu den Überträgersubstanzen zwischen den Nervenzellen im sogenannten Belohnungssystem.

Teils von der Wissenschaft belegt, teils von dieser mit hoher Wahrscheinlichkeit vermutet, ist davon auszugehen, dass die typischen und erwünschten Wirkungen der Opiate, nämlich unmittelbare Euphorisierung (gesteigertes Hochgefühl), Beruhigung, Schmerz- und Angstabbau, erzielt werden, weil sie Rezeptoren, die die Natur für die endogenen Opioide vorgesehen hat, besetzen. Die körpereigenen Botenstoffe werden dabei verdrängt.

Bei Alkohol hingegen liegt nicht eine derart direkte, sondern eine indirekte Kausalität für das Auftreten der oben genannten Wirkungen vor. Alkohol (Äthanol) dockt nicht an die Dopamin-/Opioidrezeptoren an; akuter Alkoholkonsum bewirkt aber eine erhöhte Freisetzung von β-Endorphinen. Andererseits führt aber chronischer Alkoholkonsum zu einer drastischen Herabsenkung des β-Endorphin-Spiegels im Gehirn.

Hierin mag eine Erklärung liegen, warum Alkoholkranke im späten Stadium der Erkrankung selbst bei Alkoholkonsum nicht mehr die erwünschte Wirkung erzielen können.

Massiver Alkoholkonsum scheint in der Lage zu sein, zum Teil auf Dauer das komplexe Belohnungssystem zu verändern, und möglicherweise ist dies auch bei Opiaten der Fall.

Ähnliche Prozesse wie bei den Opiaten laufen auch bei Cannabis und Kokain ab.

Auch das rein gewohnheitsmäßige Konsumieren, z. B. von alkoholischen Getränken oder Medikamenten, kann sich zu einem Alkohol- oder Medikamentenproblem oder gar zu einem Suchtproblem entwickeln. Begünstigt wird dies vor allem dadurch, dass insbesondere regelmäßiger Alkoholkonsum in Deutschland sozial akzeptiert ist. Interessant hierbei ist außerdem, dass Alkoholabhängige tendenziell eher noch Empathie für ihren Krankheitszustand erfahren, während Konsumenten „härterer" Rauschdrogen für gewöhnlich stärker stigmatisiert werden.

Wie eine Substanz wirkt und in welchem Maß eine Person geneigt ist, mit Suchtverhalten darauf zu reagieren, ist individuell unterschiedlich bzw. nicht vorhersagbar.

Der Prozess zu Missbrauch oder Abhängigkeit von Suchtmitteln verläuft – von Person zu Person wiederum unterschiedlich – häufig in verschiedenen Phasen, die sowohl für Alkohol und Medikamente mit Suchtpotenzial als auch für illegale Drogen in einem gleichartigen Modell beschrieben werden können:

Zu Beginn machen Personen beim Konsum eines Rausch- oder Suchtmittels erste Erfahrungen mit der Wirkung des Stoffes. Empfindet die Person die Wirkung als angenehm und wird der Konsum zur Gewohnheit oder wird der Gebrauch trotz ausbleibender positiver Wirkung fortgesetzt, um z. B. in der Status- oder Gleichaltrigengruppe Anerkennung zu finden, kann es zur Gewöhnung an die Droge kommen. Wird das Mittel regelmäßig weiter konsumiert, kann, wie schon erwähnt, eine psychische – oder schließlich bei vielen Suchtmitteln auch eine körperliche – Abhängigkeit eintreten.

Entsprechend dem herrschenden Modell des Abstinenz- und Kontrollver-lusts ist die Abhängigkeit vom Suchtmittel nicht heilbar. Nur totale und le-benslange Abstinenz, das heißt der vollständige Verzicht auf das Suchtmittel, kann ein neuerliches Abgleiten in Missbrauch und Abhängigkeit vermeiden.

Andererseits funktionieren viele, ggf. gerade auch *wegen* ihres stetigen Kon-sums ein Leben lang bestens! Sie haben sich schlicht mit ihrem Konsum-/Sucht-verhalten arrangieren können und pflegen einen mehr oder minder verantwor-tungsbewussten Umgang mit ihrem Suchtstoff. Jedoch sind sie der stetigen Gefahr eines „Aus-dem-Ruder-Laufens" ihrer Dosierungen ausgesetzt, müssten daher höchst diszipliniert und selbstreflektiert ehrlich zu sich selbst sein, um die Signale schädlichen Rauschdrogenkonsums zu erkennen und auf die Bremse zu drücken. Leider klappt dies in den allerseltensten Fällen, da Suchtkranke dazu neigen, eben *nicht* ehrlich zu sich selbst zu sein, wenn es darum geht, das Ver-langen zu befriedigen, das ein Leben lang im Suchtgedächtnis abgespeichert bleiben wird.

4

Sachstand heute

In unserer heutigen Gesellschaft gibt es Rausch- und Betäubungsmittel in riesengroßer Auswahl und offensichtlich unüberschaubarer, schier unbegrenzter Menge. Der Gebrauch von Alkohol, Nikotin, aber auch Medikamenten mit Suchtpotenzial ist für viele Menschen alltäglich geworden und die eintretenden Wirkungen sind sehr unterschiedlich.

Bei sehr vielen Menschen bilden sich, auch schon bei einmaligem Konsum, mittel- und langfristig schwer selbstschädigende Konsummuster heraus, deren gesundheitliche und soziale Folgen sich in allen persönlichen Lebensbereichen zeigen. Inadäquates, leichtfertiges Konsumverhalten führt zu teils erheblichen Beeinträchtigungen der allgemeinen Lebensqualität. Sowohl für die betroffenen Menschen selbst als auch für deren persönliches Umfeld. Exemplarisch seien hier zunächst einmal Gewaltstraftaten, allgemeine Erkrankungen, individuelle, familiäre und soziale Schwierigkeiten, Kriminalität und Suchterkrankungen erwähnt, die im schlimmsten Fall tödlich verlaufen.

Eine Alkohol-, Medikamenten- oder auch Drogensucht gilt heute als behandlungsbedürftige Krankheit. 1968 hat das Bundessozialgericht dies erstmals für die „Trunksucht" anerkannt, woraufhin die Rechtsprechung es später auch auf andere Suchtkrankheiten ausgeweitet hat.

Inwieweit und in welchem Umfang dem Gesundheitswesen durch Missbrauch und Sucht massive Kosten in Milliardenhöhe entstehen und was genau tatsächlich für die Behandlung und Rehabilitation direkter und auch indirekter Heilungsprozesse und Folgeschädigungen für durch Rauschdrogenkonsum erkrankte Menschen ausgegeben wird, sollte hier einfach nur mal unkommentiert

© Springer-Verlag GmbH Deutschland, ein Teil von Springer Nature 2020
R. Biesinger, M. Klute, *Toxisch*, https://doi.org/10.1007/978-3-662-60678-0_4

zur weiteren Diskussion in den Raum gestellt werden. Oder auch die Frage, wer dadurch Unsummen an Geld verdient?

Die Folgen des Suchtmittelkonsums haben darüber hinaus erhebliche Auswirkungen auf die Anzahl von Unfällen, die Gesundheitsindustrie und auch die generelle Entwicklung der Kriminalität. Auch hier werden gesamtwirtschaftlich gesehen massive Kosten verursacht, aber auch Einnahmen generiert.

Die durchaus provokative Frage sei erlaubt, wie viele Menschen wohl arbeitslos wären, wenn wir keine Suchtprobleme mehr in der Gesellschaft hätten? Hier exemplarisch ganz speziell auf die Zigaretten- und Alkoholindustrie gemünzt: Staatsanwälte, Richter, Polizisten, Ärzte, Finanzämter, Kneipenbesitzer, Rettungsdienste, Kliniken, Betreuer, Knäste, … to be continued …!

Laut den in Kap. 3 angeführten offiziellen Zahlen, hier als deutlich untertrieben zur Kenntnis genommen, gelten mindestens drei Prozent der Bevölkerung als alkoholkrank. Bezogen auf die berufstätige Bevölkerung sind es sogar fünf Prozent. Weitere, mindestens zehn Prozent gelten als erheblichst gefährdet.

> Eines steht außer Frage: Sofern es zu einer späteren Abhängigkeitssymptomatik oder Sucht kommt, verbirgt sich dahinter in der Regel meist ein längerer Prozess, der zunächst und fast immer mit dem sozial integrierten, unauffälligen Konsum *legaler* Rauschmittel begonnen hat.

Vorwegnahme: Die konservierte medientaugliche Ansage, dass Cannabis eine Einstiegsdroge sei, ist insofern totaler Bullshit, wenn man an Alkohol, Tabletten, Kaffee, Energy-Drinks und Zigaretten denkt!

Legal – illegal

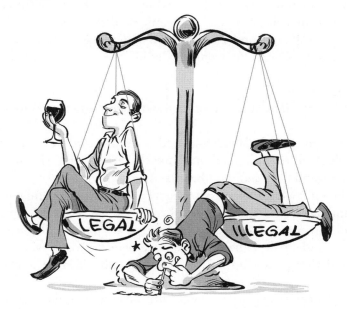

Als legale Rauschmittel oder Drogen werden Stoffe bezeichnet, deren Besitz und Genuss erlaubt sind, wie z. B. Alkohol, Nikotin oder Arzneimittel mit Suchtpotenzial. Aber auch „Schnüffelstoffe".

Als illegale Rauschmittel oder illegale Drogen werden Stoffe bezeichnet, deren Herstellung, Besitz, Handel usw. dem Betäubungsmittelgesetz (BtMG) unterliegen und die sich ohne Erlaubnis im Verkehr befinden, also verboten sind. Dazu zählen sogenannte „weiche" Drogen, wie beispielsweise Haschisch oder Marihuana, und sogenannte „harte" Drogen, wie Heroin, Kokain, oder „Designerdrogen" wie Ecstasy oder andere illegal produzierte Drogen.

Im Vordergrund der öffentlichen Aufmerksamkeit und Diskussion steht zumeist die Problematik des Konsums illegaler Rauschmittel. Wobei die öffentlichen, teils äußerst kontrovers diskutierten Fragen zu weiteren künftigen, rechtlichen drogenpolitischen Rahmenbedingungen leider sehr oft den Blick auf die tatsächlichen und realen Proportionen verdecken.

Das generelle Verhältnis derjenigen, die an Alkohol- und Medikamentenabhängigkeit erkrankt sind und beispielsweise an alkoholbedingter Leberzirrhose oder anderen Folgekrankheiten sterben, übersteigt die Sterberate durch illegale Drogen eklatant und exorbitant bei Weitem.

By the way liegen für den Bereich des Medikamentenmissbrauchs keine wirklich „offiziellen" Zahlen über Sterbefälle vor. Sehr seltsam!

Insbesondere legale, aber auch illegale Drogen sind in der heutigen Situation überall – auch für Jugendliche – verfügbar oder relativ leicht zu beschaffen. Es gibt kein Lebens- bzw. Genussmittel, das so rund um die Uhr zu kaufen ist wie Alkohol und Zigaretten, die auch nachts und an Feiertagen über Automaten, Kioske, Gaststätten oder in Tankstellen zu erhalten sind.

Widersprüche

Die Praxis bewegt sich dabei immer auch zwischen deutlichen Widersprüchen:

- Die Arbeit mit Alkoholabhängigen oder -gefährdeten steht in Konkurrenz zu gesellschaftlich akzeptierten Trinkgebräuchen und einem immensen Werbeaufwand der Alkoholindustrie.
- Die Arbeit mit Medikamentenabhängigen vollzieht sich häufig im Schatten medizinischer Verschreibungspraktiken.
- Die Konsumenten illegaler Drogen müssen strafrechtliche Verfolgung befürchten, weshalb die Arbeit der in diesem Bereich tätigen Berater, Coaches, Ärzte und Therapeuten immer im Spannungsfeld von Hilfe und Strafe steht.

All diese Widersprüche belasten die Suchtproblematik und die Suchtarbeit in besonderer Weise. Sie müssen konsequenterweise in der Praxis einer umsichtigen und differenzierten, liberalisierten Sucht- und Drogenpolitik Berücksichtigung finden.

Symptome verborgener Probleme

Wie wir bereits jetzt erkennen können, sind die Bedingungen für die Entstehung von Sucht oder Abhängigkeit äußerst vielfältig und unterschiedlich. Zwar gibt es zahlreiche Theorien über mögliche Ursachen, aber nach wie vor gibt es keine allgemein anerkannte, wissenschaftlich gesicherte Erklärung darüber, weshalb es bei manchen Menschen zu einer Abhängigkeitserkrankung oder einer Sucht kommt – bei anderen mit ähnlichen Konsummustern oder Verhaltensweisen aber nicht.

Hier gilt es unter Einbeziehung der verschiedenen relevanten Disziplinen wie z. B. Medizin, Pharmakologie, Psychologie, Soziologie und Biochemie die Forschung deutlich zu intensivieren.

Für die Fachwelt ist klar, dass die Gründe für die Entstehung einer Sucht-mittelabhängigkeit nicht in der Droge oder in sonst einem Umstand allein liegen.

Die Ursachen sind immer ein Resultat des Aufeinandertreffens und Ineinanderwirkens verschiedener Faktoren. Es sind biologische, psychologische, soziale, gesellschaftliche und schließlich drogenspezifische Aspekte, die sich in einem komplexen, prozesshaften Geschehen wechselseitig beeinflussen.

Faktoren, die die Entwicklung eines problematischen Umgangs mit Suchtmitteln beeinflussen, sind:

- die Person mit ihren unterschiedlichen körperlichen, genetischen und psychischen Eigenschaften, die sich in ihrem Sozialisationsprozess bestimmte Fähigkeiten, Einstellungen, Erwartungshaltungen angeeignet oder erworben hat, die spezifische Rollenzuweisungen erfahren hat, bestimmte Leistungen erbringen will oder muss, Orientierungen und Zukunftsperspektiven für sich entwickelt hat,
- das soziale und gesellschaftliche Umfeld sowie die konkrete familiäre, schulische oder berufliche Situation des Menschen mitsamt den Anforderungen, die sich daraus ergeben,
- und das Suchtmittel selbst mit seinen spezifischen Eigenschaften und Wirkungen, in der jeweiligen Dosierung, Häufigkeit und Dauer seiner Einnahme, seiner Griffnähe und Verfügbarkeit sowie der Situationen und dem Kontext seines Konsums.

Je nach Person und Umfeld kommt es zu durchaus verschiedenen Wirkungen und Folgen.

Suchtmittelabhängigkeit und süchtiges Verhalten wird heute vor allem als Symptom oder Ausdruck von dahinter liegenden, verborgenen Problemen verstanden, was im Alltagsbewusstsein leider noch immer nicht wirklich überall angekommen ist.

Demnach hat das Suchtmittel eine bestimmte Funktion, indem es z. B. Störungen in der persönlichen oder psychosozialen Entwicklung eines Menschen zu verdecken oder auszugleichen oder fehlende Bewältigungskompetenzen für die wachsenden Herausforderungen des beruflichen wie privaten Alltags zu ersetzen versucht.

Persönliches Statement Rainer Biesinger

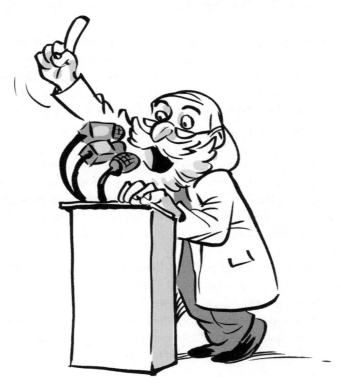

Wie stehe ich, Rainer Biesinger, heute persönlich zu Rauschdrogen jeglicher Art?

Aufgrund meiner ganz persönlichen Lebenserfahrungen neige ich eher zum Daumen nach unten als nach oben; nicht aus der Perspektive eines Moralapostels heraus, sondern aus meinen Erfahrungen als hochgradig abhängiger, fremdbestimmter Polytoxikomane, die mir im Alter von 31 Jahren beinahe den Verstand und das Leben geraubt hätten. Meine Suchtkarriere hatte bereits als 13-Jähriger begonnen. Ausgelassen habe ich dabei so gut wie nichts, was der Schwarzmarkt und die Pharmaindustrie zur damaligen Zeit kurz vor der Jahrtausendwende hergaben. Angefangen vom Dauerkonsum von Nikotin, Marihuana, Haschisch und Alkohol wären da zu nennen: LSD, Amphetamine, psychedelische Pilze, Kokain, Meskalin, Opium, Heroin, Benzodiazepin, Codein, Ephedrin, Captagon, Remidazin, Tramal, Valeron und diverse weitere Gifte aus der chemischen Fabrikation der Pharmaindustrie.

Mein heutiger Geist assoziiert mit den unzähligen Rauschdrogen ein Gefühl der Leere, des Ausgelaugtseins, des Größenwahns, des Runterkommens, bereits viel zu früh gestorbene Kollegen und Freunde, die infolge des Missbrauchs teilweise jämmerlich verreckt, verblödet, verwahrlost, lebensunfähig geworden oder lebenslang in Knast und Psychiatrie eingesperrt sind usw. – übelste Gedankenmassaker, Getriebenheit und unstillbaren Wahnsinn, um nur einiges zu benennen.

Irgendwann, als nichts mehr ging, hatte ich die Nase gestrichen voll und habe mich für das Leben entschieden. Wenn du dich aufgrund purer Neugierde und unkontrollierten Leichtsinns gepaart mit unmenschlichem Größenwahn und absoluter Verantwortungslosigkeit so weit von dir selbst entfernt hast, du deinen persönlichen Tiefpunkt erreicht hast, du in deiner eigenen, selbst geschaffenen Hölle gefangen bist, dann kann es nur noch eines geben: „Friss oder stirb".

Mir ist durchaus klar, dass es viel einfacher ist, sich eine Line Koks zu ziehen oder eine Tüte zu rauchen als zehn Stunden lang zu meditieren oder auf einen Marathon zu trainieren. Aber das alles ist im Verhältnis dazu gar nicht so schlimm, wenn man bedenkt, dass es wesentlich lohnender ist; weil du selbst es kontrollierst, weil du an Klarheit gewinnst, statt immer dümmer zu werden, und vor allem, weil du deinem Körper und somit auch deinem Gehirn respektvoll begegnest, statt ihn mit Müll vollzupumpen.

Wenn ich heute überhaupt etwas Positives an Rauschdrogen finden kann, dann ist es die Tatsache, überhaupt einmal erfahren zu haben, dass es diesen oder jenen Bewusstseinszustand gibt. Der Grund, warum Drogen für manche Menschen so befreiend sein können, ist der, dass sie sich in einem geistigen und gesellschaftlichen Gefängnis befinden (leider merken diese „Befreiten" in der Regel nicht, dass das, was sie befreit, sehr schnell zu einem anderen Gefängnis werden kann). Und obwohl ich grundsätzlich von jedem Drogenkonsum abrate, stehe ich für eine Legalisierung „weicher" Drogen aus rein psychologischen und pädagogischen Gründen ein.

Dinge, die verboten sind, werden erst dadurch interessant und wichtig gemacht. Es geht immer ein besonderer Reiz von Verbotenem aus. Der Kampf gegen die Drogen mitsamt all seinen extremen Ausprägungen wird weltweit vergebens geführt. Dabei bleiben Aufklärung und Ursachenforschung total auf der Strecke. Selbst Menschen, die einen wirklich verantwortungsvollen Umgang pflegen, werden kriminalisiert und Drogensüchtige stigmatisiert.

Die Ursache der Sucht ist neurowissenschaftlich betrachtet neben dem dopaminergen mesokortikolimbischen System lediglich darin zu finden, dass Menschen eine Substanz oder eine Sache mit Glück und das Nichthaben dieser Sache mit Unglück verbinden. So einfach ist das. Und ich glaube, dass jeder Mensch (vielleicht mit Ausnahme einiger von der Zivilisation abgeschiedener Mönche in den Bergen von Tibet) nach irgendetwas süchtig ist. Einer der exzellentesten Sprüche, die ich dazu kenne, lautet: „Glück, das von etwas abhängig macht, ist nur eine andere Form von Leid."

State of my Art
Nachdem ich mich 1997 endgültig von der Sucht befreit hatte, dauerte es noch ein paar Jahre – unter anderem war ich im Anschluss noch knapp drei Jahre lang in einer schweren Depression gefangen –, bis ich mich mit dem Anspruch, Menschen davor zu bewahren, dieselben Fehler zu begehen wie ich einst, als Coach und Persönlichkeitstrainer selbstständig machte.

Seither arbeite ich sehr intensiv mit Menschen und Unternehmen zusammen, die in irgendeiner Weise mit Drogen, Süchten und Abhängigkeiten zu kämpfen haben.

Regelmäßig betreibe ich, um der Gesellschaft einfach etwas zurückgeben zu können – die hierfür seitens der Politik bereit gestellten Gelder sind übrigens mehr als erbärmlich –, aktive Präventionsarbeit und hatte bis vor etwa fünf Jahren auch noch den Modus der „Verteufelungs- und Abschreckungsstrategie" drauf.

Mit zunehmendem Lebensalter, ich bin heute 54 Jahre alt, also Baujahr 1966, musste ich mir bei selbstreflektierter Betrachtung meines Tuns und Wirkens eingestehen, dass ich mich durch meine inzwischen 23 Jahre erfolgreicher Abstinenz, gerade was den aktuellen Rauschdrogenkonsum Jugendlicher anbelangt, schon etwas von der tatsächlichen praxisnahen Ist-Realität entfernt hatte.

Grundsätzlich bedeutet dies keinen Abbruch in der Wirkung meiner authentischen Persönlichkeit, die offen über die Fallstricke des Rauschdrogenkonsums referiert. Dennoch merkte ich, dass mir, speziell in Bezug auf die sich veränderten Märkte, die neuen Drogen, und auch in puncto Konsumverhalten schon etwas der direkte Zugang zur Jugendkultur und zum Freizeitverhalten junger Menschen fehlte.

Sicherlich gelingt es mir nach wie vor sehr gut, einen Zugang zu finden und die Menschen dort abzuholen, wo sie stehen, und sie gegen bzw. für – wenn es denn mit dem Konsumieren unbedingt sein muss – verantwortungsvollen Drogenkonsum zu sensibilisieren.

Die Inhalte meiner Bücher, Persönlichkeitstrainings und Vorträge haben sich in den vergangenen Jahren also insoweit verändert, dass ich die Menschen, mit denen ich arbeite, viel mehr mit den Hintergründen und Ursachen eines unqualifizierten Konsumverhaltens konfrontiere, anstatt den Konsum an sich zu verteufeln.

Der Tenor meines beruflichen Tuns ist also nicht mehr die Abschreckung, sondern die bewusste Anleitung zur Selbstermächtigung des Individuums. Hin zu einem bewussten und verantwortungsvollen Umgang und Verhalten, das eben nicht durch Unwissenheit, mangelnde Selbstbewusstheit, Ignoranz, Unsicherheit, Sorgen, Nöte, Ängste, Über- und Unterforderung, gefährliche Risikobereitschaft und Leichtsinn etc. geprägt ist.

Once upon a time
Vor 40 Jahren, also zu Beginn meiner eigenen Suchtkarriere, waren das Konsumverhalten und die Verfügbarkeit von Rauschdrogen und auch deren Wirkungen in weiten Teilen noch völlig andere. Wie und was damals genau abgelaufen ist, ist allseits bekannt, im Internet auf meinen Homepages nachzulesen und in meinen vorangegangenen Büchern: „The Fire of Change", „Brain-Tattoos", „Verstehen setzt Verstand voraus" und „Ohne Dop(amin)e ist alles doof" ausreichend thematisiert, publiziert und aufgearbeitet worden.

Auch das Buch: „Christiane F. – Wir Kinder vom Bahnhof Zoo" ist heute zwar antiquiertes Kulturgut und dank jahrzehntelanger Indoktrination nun auch dem unwissendsten Keith-Richards-Fan zur Genüge bekannt. Dennoch sind diese Inhalte aus längst vergangenen Zeiten bis heute noch fundamentale Basis und Weltsicht einer jeden konservierten Stammtischdiskussion. Nach wie vor wird im Suff wild über die Giftler gelästert – paradox!

Viel zu viele Menschen, die mit mir damals meine Suchtkarriere begonnen hatten, sind bereits gestorben. Viele sitzen teils lebenslang weggesperrt im Knast oder in der Klapsmühle. Einige haben sich umgelegt oder vegetieren im wahrsten Sinne des Wortes im Dauerzustand der Erbärmlichkeit total verpeilt, neben sich stehend vor sich hin. Einst richtig coole Typen, die ihr einzigartiges Geschenk des Lebens gnadenlos und oft unwissend auf den Müll geschmissen haben – till the end!

Aufgrund meines äußerst reichhaltigen Erfahrungsschatzes zum Thema hätte ich also aus meiner heutigen, subjektiven Weltsicht heraus grundsätzlich das selbstgegebene ultimative Recht, meine einst radikale und militante Sichtweise weiter zu bedienen und das Zeug zu verteufeln.

Jedenfalls dachte ich selbst auch jahrelang, dass mich, nach dem, was ich alles erlebt hatte, wirklich nichts mehr schocken könnte. Auch ich war teils sehr stark in meinen eigenen Denkmustern wie beispielsweise: „Alle alt genug" – „Sucht ist Sucht" – „Süchtige sind Meister der Lügen" – „Du schenkst dir immer selber ein" – et cetera pp. eingefahren. Heute weiß ich, dass das viel zu kurz gedacht war!

Wenn ich die letzten Jahre als Persönlichkeitstrainer und Mensch also auch nur eines gelernt habe, dann ist das die Erkenntnis, dass Oberflächlichkeit und Generalisierung bei der Arbeit mit Menschen grundsätzlich niemals als probate Instant-Lösung angeboten werden kann und darf. Dazu ist das Leben, sind die Menschen in ihren Gemengelagen an sich viel zu komplex.

Standardindoktrination des Individuums funktioniert nicht einmal mehr bei meiner 8-jährigen Enkelin. Wie also sollten Verbote und konservierte Plattitüden einen heute, sich überall seine eigene Weltsicht und Wahrheit bilden könnenden, pubertierenden Jugendlichen erreichen können?

Hat eine freie Gesellschaft, ja und auch die Jugend, trotz aller vielleicht sogar wirklich ernstgemeinten Verbote, etwa nicht auch ein Recht darauf, eigene Erfahrungen zu machen? Zumindest darauf, dass eine transparente, praxisnahe Aufklärung zu den Pros und Contras dieses offensichtlich fehlgeleiteten Politikums stattfindet.

Letztlich kann ich aber nur von mir selbst sprechen:

Meine eigene Devise und heutige Überlebensstrategie ist glasklar. Für mich kann, wird und darf es ein Leben lang keine psychoaktiven Substanzen mehr geben – für mich! Ich, für meine Person, kann kontrolliert nicht damit umgehen! Das ist Fakt und schmerzhaft zur Genüge auch praktisch erprobt.

Ja, manchmal bewundere ich sogar die Menschen, die diesen ausgeprägten Wahnsinn ein Leben lang überstehen, ohne den Ausstieg zu schaffen – wahrscheinlich war ich „Gott sei Dank" zu weich dazu ((-:

» Jeder Mensch kommt im Laufe seines Lebens mit Suchtmitteln in Kontakt.

Viel zu viele Menschen werden abhängig von der dauerhaften Überstimulation und Einwirkung psychotroper Substanzen auf das eigene Gehirn. Bewusstmachung, kognitive Erkenntnis, persönliche Veränderung und der Wille zur Abstinenz erfolgen leider meist erst dann, wenn der persönliche Tiefpunkt des Menschen in seiner jeweiligen Lebenssituation erreicht ist.

Einer meiner eigenen Persönlichkeit geschuldeten mächtigsten Antreiber und persönlichen Werte ist das Thema Freiheit. Nie wieder, so hatte ich mir einst geschworen, wollte ich mich durch jegliche selbstschädigenden Formen der Abhängigkeit in ein fremdbestimmtes Leben mit konsequenterweise damit einhergehendem Kontrollverlust über meine selbst gesteckten Lebensziele ins Abseits manövrieren.

Seit 2005 arbeite ich, Rainer Biesinger – Der Heavy Metal Coach®, als freiberuflicher, freiwilder, selbstständiger, erlebnis- und handlungsorientierter Persönlichkeitstrainer, Schriftsteller und Vortragsredner mit Menschen jeglicher Couleur zum Thema „selbstermächtigtes Leben".

Dabei stelle ich mir immer wieder die Fragen, was genau es ist, das Menschen dazu veranlasst, sich meilenweit von ihrem eigentlichen, wahren Selbst zu entfernen und warum Menschen Rauschdrogen nehmen, obwohl sie diese durch exogene Rauschdrogen verursachten Gefühls- und Wahrnehmungszustände, diese Erlebniswelten grundsätzlich auch durch das bewusste Aktivieren und Trainieren ihrer „körpereigenen Drogenlieferanten" selbst herstellen könnten.

Es ist mir ein wichtiges Anliegen, darzustellen, dass es in der Macht der Droge liegt, dem Menschen Erfahrungen zu vermitteln, die sonst nur mühsam auf dem Weg der geistigen Schulung und Selbsterziehung errungen werden können. Der gezielte Gebrauch von Rauschdrogen kann grundsätzlich Erlebnisse von Wachheit und Überschau, innerem Licht, Farben und Wärme, ja selbst das Gefühl eines umfassenden, sinnvollen Eingebettetseins in die großen kosmischen Zusammenhänge von Natur und Menschheit vermitteln.

Das Problem dabei ist, dass der Kern der menschlichen Persönlichkeit, das Ich, zur Untätigkeit verdammt wird. Die Rauschdroge nimmt die Stelle des aktiven Ichs ein und das dadurch provozierte geistige und seelische Erleben wird in eine Sphäre der Unfreiheit getaucht.

In der Sucht nach Rauschdrogen drückt sich sehr oft eine „Sehn-Sucht" aus, sich in dieser hoch technologisierten Welt selbst als ein schöpferisches geistiges Wesen zu finden und dadurch an befriedigenden sozialen Zuständen und Lebensformen zu arbeiten. Eines ist klar:

>> Drogen machen einen super Job, sonst würde sie ja keiner nehmen; aber langfristig zerbröseln sie die allerhärtesten Charaktere.

Persönliches Statement Max Klute

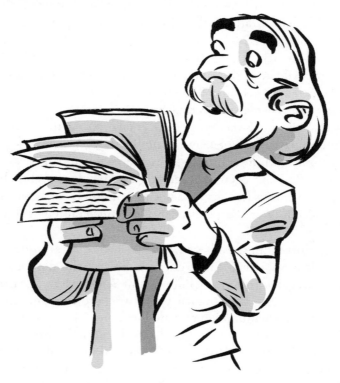

Gleich vorweg: Trotz meiner Vorgeschichte bin ich Drogen gegenüber heute nicht absolut negativ eingestellt.

Ich möchte mir ganz bewusst nicht den Zwang auferlegen, nie wieder irgendeine Substanz zu konsumieren. Andererseits möchte ich auch nicht wieder in meine alten Verhaltensmuster zurückfallen.

Obwohl ich inzwischen rund drei Jahre hinter mir habe, in denen ich an 98 % der Tage die Finger von jeglichen Rauschmitteln gelassen habe, weil es mir weder seelisch noch körperlich gutgetan hat, gab es auch Gelegenheiten, bei denen ich Rauschmittel konsumiert habe – aber wenn, dann wesentlich bewusster als noch vor wenigen Jahren.

Mein damaliger Umgang mit den verschiedenen Substanzen hat mich vergleichsweise unangenehm aus der Bahn geworfen. Vor allem der steile Anstieg meiner Drogenlaufbahn ab dem 19. Lebensjahr, als zu der Kifferei die ganze Chemie dazu kam. Allerdings bin ich mir heute bewusst, dass ich den Drogen nicht die alleinige Schuld für meine Erlebnisse geben kann oder darf. Mein eigenes Verhalten und meine seelische Disposition haben im Laufe der Jahre massiv dazu beigetragen, dass ich mich zu dem entwickelt habe, was mir meine Probleme eingebrockt hat. Es wäre zu einfach, die Schuld bei etwas oder jemand anderem zu suchen als bei mir selbst.

Ich glaube heute, dass wir als Gesellschaft häufig dazu neigen, für die Probleme von Individuen oder Systemen einen externen Schuldigen zu suchen. Auch wenn ich mir bewusst bin, dass Drogenkonsum in Wechselwirkung mit der menschlichen Persönlichkeit steht und daher auch Einfluss auf die Persönlichkeitsentwicklung nimmt, ist die Prägung eines Menschen multifaktoriell bestimmt. Die Schuld kann daher nicht allein einem Rauschmittel gegeben werden.

Viele Prozesse laufen unbewusst ab und trotzdem kann nur das Individuum selbst das Steuer in die Hand nehmen und in dem ihm möglichen Rahmen sein „Hier und Jetzt" bestimmen. Es kann aus den Fehlern der Vergangenheit seine Zukunft gestalten. Probleme und Krisen gehören zum menschlichen Dasein und können uns potenziell wachsen lassen. Die Dinge sind letztlich das, was wir aus ihnen machen. Natürlich dürfen wir unsere Fehler nicht kleinreden, aber anstatt uns ewig selbst zu verurteilen, sollten wir uns **ehrlich** betrachten, uns mit uns und unseren Schwächen auseinandersetzen und diese verdammt noch mal anerkennen. Trotz all dem müssen wir aus unseren Fehlern lernen, uns weiterentwickeln und versuchen mit dem, was wir sind, friedlich zu leben.

» Auch wenn das Ganze eine Menge Mut erfordert!

Was Produktives aus meinen gemachten Erfahrungen zu ziehen und mit diesen Erfahrungen mein Leben aktiv, selbstbestimmt und so frei wie möglich zu gestalten – das war mein Ziel. Heute bin ich für alle Erfahrungen dankbar – auch wenn ich mir vieles gerne erspart hätte und es niemandem wünsche.

Die Art und Weise, wie von Seiten der Politik und Gesellschaft mit Drogenkonsumenten umgegangen wird, ist mir eine der Hauptmotivationen zum Schreiben dieses Buches. Auf der einen Seite konsumiert die breite Masse unserer Gesellschaft Rauschdrogen, und gerade in den Gegenden Deutschlands, in denen der Konsum von legalen Drogen besonders zelebriert wird, werden Menschen, die illegale Drogen konsumieren, umso härter (straf-)verfolgt und gesellschaftlich ausgegrenzt.

Bemerkenswert ist in diesem Zusammenhang, dass viele Menschen, die legale Rauschdrogen konsumieren, dazu neigen, ihr eigenes Selbstbild zu überhöhen, indem sie das (Konsum-)Verhalten derjenigen, die sich für andere

Rauschmittel entscheiden, verurteilen, stigmatisieren und dadurch zu Menschen zweiter Klasse degradieren.

Und insbesondere weil es keinen wissenschaftlichen Hintergrund für die Unterscheidung in legale und illegale Drogen gibt und die Schädlichkeit in keinem Zusammenhang zur Legalität steht, empfinde ich es als moralisch verwerflich, Konsumenten illegaler Drogen ihrer individuellen Entscheidungsfreiheit berauben zu wollen. Die restriktive Drogenpolitik in unserem Land hat erwiesenermaßen keinen nennenswerten Einfluss auf Konsumentenzahlen, Verfügbarkeiten oder die Anzahl an Menschen mit Drogenproblematik.

Das Schlimmste ist, dass der Politik all diese wissenschaftlich belegten Erkenntnisse seit Jahrzenten bekannt sind, und trotzdem verweigert sie sich offensichtlich der Realität. Sie zerstört und verbaut dadurch abertausenden Menschen ihr Leben und ihre Zukunft.

Es kann nicht sein, dass Deutschland sich im Jahre 2020 als eine der fortschrittlichsten und freiheitlichsten Nationen des Planeten begreift und trotzdem nicht bereit ist, Fehler der Vergangenheit als solche anzuerkennen, und uns allen dadurch ein friedlicheres und konstruktiveres Zusammenleben verwehrt.

»Eins bleibt klar und klingt in diesem Buch an einigen Stellen hoffentlich deutlich an: Menschen, die konsumieren wollen, werden sich nicht durch Gesetze davon abhalten lassen!

5

Die Fehler im System

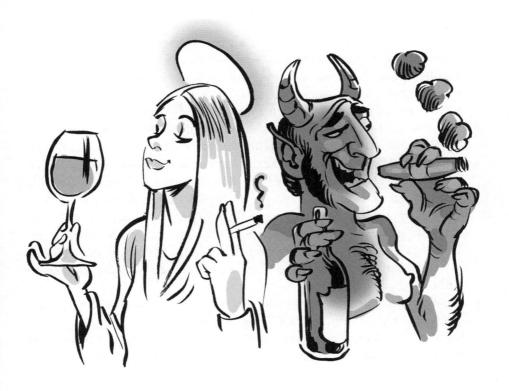

Fragen über Fragen!?

Exemplarisch haben wir bereits in den vorangegangenen Texten schon grob über den Tellerrand der allgemeinen Wahrnehmung und Wahrheit hinausgeschaut und so einiges beleuchtet, das zu den Ursachen menschlichen Konsumverhaltens führen kann.

Zunächst seien uns zum Einstieg, bei aller offensichtlichen Verfügbarkeit der verschiedensten legalen und illegalen Substanzen, einige Fragen gestattet:

- Inwieweit stellen ein grundsätzlich fehlender kultureller Umgang sowie eine mangelnde, nicht wirklich zeitgemäße Aufklärungsarbeit große Probleme im Umgang mit den verschiedensten Substanzen dar?
- Kann es sein, dass sowohl eine radikale Antihaltung auf der einen Seite als auch eine völlige Verharmlosung der Thematik im Umgang mit den allseits verfügbaren Substanzen auf der anderen Seite uns gesellschaftlich nicht wirklich weiterbringt?
- Kann es sein, dass viele neugierige und rauschdrogenaffine Konsumenten relativ schnell durchschauen, dass vieles von dem, was durch die Gatekeeper der öffentlichen Meinung so alles kommuniziert wird, in vielerlei Hinsicht so gar nicht stimmt?
- Kann es sein, dass aus politischen, gesellschaftlichen, pädagogischen, sozialen und wirtschaftlichen Gründen und Interessen heraus sehr viel Halbwissen und Propaganda kommuniziert wird? Von „Experten", die kaum einen echten Praxisbezug zu der Materie haben? Von betriebsblinden Fachidioten, die die individuell dahinterliegenden Ursachen für den Rauschdrogenkonsum sehr oft gar nicht auf dem Schirm haben? Von Meinungsmachern, die lediglich die Wirkungen von Drogen und die damit verbundenen Probleme sehen? Von Politikern, denen es lediglich um die eigene Daseinsberechtigung geht? Von Eltern, Pädagogen etc., die sich aus Unwissenheit nicht an das Thema herantrauen und gewissermaßen hilflos erscheinen?
- Kann es sein, dass – wenn ein Mensch ein Problem mit einer Droge oder durch eine Droge hat – stets die Droge schuld daran ist?
- Kann es schlichtweg sein, dass wir als Gesellschaft nie gelernt haben, mit den verschiedenen Substanzen verantwortungsbewusst umzugehen?

Grundsätzlich, so gilt es festzustellen, machen es sich viele der Verantwortlichen aus der Fraktion „Einer-der-etwas-zu-sagen-hat" mit ihrer teils echt populistisch daherkommenden Schwarz-Weiß-Denke recht einfach. Wenn

die Welt wirklich so simpel und ganz ohne die dazwischenliegenden Grautöne funktionieren würde, dann wäre ja alles in Ordnung. Das ist jedoch leider nicht der Fall. Oder auch zum Glück! Jede Realität ist subjektiv konstru-
iert und nur der verbale Diskurs, der Austausch von Perspektiven, mit der
Option, von der eigenen Wahrnehmung abzurücken, ermöglicht ein präzises
Ausloten von einzelnen Grautönen und das Finden von Kompromissen – und
das gilt nicht nur für den Bereich Drogen!

Wie kann es bei aller Komplexität der menschlichen Natur also sein, dass
bei teils mächtig undifferenzierten Betrachtungsweisen sehr oft sofortige und
alternativlose Instantlösungen angeboten werden?

Wie kann es also sein, dass die Kriminalisierung, Ausgrenzung oder Stig-
matisierung einzelner Konsumenten die wohl einzigen und ganz speziellen
Ansätze darstellen, die für alle dieser multifaktoriellen Themen das ultimative
Nonplusultra und Patentrezept versprechen?

Oder dass im Umkehrschluss bei diesem offensichtlichen, möglicherweise
für viele Verantwortliche sehr unangenehmen, politischen und gesellschaftlichen Thema auch gar nichts geschieht, abgewartet und der Kopf buchstäblich
in den Sand gesteckt wird?

Wie ist es grundsätzlich um die bedingungslose, ehrliche und konsequente
Übernahme der Verantwortung der Menschheit für ihr Tun und Wirken, ja
für ihr Leben bestimmt? Sowohl für die eigene Persönlichkeit als auch für die
individuellen (z. B. beruflichen oder auch familiär-privaten) Rollen, in denen
sich die Menschen bewegen? Ist diese Eigenverantwortlichkeit von der regierenden Obrigkeit überhaupt gewünscht und würde dieses Gebaren politisch
und gesellschaftlich im Extremfall überhaupt geduldet?

Spätestens in Zeiten solch schneller Kommunikation durch die Mittel des
Internets hat sich die Meinungsbildung des Einzelnen deutlich verändert.
Einerseits haben viele Menschen gelernt, eigenständig zu denken und sich
zwischen all den vorgegebenen Wahrheiten zu positionieren. Sie finden ihre
Informationen dort, wo sie sie suchen! So befinden sich nämlich andererseits
dennoch auch viele eigenständig denkende Menschen in ihrer Filter-Blase
und halten sich an vorgegebenen Narrativen fest. Die Kunst der konstruktiven Diskussion ist es, bereit zu sein, sich auf Gegenpositionen einzulassen
und das Abrücken von seiner ursprünglichen Ansicht nicht als Schwäche zu
deuten, sondern als Vorteil, zur näheren Beschreibung und Konstruktion der
Realität.

Allein schon aus diesem Grunde funktionieren diese populistischen und
einfachen, einseitig in eine Richtung gedachten Ansätze, diese Schwarz-Weiß-
Denke: „ist es okay, oder ist es nicht okay", „top oder flop", „like oder dislike"

nicht mehr! Was an der zunehmenden Politikverdrossenheit, zumindest junger Bürger, deutlich erkennbar und spürbar ist.

Die Schuldfrage

Wir, die Autoren, stellen uns die ernsthafte Frage, ob diese teils wirklich festzustellenden und undifferenzierten Ansätze von: „Okay, Mensch – Mensch ist da – Mensch konsumiert Droge – Mensch hat Probleme – die Droge ist schuld …" die Realität tatsächlich treffend darstellen oder ob im Einzelfall nicht die Kausalitäten und das Ineinanderwirken vielschichtiger Faktoren die Frage nach den Ursachen/der Schuld viel genauer beantworten können?

Grundsätzlich müssten wir bei diesem komplexen und verschachtelten Thema metaphorisch gesehen hier beim Sündenfall von Adam und Eva, also bei der Schuldfrage beginnen.

- Wer ist schuld daran, dass Menschen, dass unsere Kinder und Jugendlichen Drogen nehmen?
- Warum hat die Drogenmafia so eine Macht?
- Warum versagt die Politik?

Dieses biblische Thema lassen wir im Interesse des Lesers einmal außen vor und stellen uns die Frage, ob die Drogen wirklich an vielem individuellen menschlichen Versagen schuld sind oder eben auch nicht. Geht es bei Drogenkonsum generell überhaupt um Schuld?

Kann es beispielsweise nicht auch sein, dass die Droge, einfach mal nur ganz neutral betrachtet, ihren Teil leistet und häufig auch als Katalysator oder auch als (zum Teil vermeintliches) Heilmittel eingesetzt wird und wirkt?

Ist es wirklich die Droge, die schuld daran ist, dass der Mensch generell auch verdeckte Probleme hat? Auch dann, wenn wir darum wissen, dass im Menschen selbst weitere, ganz individuelle und unbewusste, automatisierte Muster ablaufen?

Das Thema der Schuldfrage scheint jedenfalls stets eine sehr gewichtige Relevanz zu haben. Sieht nach einem sehr einfachen und schnellen Plan zur weiteren Herangehensweise aus, oder nicht!?

Oder steckt dahinter vielleicht auch nur einfach schiere Unwissenheit und Unaufgeklärtheit bzw. dreht es sich im Umgang mit Drogen lediglich um fehlendes Wissen und Vorerfahrungen, welche das Individuum schlichtweg nicht hat? Wenn dem nämlich so wäre, dann ist dies alles grundsätzlich nicht die Schuld der Droge, sondern des Individuums, dem es an Erfahrungen und/oder an greifbarem Wissen fehlt.

Sprüche wie „Der Mensch ist schuld an seinem Verhalten" oder „Unwissenheit schützt vor Strafe nicht" finden wir bezüglich des Umgangs mit der aktuell erschreckenden Rauschdrogensituation in Deutschland wirklich viel zu einfach gedacht!

Mögliche Fragestellungen dazu könnten beispielsweise sein, wer genau die jungen Menschen bereits im Vorfeld sachgerecht, auf Augenhöhe, glaubhaft, erfahren, fachkompetent und ehrlich aufklärt; oder auch, wer den Menschen, wenn es darauf ankommt, als Guide zur Seite steht. Und auch, wie genau bei Schwierigkeiten und Problemen, im Interesse der Würde und gesellschaftlich integrierten Zukunft des Konsumenten allgemein damit umgegangen werden soll.

» Das Zeug ist überall vorhanden und zugänglich!

Allgemeine Unwissenheit und mangelnde Anleitung

Der Zugang zum weltweiten Wissen war noch nie so einfach und die Verfügbarkeit noch nie so umfassend wie heute. Und es wächst exponentiell täglich an. Die Informationen, die uns eigentlich dabei helfen sollen, mit den Anforderungen des Lebens besser zurechtzukommen, sind bei vielen Menschen leider überhaupt noch gar nicht präsent. Das liegt sehr oft an mangelnden individuellen Selektionsprozessen und ganz einfach an der „Qual der Wahl" der uns zur Verfügung stehenden Informationen. Was ist richtig, was ist falsch? Was muss/kann/darf/will ich wissen? Was bestätigt meine eigene Meinung und was verwirft diese? Was glaube ich und wie bilde ich mir meine Meinung? Was sind meine medialen Informationskanäle? Welche weiteren Umstände nehmen Einfluss auf die Konstruktion meiner Lebensrealität?

Fakt ist, dass all die Erfahrungen unzähliger Generationen vor uns vorhanden sind. Diese sind allseits und überall per Klick abrufbar – weltweit!

Wenn dieses Menschheitswissen nun also einen Wert darstellen soll und dieses auch nicht ohne Grund existiert, dann ist es doch einfach nur idiotisch zu behaupten, dass wir den historischen Informationen unserer Vorfahren keine Beachtung schenken sollten. Nur um dann unser eigenes Ding, völlig auf uns allein gestellt, durchziehen zu müssen? Die aktuellsten und neuesten Infos müssen zwangsläufig nicht immer die besten Infos sein!

Wie ist es beispielsweise um die aktuelle Bildungspolitik bestimmt? Werden Menschen wirklich auf das Leben vorbereitet? Wäre eine selbstbestimmt denkende Gesellschaft überhaupt wünschenswert und würde diese wirklich seitens mächtiger Interessensgruppen geduldet werden? Wo kämen wir denn hin mit einer Gesellschaft voller Freigeister und Individualisten?

Und selbst dann, wenn Menschen etwas theoretisch gelernt haben und ihre individuellen Erfahrungen dazu gesammelt haben, stellt sich die Frage: Werden sie sich im weiteren individuellen Entwicklungsprozess auch selbstreflektiert ihre Gedanken dazu machen, warum sie diese oder jene, positive wie negative, (Lern-)Erfahrung in ihrem Leben überhaupt machen durften – um in weiterer Konsequenz auch in modifizierter Weise danach zu handeln?

Auch dann, wenn es sich um „gefährliches" Wissen und Erfahrungen handelt, welche die Menschen für sich selbst als „richtig" oder „falsch" einordnen könnten, sie aber für ihr Handeln von der Obrigkeit und der Gesellschaft kriminalisiert, ausgegrenzt und stigmatisiert werden würden?

Stets unter Berücksichtigung sowohl der persönlichen Freiheit und Würde als auch im Kontext eines wohlwollenden, toleranten, wertschätzenden, sich gegenseitig akzeptierenden, friedlichen, sozialen Miteinanders!

» Hätte das Individuum an sich heutzutage überhaupt die geistige Reife dazu, mit „gefährlichem Wissen" umzugehen?

In diesem Zusammenhang erscheint es nicht verwunderlich, dass bei diesen hier nur zwischen den Zeilen angerissenen Überlegungen zu den Themen Lernen, Entwicklung, Aufklärung und Wahrheit sehr viele fehlgeleitete, uninformierte Leute bei dieser Komplexität gesellschaftlich schlichtweg abzusaufen drohen? Anzahl steigend!

» Die Qual der Wahl – Was ist richtig und was ist falsch?

Ein Bild zur Bildungsindustrie und Meinungspropaganda könnte, Ausnahmen bestätigen die Regel, wie folgt aussehen: Da sind Menschen, die die Leute im Schwimmbecken permanent anschreien und ihnen vorschreiben, was sie zu tun und wie sie zu leben haben, damit sie nicht absaufen. Obwohl viele dieser privilegierten „Bademeister" selber noch nie eigenständig geschwommen sind, geschweige denn schwimmen können. Das kann nicht funktionieren. Das kann nicht richtig sein. Da stimmt doch was im Schwimmbecken nicht!? Das ist heuchlerisch! Weitergedacht stellt sich die Frage, wer die Ertrinkenden wirklich retten kann?

Historisch gesehen hat sich eine Gesellschaft noch nie dadurch entwickelt, dass sie halb durchdachte Dinge in die Welt rausschreit und als Wahrheit anerkennt. Eine Gesellschaft entwickelt sich durch Erfahrung, die sie von Generation zu Generation, von Mensch zu Mensch weitergibt. Durch gelebtes und praktiziertes Wissen, an dem wir gesamtgesellschaftlich alle partizipieren und wachsen könnten.

Wir wachsen nicht dadurch, dass wir anderen einseitig und ungefragt unsere „Mein-ung" aufs Auge drücken. Auch nicht dadurch, dass wir diese „Ander-ung" dann auch noch völlig unreflektiert imitieren. Nur aus diesem alleinigen Grund heraus, weil wir die Meinung der anderen für richtig halten, entwickeln wir uns nicht weiter.

❯❯ Mach dir dein eigenes Bild der Welt!

Was wiederum bedeutet: Selbst wenn wir meinen sollten, uns aktuell auf dem Olymp des ultimativen Standes der Dinge zu befinden, können wir uns dennoch nicht vor persönlicher und gesellschaftlicher Weiterentwicklung verschließen. Der Spruch: „Never change a running system" wird immer wieder gerne genommen. Das bedeutet jedoch Stillstand durch Konservatismus, und diese Maxime lässt sich gut auf die drogenpolitische Haltung der CDU-geführten Regierungskoalitionen in den letzten rund 15 Jahren übertragen!

Da draußen warten viele Wahrheiten, die uns nicht gefallen werden. Viele weltliche und menschliche Themen sind bei Leibe unangenehm. Sie machen uns bisweilen sogar Angst. Das Leben ist nicht immer schön. Aber wir können uns nicht jeder neuen Erfahrung verweigern oder gegenüber bestimmten Themen verschließen, wodurch sich keines der offensichtlichen Probleme lösen wird.

Eine Gesellschaft darf nicht stagnieren, sonst geht sie unter. Ein Individuum, das sich den äußeren Bedingungen, die sich seinem Habitat – um in die Biologie zu gehen – nicht anpassen kann, wird aussterben. Nur das Individuum mit der höchsten Anpassungsfähigkeit ist auch in der Lage, zu überleben. Der gute Charles Darwin lässt grüßen.

Momentan verweigern wir uns aber vielfältig der Realität und damit unserem Habitat. Der Mensch lebt heutzutage nicht mehr in so einfachen Verhältnissen wie ein Käfer, der nur einzelne körperliche Merkmale verändern muss, damit er überleben kann.

Wir leben in einem viel zu komplexen und unüberschaubaren System, in dem viel mehr Erfahrungen und Informationen zusammenkommen, als sie ein einziger Mensch jemals alleine verarbeiten könnte. Wir leben in einem System, das sich viel rasanter entwickelt, als wir es uns verstandesgemäß auch nur ansatzweise vorstellen und erfassen könnten. Vor allem seit dem Zweiten Weltkrieg haben westliche Gesellschaften einen immensen Individualisierungsschub erfahren, was bedeutet, dass den Bürgern unzählig viele Möglichkeiten zur Entfaltung angeboten werden (Freizeitgestaltung, Wahl eines Berufes, Kaufentscheidungen, etc.). Aus dieser Vielzahl von scheinbar freien Wahlmöglichkeiten leiten sich jedoch andererseits auch Entscheidungszwänge ab, denn früher oder später „müssen" wir als Teil des Systems individuelle Wege beschreiten, uns den Existenz- und Abstiegsängsten hingeben. Viele Menschen stehen vor sehr ähnlichen Problemen und fangen bei der Bewältigung mangels Erfahrung alle bei null an. Ein offener Umgang und Austausch insbesondere mit Sucht- und Konsumproblematiken bleibt bis heute leider aus – würde aber unglaublich vielen Menschen helfen.

Eine weitere Anpassung an die rasante globale Entwicklung ist unsere dauerhaft fortschreitende gesamtgesellschaftliche Herausforderung und Aufgabe, die die Grundlage der Existenz unserer Menschheit überhaupt erst darstellt.

Wenn wir so weitermachen und uns den Realitäten wie bisher blindlings verweigern, dann wirtschaften wir nicht nur die einzelnen Individuen, sondern unsere ganze Gesellschaft herunter.

»Wir zerfasern und spalten uns immer mehr auf.

Dann haben wir tatsächlich nur noch Schwarz-Weiß-Positionierungen und kämpfen nur noch gegeneinander anstatt miteinander! Daher ergibt es, außer vielleicht für die global agierenden Kriegstreiber mit ihren geopolitischen Interessen, keinen Sinn, wenn wir uns bekämpfen!

Wir sind eine Spezies, wir sind eine Art. Wir kommen nicht voran, wenn wir uns gegenseitig die Schädel einschlagen. Wir leben nicht mehr in Höhlen und wir leben nicht mehr in Zeiten, als Revierkämpfe, Kreuzzüge und ähnliche Abscheulichkeiten derart bedeutend waren. Oder doch?

Unsere Welt hat sich verändert. Wir müssen uns den Veränderungen und der Schnelllebigkeit anpassen. Je schneller sich unsere Welt entwickelt, desto mehr Arbeit liegt vor uns. In dem Tempo, in dem sich unsere Gesellschaften momentan entwickeln, hat sich noch nie irgendwas entwickelt. Auch wenn wir schon immer eine schnelllebige Kultur waren, hat sich in den letzten einhundert Jahren so vieles so schnell verändert, wie vermutlich in der ganzen Menschheitsgeschichte zuvor.

Stichwort Globalisierung, technischer Fortschritt, Internet und so weiter.

Es ist ja nicht so, um den Bogen zu den Rauschdrogen wieder zu spannen, als dass das Wissen über Wirkungsweisen, Vorerfahrungen, Gefahren, Heilmöglichkeiten, Substanzgebrauch, Dosierungen etc. über alle Arten und Spielarten von legalen und illegalen Drogen nicht vorhanden wäre.

Und wenn der Mensch sich informieren möchte, dann finde er die Informationen, die er benötigt. Insofern er sich dafür interessiert und seine Neugierde geweckt ist.

»Wer suchet, der findet!

Viele Informationen sind noch lange nicht im Alltagsbewusstsein angekommen. Und, wenn wir jetzt schon so weit sind, dass wir das weltweite Wissen nicht mehr unseren Umständen anpassen können, dann haben wir in Zukunft ein Problem. Der Graben, der dabei aufklafft, wird immer größer. Unser Wissen wird immer verzwickter und unsere gesellschaftliche Entwicklung steht immer weiter hinten an. Das kann zu keinem positiven Ergebnis führen. Ein Komplex, den man auf unglaublich viele weitere Themen ausweiten und übertragen kann. Uninformiertheit bzw. das Informieren durch fragwürdige Quellen ist also nicht nur ein Thema, das die Ursachensuche des Rauschdrogenkonsums anbelangt, sondern ein gesamtgesellschaftliches Problem. In allen möglichen Facetten.

Wie der gute Albert Einstein sinngemäß schon anmerkte: „Die Größe des Universums ist unvorstellbar – die menschliche Dummheit auch!"

Gesamtgesellschaftlich haben wir so viele Probleme und unausgereifte Möglichkeiten wie nie zuvor. Aber offensichtlich wohl nicht die nötige Reife, mit dem, was wir haben, umzugehen, Sodass wir auf kurz oder lang auf immer größere Probleme zusteuern werden.

Ein kleiner „Wake-up-Call"

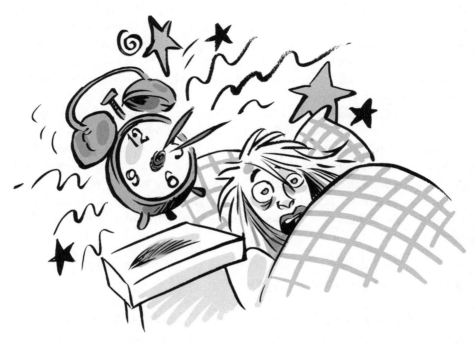

Nach diesem Blick über den Tellerrand des Drogenkonsums hinaus werfen hier einen ersten Blick auf die möglichen Ursachen:

Nämlich, wie wichtig es ist, dass ein Mensch lernt, eigenständig zu denken und zu handeln. Dass ein Mensch lernt, zu hinterfragen und zu selektieren. Dass ein Mensch bestmöglich eine gute und fachkompetente, erfahrene Anleitung, ein praxiserprobtes Mentoring oder ein ernstgemeintes Monitoring zum Leben und den darin enthaltenen vielschichtigen Entwicklungsprozessen erhält. Dass ein Mensch lernt, klare Entscheidungen zu treffen und für die Konsequenzen seines Handelns bedingungslos einzustehen.

Es geht um einen ehrlichen, transparenten, persönlichen, menschenfreundlichen, individuellen Support des Einzelnen, der im 21. Jahrhundert gesamtgesellschaftlich offensichtlich nicht mehr ausreichend gegeben ist! Der Staat als oberste Direktive scheint hierbei kläglich zu versagen.

Wie kann es sein, dass in einem der reichsten Länder der Erde und in Zeiten von Hartz IV beispielsweise Rentner, Kranke und junge alleinerziehende Mütter von Armut bedroht sind?

»Selbstermächtigung ist angesagt!

Bei all dem Wissen müssen wir Menschen, um wirklich zu begreifen, viele Erfahrungen aber auch selber machen dürfen – das nennt man dann auch erlebnisoffene und fehlerfreundliche Lernprozesse.

❯❯ Das Leben wird gelebt und nicht doziert!

Unabhängig von propagierenden Medien, unabhängig von stimmungsmachenden politischen Lagern. Wie wäre es also um eine „gepflegte", dem Individuum wirklich dienende, „Indoktrination" bestimmt?

Objektivität ist übrigens auch immer so eine Sache und bei einem solch multifaktoriellen und komplexen Thema wie diesem hier gar nicht wirklich möglich. Unabhängig von einseitiger Verherrlichung und völliger Kritik ist es dennoch unser aller Herausforderung, uns einer Objektivität einigermaßen anzunähern und uns näher mit den allzu menschlichen Themen der „allgemeine Unwissenheit und Ignoranz" zu befassen. Der Weisheit letzten Schluss wird wohl kaum ein einzelner Mensch jemals ziehen können. Das Leben ist eben ein fortwährender (Lern-)Prozess.

Wir müssen dringendst damit beginnen, uns nicht mehr vor offensichtlichen Veränderungen zu verschließen und endlich damit aufhören, uns mit polemischen Phrasen zu berufen. Jeder Einzelne muss sowohl in seinem eigenen als auch im Interesse der nachfolgenden Generationen damit beginnen, ernsthaft und reflektiert nachzudenken.

❯❯ Es gilt vom Gehirnherumträger zum Gehirnbenutzer zu mutieren!

Wir dürfen uns vor weiterer Entwicklung nicht verschließen. Wir müssen neue Wege gehen, neue Ideen, neue Konzepte und neues Wissen akzeptieren und adaptieren. Sonst treten wir auf der Stelle.

> Wir müssen uns die Frage gestatten, ob unser Umgang mit den echten Herausforderungen der Zeit – dem virulent zunehmenden, unkontrollierten und teils echt entarteten Rauschdrogenmissbrauch, vor allem bei jungen Menschen – wirklich richtig ist oder ob es bessere Lösungsansätze gibt.

Und ja, das Drogenproblem an sich macht keinen Spaß und bringt zunächst vielleicht auch keine Wählerstimmen. Es ist ein mächtig unpopuläres und unbequemes Thema. Wer hat schon Bock darauf, sich seinen eigenen Dämonen zu stellen?

Leider entsteht die Bereitschaft zur Veränderung meist erst dann, wenn die Axt komplett am Baum hängt. Der gesamtgesellschaftliche Leidensdruck scheint an dieser Stelle leider noch nicht groß genug zu sein, als dass eine wirkliche und intrinsische, also aus sich selbst heraus geborene Motivation der Regierenden vorliegen würde, bei diesem Thema wirklich verbindlich und klar anzutreten!

6

Macht und Märkte

Verfügbarkeit

Bevor bereits hier schon, wenn auch nur ansatzweise, die Diskussion zur Frage der Einstiegsdroge für junge Menschen aufflackern sollte, wird darauf hingewiesen, wie einfach auch legale Drogen wie Alkohol und Tabak oder auch Medikamente wie Ritalin oder der Arzneimittelschrank der Eltern und/oder sämtliche Kaffee-, Taurin-, Alko-Pop-Mischgetränke usw. in Deutschland für Kinder verfügbar sind!

In diesem Abschnitt stellen wir die Frage, wie der reale und aktuelle Rauschdrogenmarkt in Deutschland für den Endkunden wirklich zu beurteilen ist. Aus den gelebten Praxiserfahrungen der Autoren heraus und auch unter Einbeziehung der Dunkelziffer beobachtet.

Unserer Erfahrung nach ist es Fakt, dass heutzutage alle gängigen Rauschdrogen verfügbarer sind als jemals zuvor in der Geschichte. Wenn du irgendetwas konsumieren, beispielsweise etwas kiffen möchtest, dann bekommst du auch was zu kiffen. Jeder, der fragt, kennt in seiner Gegend ruckzuck die Orte, an denen sich die Leute rumtreiben, die das Zeug verkaufen.

Weil die Straßendealer selbst darauf bauen, dass die Straßenkäufer keine eigenen persönlichen Kontakte haben, ist das dann meist sehr minderwertige Ware. Die Straßenmärkte in größeren Städten sind häufig von der organisierten Kriminalität geleitet. Da kriegst du generell eben den (schlechtesten) Stoff, der allerdings aber auch am meisten verfügbar ist. Der Stoff, den jeder jederzeit bekommen kann, ist immer da. Da kann jeder hingehen, und jeder nicht ganz weltfremde Jugendliche weiß, zumindest über Hörensagen, wo diese Plätze sind. Egal, in welchem deutschen Provinzkaff auch immer!

© Springer-Verlag GmbH Deutschland, ein Teil von Springer Nature 2020
R. Biesinger, M. Klute, *Toxisch*, https://doi.org/10.1007/978-3-662-60678-0_6

Je weiter man im Laufe der Zeit in die Szene reinkommt – man hat ja nun auch ein berechtigtes Interesse daran, dass man, wenn man schon kifft, auch sauberen Stoff bekommt – desto einfacher wird der Zugang. Dafür gibt es massenweise szeneninterne Leute.

Irgendwann bekommt man in der Regel eine Telefonnummer oder wird von einem Kumpel zum Vorstellungsgespräch mitgenommen, um sich persönlich kennenzulernen und „abzuchecken“. Wenn alles passt, kann man die Personen dann bei Bedarf anrufen, und das Zeug ist immer für dich verfügbar. Das heißt, die Leute, die Interesse an einigermaßen ordentlichem Material haben, müssen dann auch nicht mehr lange danach suchen. Da kriegst du dann zwar nicht immer das beste Zeug oder das Zeug mit der Wirkung deiner Wahl, aber es liegt meist eine Qualitätsstufe über dem, was auf der Straße so „vertickt“ wird.

In größeren Städten gibt es dann noch so ein paar Ausnahmefälle, wo du in gewissen Lokalitäten und Untergrundschuppen deinen Stoff kaufen kannst. Dieses Material hat dann meist eine relativ hohe Qualität, weil der „Händler“ relativ nah am Produzenten/Importeur sitzt. Wenn die Händler das Zeug quasi in einem „Laden“ verkaufen, dann sind das meist keine „normalen“ Gewerbe, sondern Kneipen, Bars, Imbisse und sonstige Treffpunkte, in denen du das Material dann auch erhältst.

Auf Gras, also Marihuana bezogen gibt es auch die Möglichkeit, den direkten Kontakt zu Leuten herzustellen, die selbst anbauen. Davon gibt es unglaublich viele Leute. Viel mehr, als man sich vorstellen kann. Das ist eine ganze Industrie in Deutschland und man findet in seinem Umfeld relativ schnell jemanden, der anbaut. Oder man baut eben selber an. Dann hat man die beste Qualität, über die man so verfügen kann, und auch zum besten Preis. Den grünen Daumen vorausgesetzt.

Nach oben ist immer Luft, aber von dem, was leicht verfügbar ist, kriegt man da bestimmt die beste Qualität. Es dauert meist nicht lange, bis ein Konsument das erste Mal auf Leute trifft, die von ihrer eigenen Zucht berichten. Das schafft Neugierde und motiviert zum Selbstversuch. Die Beschaffung der nötigen „Rohmaterialien“ wie Samen und Gewächshäuser ist die allerleichteste Übung. Der Rest lässt sich in unzähligen Videos nachschauen und in Fachzeitschriften lernen.

Je weiter man in der Szene (Peergroup, Identität, Milieuverhalten) drin ist, desto mehr ist auch die direkte Konfrontation mit anderen Drogen gegeben. Hierzu zählen die gängigsten Sachen wie PEP, also Amphetamine, oder Ecstasy und Kokain.

Die weiteren gesellschaftlich als „harte Drogen“ betrachteten Substanzen wie Heroin und Opiate sind im Gegensatz zu den oben erwähnten Substanzen etwas schwerer verfügbar. Das ist eher ein internes Ding, was grundsätzlich aber auch kein Erwerbsproblem darstellt, gerade in Großstädten!

Im Westen Deutschlands und dessen Provinzen ist auch das – zwar noch relativ verpönte – Crystal Meth weiter stark auf dem Vormarsch und verfügbar, wobei dieser Dreck im Gegensatz zu den weiter östlich liegenden Regionen im Westen deutlich weniger konsumiert wird, als man denkt. Möglicherweise ist dies einerseits den hohen Wahlmöglichkeiten an Materialien, andererseits auch der geografischen Lage zwischen den Hauptimporteuren aus West und Ost geschuldet. Crystal und weitere, echt perverse, chemische Bretter werden sehr viel in Tschechien und Polen hergestellt.

Jedoch ist auch das Kokain vergleichsweise einfach verfügbar. Das ist gängiger, als man denken würde. Dafür, dass Koks eine sehr intensive Droge ist, die schwer zu kontrollieren ist und weiterhin ein extrem starkes Bedürfnis nach Wiederkonsumieren erzeugt, ist sie doch vergleichsweise einfach verfügbar. Also, wenn man ein paar Leute kennt und sich durchfragt, dann ist der Zugang zu Koks erschreckend leicht.

» Es ist völlig unkontrollierbar, was da drin ist.

Die Qualitätsspanne dabei reicht von einem sehr hohen Reinheitsgehalt, der einen unerfahrenen User erst einmal direkt ins Krankenhaus befördern kann, bis hin zu vollkommenem Dreck. Das liegt auch immer daran, durch wie viele Hände das Material schon gegangen ist. Wenn man sich erst einmal an das schlechte Material gewöhnt hat, ist es schwierig, damit umzugehen, wenn man dann einmal wirklich hochpotentes Kokain erhält.

Die Beimengungen von Lidokain oder auch dem Entwurmungsmittel Levamisol und was es sonst noch alles gibt, sind echt pervers. Den Absurditäten sind keine Grenzen gesetzt. Die Konsumenten ballern sich dabei, meist total unwissend und mit echt lebensgefährlichem Charakter, Sachen rein, die man sich gar nicht vorstellen will.

Als Jugendlicher kennst du immer irgendwen, der Kontakt zu Kokain hat. Selbst wenn du nichts mit den Typen zu tun hast. Wenn du also konsumieren möchtest, dann kommst du da auch dran, sogar mit einem Fingerschnipp. Gar kein Problem! Meist jedoch aber erst einmal an ziemlich dreckiges Material, weil viele dieser „Kleinen" das Zeug strecken, um selber konsumieren zu können.

Wer etwas auf sich hält, der handelt auch eher im Verborgenen und gibt sich nicht mit solchen „Kinkerlitzchen" ab. Somit ist wenigstens auch eine kleine Schranke in Bezug auf den Erstzugang eingebaut, da Kokain ja auch nicht gerade billig ist.

Es taucht die Frage auf, ob man junge Menschen überhaupt davor schützen kann, wenn die Neugierde erst einmal entfacht ist. Auch dann noch, wenn der Wunsch oder auch die Gier schon irgendwo danach schreit?

Sie probieren es aus – sei es aus gruppendynamischen Beweggründen heraus oder eigener Neugierde, vielleicht auch aufgrund falscher und glorifizierter Vorbilder, oder vielleicht ist es einfach auch etwas, das schon seit der frühkindlichen Prägungsphase der Kindheit im Menschen schlummert und angelegt ist … – wie auch immer.

Im Fokus steht zunächst meist der Tenor: „Ich will das einfach wissen, wie sich dieser oder jener Rausch anfühlt."

> Grundsätzlich ist alles verfügbar. Sei es im tiefsten Friesland, in Oberammergau oder sonst wo. Die grundsätzliche Verfügbarkeit ist eine unwiderlegbare Tatsache, die sich viele Verantwortliche gar nicht eingestehen können und wollen. Wir sind überrannt worden. Das Zeug ist da. Das ist knallharte Realität und auch das ganz normale Gesetz des Marktes.

Angebot und Nachfrage

Die generelle Nachfrage ist auf jeden Fall gegeben – aus welchen persönlichen und soziopolitischen Gegebenheiten und wirtschaftlichen Gründen heraus auch immer – zur Not auch durch intensive Bedarfsweckung: „Wollä Droogä kauffä? – Koks, ich hab' Koks – brauchst was???"

Unternehmerisch betrachtet bieten gerade auch die hohen Gewinnspannen, beispielsweise bei Kokain, einen sehr großen Anreiz, das Zeug illegal zu vertreiben. Dieser Anreiz ist dann besonders riesengroß, wenn du selbst keine Chancen und Perspektiven siehst, deinen Lebensunterhalt zu finanzieren. Oder auch durch einstige Unwissenheit und Leichtsinn da irgendwie reingeraten bzw. reingewachsen bist.

Inwieweit hier weitere Ursachen zur Nachfrage der Substanzen, auch aus den anderen Bereichen Schulpolitik, Wirtschaft und Gesellschaft mit einfließen, kann hier in diesem Kontext nicht explizit bearbeitet werden. Jedoch sollten nun so langsam, aber sicher bei allen „Verantwortlichen" die Alarmglocken deutlichst zu läuten beginnen, denn:

Sowohl für unwissende, perspektivlose, desorientierte Menschen oder auch für gewiefte Unternehmer, oder, oder, oder ist der Schwarzmarkt der Drogenindustrie eine der einfachsten Möglichkeiten, durch Geld und Reichtum gesellschaftliche Anerkennung zu bekommen. Geld stinkt nicht und regiert die

Welt. Moral, Ethik, Verantwortung und Ehre seien erst einmal nach hinten gestellt. Genauso wie die deutliche Unterbesetzung der staatlichen Ermittlungsbehörden. Noch krasser ist auch die Angst und Machtlosigkeit der Exekutivbehörden, gewisse Stadtbezirke und Clans überhaupt erst einmal gnadenlos hochzunehmen.

Selbst die Knäste sind, sofern die Strafverfolgung bei diesen „Unternehmern" überhaupt wirklich greift, zumindest in Deutschland, echte Spielwiesen.

» Die Kleinen frisst und hängt man, die Großen lässt man laufen!

Was hier offiziell wirklich politisch und medial passiert, ist reine Schadensbegrenzung fürs Alibi – ein echt schlechter Witz!

Kapitulation am schnöden Mammon!?

In unserer westlichen Gesellschaft bedeutet Geld häufig Ansehen. Menschen identifizieren sich mit ihrem Reichtum und Besitz. Und wenn du keine anderen Chancen hast oder zu faul bist oder, oder, oder …, dann fängst du auch an, Illegales zu tun.

Weil du eben auch teilhaben möchtest an unserer hedonistischen Gesellschaft. Du möchtest auch das schöne Leben aus den „auf Hochglanz polierten Glotzen und Bildschirmen" haben.

Es ist grundsätzlich sehr einfach, mit harten Drogen, generell mit Drogen, ziemlich viel Geld zu verdienen. Gerade Kokain ist wahrscheinlich die ertragreichste Droge für Verkäufer. Es ist nicht vorstellbar, wie viele Leute das Koks auf die Spur bringen, obwohl sie wissen, dass es Unrecht ist, was sie da tun. Die deutschen Grundwerte von Moral, Redlichkeit und Ehr' seien an dieser Stelle mal an die Seite gestellt. Diese Typen vertreiben den Stoff einfach, schaden damit den Menschen und unterstützen in letzter Instanz den Drogenkrieg in Südamerika mit unzählig vielen Toten jedes Jahr!

» Den kleinen Erst- und Endkonsumenten, den Kunden, dafür zu verurteilen, ist absurd!

Wie in so vielen anderen Bereichen unserer globalen auf maximales Wirtschaftswachstum ausgerichteten Gesellschaft auch sorgt Geld dafür, dass wir Menschen unsere moralischen Vorstellungen und Grundsätze gerne verdrängen und über Bord werfen. Und selbst dann, wenn wir uns selber darin verlieren. Wir Menschen tun es, und wir werden es immer wieder tun. Weil Geld der Antrieb ist. Redundanzlos!

Zumal es in unserer auf Fachidiotenzucht gedrillten Gesellschaft vielfältig ja auch ein schon sehr frühkindlich eingebranntes und erstrebenswertes Ziel sein muss, Karriere zu machen, erfolgreich zu sein, Anerkennung zu genießen … und irgendwann irgendwer Wichtiges zu sein.

Ist es in unserer verrohten Gesellschaft nicht vollkommen normal, für seinen egogesteuerten Eigennutz auch moralische und ethische Grenzen, sofern noch vorhanden, über Bord zu werfen, und, sorry, einfach drauf zu scheißen?

»Es regieren die Gesetze der einfachen Marktwirtschaft!

Stichwort Vorbilder: Diese „Händler" tun in letzter Instanz doch auch nichts anderes als die öffentlichen Protagonisten großer Konzerne und Banken, um an ihr Geld heranzukommen. Um ihre Gewinne zu erhöhen, damit sie ihre teils unverschämt hohen Boni erhalten. Im Prinzip ist es dasselbe gesellschaftliche Muster.

Die Leute dafür zu verurteilen, nur weil sie tun, was deren Habitat, deren Umwelt ihnen möglich macht, ist paradox. Die „Händler" nutzen, ganz banal gesagt, auch nur den Weg des geringsten Widerstandes, um ihre sich ihnen eröffnenden Chancen zu nutzen.

»Die einen mit staatlicher Legitimation, die anderen eben ohne!

Viele dieser „Kleinen" werden mit Sicherheit auch ein schlechtes Gewissen haben, welches wiederum durch noch mehr Anschaffung, durch noch mehr Geld kompensiert wird. Durch Macht, Anerkennung, Status und Reichtum werden selbst bei moralischen Bedenken zum eigenen, legalen oder auch illegalen Tun meist ziemlich schnell die eigenen Selbstschutzmechanismen hochgefahren. Wir Menschen sind nämlich Weltmeister darin, uns vieles einfach nur schön zu reden. Und auch der Kapitalzugang relativiert vieles.

»Nach dem Motto: „Wenn ich's nicht tue, tut's ein anderer."

Wie naiv muss man also sein, um zu glauben, der weltweiten und auch nationalen Drogenindustrie den Stinkefinger zeigen zu können? Es wird sich immer jemand finden, der aus dem Rauschdrogenhandel seinen Profit schlägt. Zumindest, solange erstens der Schwarzmarkt boomt und zweitens auch noch eine enorme Gewinnspanne vorliegt. Zur Not wird halt selber schwarz gebrannt und angebaut!

> Dass alleine die Kriminalisierung und Strafverfolgung kleiner Konsumenten diese davon abhält, zu konsumieren bzw. zu handeln, ist eine gewaltige und auch menschenverachtende Illusion, bei der bisweilen wirklich persönliche Lebenskonzepte und Existenzen nachhaltig zerstört werden. Trotz anschließender Rehabilitations- und Sozialisierungsprogramme.

Denn sie wissen (nicht), was sie tun!?
Wir haben in Deutschland Millionen von Drogenkonsumenten. Was wäre, wenn wir die alle einlochen würden?

Es sind viel mehr Menschen, die konsumieren, als die meisten Mitbürger glauben. Wir wollen teilweise nicht wahrhaben, wer alles konsumiert. Das Thema durchdringt wirklich alle! gesellschaftlichen Schichten! Es ist kein Spuk und auch keine kurzfristige Randgruppenerscheinung irgendwelcher „schwachen, ungebildeten, labilen und/oder asozialen" Menschen!

Die Beschaffungsmöglichkeiten gehen so weit, dass die Substanzen mit Leichtigkeit legal im globalen Internet, teils sogar in legalen Shops, direkt per Mausklick zu bestellen sind.

»Viele junge Menschen sind sich dessen oftmals gar nicht bewusst, was sie da tun!

Da steht bei der Produktbeschreibung dann zwar nicht „Drogen" drauf, aber wer sich mit der Materie insgesamt und den Stoffgruppen auseinandersetzt, der findet diese auch. Und trotz immer wieder neuer Stoffgruppenverbote ist der Markt und sind somit auch die chemischen Labore sowas von „geschäftstüchtig", dass viele der erhältlichen Substanzen einfach nur noch nicht verboten und somit noch frei zugänglich sind. Im Netz gibt es alles, was das junge Drogenherz anspricht. Samen zur Zucht, Stecklinge, Pilze, Kakteen, Substrate, Tiermedizin, … – to be continued …!

Was die Vielzahl der Beschaffungsmöglichkeiten von Psychopharmaka aus dem Ausland, wie China und Amerika, betrifft, wird hier erst gar nicht thematisiert.

Zusammenfassend ist die Beschaffung kinderleicht. Jeder kann sich die Substanzen im Netz bestellen. Es gibt keine wirklich greifbaren Gesetze, die diese globalen Angebote reglementieren oder unterbinden. Die ursprünglich als Research Chemicals und somit nicht offiziell für den menschlichen Konsum deklarierten Substanzen sind frei erhältlich. Weiterhin muss dazu keiner wirklich Chemie studiert haben!

> Drogen verhalten sich wie Wasser. Sie suchen sich immer den leichtesten Weg zum Konsumenten. Die leichtesten Wege sind in diesem Fall Gesetzeslücken. Genauso wie in vielen anderen Bereichen unseres Rechtssystems auch.

Bahnhof Zoo war gestern

Viele unserer Leser haben höchstwahrscheinlich auch noch das Bild der jungen Christiane F. – Wir Kinder vom Bahnhof Zoo – auf dem Schirm. Hierzu muss gesagt werden, dass sich das Narrativ zu dieser Zeit mächtig verschoben hat. Heute geht es echt erschreckend anders zu!

Drogen wie Heroin sowie weitere angeschlossene Derivate, Opiate und Morphine sind heute im Gegenzug zu damals, als sie wirklich gehypt waren und für große Probleme gesorgt haben – zum Glück, möchte man sagen – nicht mehr so gängig.

Man denke an Frankfurt, das bis heute noch mit den Nachwehen von Heroin, Crack und der ganzen weiteren Palette an „harten Drogen" zu kämpfen hat. Drogen, die vor zwanzig/dreißig Jahren enorm populär wurden und in den Fokus der Medien gerückt waren.

Hier hat die Aufklärungsarbeit des Kultbuches tatsächlich für ein verstärktes Bewusstsein gesorgt. Kaum jemand möchte diese Drogen heute noch konsumieren. Dennoch gibt es unzählbar viele Menschen, die für alle möglichen Drogen sehr offen sind und auch vieles mal ausprobiert haben.

Wir Kinder von Bahnhof Zoo, das Bild des Strichers Detlef, der sich fürs Heroin von den übelsten Typen hat prostituieren lassen und so weiter, haben bis heute gewissenmaßen schon etwas bewirkt und für Bewusstsein zur Thematik beigetragen. Ein Wertewandel in der Einstellung zu der Droge Heroin ist definitiv erfolgt. Aber eben nicht genug!

Ja, Heroin ist böse und gefährlich (eigentlich liegt die wahre Lebensgefahr bei fehlerhafter und unklarer Dosierung bzw. bei den Streckmitteln), aber das heißt noch lange nicht, dass die auch daraus resultierende Wirkung dieses

Kultbuches etwas an der generellen Einstellung zu Drogen und auch vor allem zu den Ursachen des möglichen Konsums beigetragen hätte. Böse Zungen behaupten sogar, dass der Film bzw. das Buch eher noch zum Konsum verleiten und die „armen" Kinder erst recht neugierig machen würde.

Letzten Endes hat gesellschaftlich ein Umdenken stattgefunden, insofern als das Heroin einfach kritischer gesehen wird und als eine der unpopulärsten Drogen unserer Zeit nun verpönt ist.

Interessanterweise sind die Gefahren, die von „reinem" Heroin ausgehen, trotz des extremen Suchtpotenzials, den ekligen Entzugserscheinungen und auch der teilweisen „Scheißegal-Einstellung" der Konsumenten im Verhältnis zu manch anderen – auch legalen – Drogen gar nicht mal so schlimm. Heroin ist erstmal und grundsätzlich eine Substanz, die der Körper rein biologisch meist besser verkraftet als die meisten anderen Substanzen. Auch Alkohol! Die Dosis macht das Gift!

Der körperliche Entzug von Heroin alleine ist grundsätzlich kein Problem. Es sind die Streckmittel, die Unreinheit der Stoffe, die Herstellungsweise, die Beimengungen, welche teilweise so toxisch sind, dass wir uns das hier im „fleckfreien und sterilen Deutschland" gar nicht vorstellen können.

Die Droge Krokodil beispielsweise, die im Moment in Osteuropa und Russland bekannt und durch die deutschen Medien gejagt wurde, führt ganz banal dazu, dass sie durch Verätzungen an den Nervensträngen zur Auflösung der Haut führt.

Letztlich besteht die Zusammensetzung dieser Droge im Endeffekt auch „nur" aus einem Opiat, das als alleiniger und reiner Stoff relativ harmlos wäre. Die Probleme liegen in der Produktionsweise und dem lebensgefährdenden Beimengen beispielsweise von Arsen sowie in einem unsauberen und mangelhaften Synthetisierungsprozess, dem es an weiterer Bereinigung der Beistoffe fehlt. Der Dreck mit einem enorm hohen Abhängigkeitspotenzial wird durch billigste Mittel und unter widerlichen, menschenverachtenden Bedingungen hergestellt.

❯❯ Drogen sind einfach nur, was sie sind. Wirtschaftsgüter. Drogen sind weder gut noch schlecht. Das Problem ist das, was der Mensch daraus macht!

Wir Autoren glauben, dass wir nicht mehr Rauschdrogenkonsumenten hätten, wenn wir mit dem Thema liberaler umgehen würden. Grundsätzlich ist die Gefahr, zumindest rein verstandesgemäß, von Sucht und von Drogenproblematiken allseits bekannt und im Alltagsbewusstsein angekommen. Das ist gesellschaftlicher Konsens und da will auch niemand dran rütteln, dass gerade Drogen wie Heroin und Co. extrem, extrem gefährlich sind.

Wir sehen das ja am Beispiel von Frankfurt.

Die Frankfurter Drogenszene hat seit Jahrzehnten ihren Platz im Bahnhofsviertel. Am schlimmsten war die Situation in den späten 1980er und frühen 90er-Jahren, als der offene Konsum in der Taunusanlage und die Zahl der Drogentoten einen Höhepunkt erreichten. Um der Situation Herr zu werden, entwickelte die Kommunalpolitik unter der Federführung von Oberbürgermeisterin Petra Roth (CDU) damals den „Frankfurter Weg" – eine Drogenpolitik, die auf Repression gegen Dealer und Hilfe für Suchtkranke abzielt.

Die Einrichtung von Drogenkonsumräumen, in denen unter Aufsicht und unter hygienischen Bedingungen Drogen genommen werden dürfen, führte dazu, dass viele Mitglieder der Szene von der Straße und ins Hilfesystem geholt wurden. Allerdings gibt es bis heute Anwohnerbeschwerden über Dealer und Suchtkranke, die sich auf den Gehwegen vor den Druckräumen aufhalten und dort dealen, Crack rauchen oder sich Heroin spritzen. Das Schlagwort vom Scheitern des „Frankfurter Wegs" wird von Kritikern immer wieder in den Raum gestellt.

Das Frankfurter Modell hat zwar auch Macken, aber es hilft den Leuten. Die Todesrate ist auf jeden Fall geringer und die Menschen können wieder einigermaßen am sozialen Leben teilnehmen.

Auch hast du nicht mehr die Horden an Konsumenten, die durch die Stadt laufen. Wenn du dir heute Frankfurt oder Zürich ansiehst, dann siehst du nicht mehr diese Massen von Konsumenten, die sich von der Polizei von Park zu Park treiben lassen wie Ende der 1980er-Jahre. Viele Leser kennen sicher noch die schockierenden Bilder dieser Zeit.

> Hätten wir nicht viel weniger Drogentote durch Überdosierung oder Lang- oder Kurzzeitfolgen, wenn die Drogen sauber synthetisiert und für den Süchtigen rechtzeitig zur Verfügung gestellt würden?

Das Darkweb

Abseits von der normalen, gängigen Verfügbarkeit von Drogen in den klassischen Modellen, wie Straße, Freundeskreis und Ähnlichem bis hin zu den legalen Webshops, findet sich auch eine Schnittmenge zum Darkweb. Das Darkweb macht Drogen für jedermann verfügbar.

Jedermann, der sich ein bisschen mit dem Internet auseinandersetzt und sich mit der Funktionsweise eines Onion-Browsers, eines Proxysystems bekannt macht, ist in der Lage, sich im Darkweb alles zu bestellen, was er möchte.

Das heißt, durch das Darkweb sind Drogen verfügbarer als jemals zuvor. Und es lässt sich auch nicht bekämpfen. Du kannst das Darkweb nicht einfach abschalten, da müsstest du das gesamte Internet abschalten.

Das ist ein rein technisches Ding, das sich vom Grundsatz her nicht so einfach beschränken lässt. Klar könnte man sagen: „okay, wir verschärfen das mit dem Internet", oder: „wir verschärfen die Regulation für das Internet" usw., aber das kann ja auch nicht im gesellschaftlichen Interesse sein. Und hat auch nichts mehr mit einer freiheitlichen Demokratie zu tun! Mit dieser Option der Abschaltung befänden wir uns ganz klar in einem totalitären Staat.

Auch hierbei müssen andere Lösungsansätze gefunden werden. Vielleicht auch weg von der Verbotspolitik.

Im Darkweb kriegst du alles. Drogen, die jedermann kennt und auch Drogen, von denen der durchschnittliche Mensch noch nie etwas gehört hat. Vor allem im Bereich der neuen psychoaktiven Substanzen (NPS) ist es für „Otto-Normal" einfach nur unvorstellbar, was es alles gibt. Die Begrifflichkeit „neue psychoaktive Substanzen" ist dabei auch ziemlich relativ formuliert, da die Substanzen an sich tatsächlich ja auch nicht wirklich neu sind.

Im Gegenteil, viele dieser Substanzen sind sogar schon ziemlich alt, aber wurden schlichtweg noch nie so in den medialen Fokus gerückt. Sie wurden erst dadurch populär, dass sie den Rahmen des uns Bekannten sprengen.

»Die Vielfalt ist unglaublich. Man kann sie auch nicht über einen Kamm scheren. Bei vielen Stoffen ist es absolut verantwortungslos, sie in Verkehr zu bringen. Sie sind wirklich lebensgefährlich!

Grundsätzlich gäbe es überhaupt keinen Grund, diese zu konsumieren, wenn wir sichere und transparentere Alternativen mit einem ähnlichen Wirkspektrum hätten.

Beispielsweise kontrollierte Substanzen, die nicht so intensiv und brutal wirken und besser steuerbar sind. Stoffe, die wirklich weder die Psyche noch den Körper so schwer belasten, wie diese perversen Produkte und Stoffgruppen es eben tun.

Siehe beispielsweise auch die synthetischen Cannabinoide, die teilweise auf wirklich absurde Art und Weise zusammengesetzt werden. Wer sich die Stoffmoleküle einmal etwas genauer anschaut und auch nur ein klein wenig Ahnung von der Materie hat, der schüttelt nur noch mit dem Kopf. Man fragt sich, welcher verrückte Idiot aus welchen Gründen und Interessen heraus sich dazu ins Labor setzt!?

Sich erst einmal ins Labor setzen und machen, ist ja okay, aber das Zeug dann auch noch in den Verkehr zu bringen, ist äußerst verantwortungslos und völlig absurd. Wenn da ein Enthusiast sitzt, der, wenn er eine annähernde Ahnung vom dem hat, was er da tut, das Zeug selber ausprobiert und sich im Eigenversuch herantastet, dann ist da ja alles okay. Soll er mal machen, alle alt genug!

Aber das Material dann auch noch in den Verkehr zu bringen, ohne Studien, ohne Erfahrungswerte, ohne zu wissen, was das mit den Menschen macht, das ist schwer verantwortungslos.

Und das ist ein Ding, speziell das Thema der NPS und synthetischen Cannabinoide, das sofort eingedämmt werden muss!

> Das Ganze kann jedoch nur eingedämmt werden, indem wir die legalen Optionen erweitern.

Weil dann, als sehr steile These vorgelegt, bei den sowieso konsumaffinen Menschen der Anreiz fehlt, auf die gefährlichen Ersatzprodukte umzusatteln.

» Knallhart und total direkt: Wie wäre es um eine Legalisierung von Cannabis wirklich bestimmt? Unsere persönlichen Statements sind im Kap. 11 und 12 zusammengefasst.

Aber es bleibt auch nicht bei den synthetischen Cannabinoiden, weiter erschwerend gibt es mittlerweile Produkte im Internet für alles erdenklich Mögliche.

Auch synthetischen Kokainersatz, der völlig paradoxe und extreme Nebenwirkungen auslösen kann. Die bekanntesten sind „Cloud Nine" oder „Flakka" (mehr dazu im Kap. 10). Auch wenn es nicht jeden Konsumenten so hart trifft, gibt es eben auch da echte Extremfälle und Tote!

Schließlich wäre, wenn es denn in einer wirklich aufgeklärten und verantwortungsbewussten Gesellschaft schon sein muss, Rauschdrogen zu konsumieren, die Frage gestattet:

Was wäre, wenn wir einen ansatzweise liberalisierten Umgang damit pflegen würden? Auf einem liberalisierten Markt könnte man schauen, ob diese oder jene Droge dann wirklich so gefährlich ist, ob man sie unter welchen Bedingungen auch immer in den Verkehr bringen kann oder eben auch nicht. Darüber kann dann im Einzelfall gerne diskutiert werden.

Unserer Meinung nach würden bei einer Liberalisierung die wenigsten solche oben beschriebenen – wirklich, sorry lieber Leser – abgefuckten Drogen überhaupt noch probieren wollen. Insofern es legale, erforschte und wenig schädlichere Drogen gibt, bei denen die Risiken abschätzbar sind. Das Risiko jedenfalls wäre deutlich geringer als dabei, was bei diesem aktuellen Glücksspiel zum Thema NPS derzeit wirklich los ist! Wer bei Glücksspielen immer gewinnt, dürfte allseits bekannt sein! Der Konsument ist es nicht! Und russisches Roulette mit dem Smith & Wesson Trommelrevolver am Kopf ist auch keine Lösung!

⟫ Fakt ist, dass sie verfügbar sind! Fakt ist auch, dass sie leichter verfügbar sind als jemals zuvor!

Der Markt schlägt die Verantwortung

Bonusmaterial, das zum weiteren Nachdenken anregen darf:

Halb Amerika leidet derzeit unter der sogenannten Opioid-Krise, die bei all ihren traurigen gesellschaftlichen Verwahrlosungs- und Verrohungsfolgen ganz klar auch ein künstlich erzeugtes Phänomen ist. Warum?

Weil eben auch dort die Ärzte verantwortungslos mit ihren Verschreibungen umgehen. Das Zeug wird offensichtlich und aus rein kapitalistischen Aspekten heraus, gesteuert durch die Pharmaindustrie, grenzenlos und alternativlos, an Unwissende auf den Markt geschmissen.

Ein Thema, bei dem die Abgrenzung zwischen Arzt und Drogendealer häufig gar nicht so einfach erscheint. Die Parallelen sind vorhanden. Es gibt sowohl unverantwortliche Ärzte wie es unverantwortliche Drogendealer gibt und umgekehrt.

Das heißt im Umkehrschluss aber auch, dass Drogendealer per se keine schlechten Menschen sein müssen, wenn man die grundlegende und individuell dahinterliegende Motivation der Berufswahl zur Existenzsicherung des Einzelnen in einer freien Marktwirtschaft überdenkt.

Letztlich sind es so vielfältige Umstände, die dazu führen, dass man anfängt, mit Drogen zu handeln, und natürlich gibt es da mit Sicherheit die

Gier nach Geld und Gewinn und völlige Rücksichtslosigkeit. Die existiert definitiv.

Dennoch gibt es da draußen auch Leute, die verantwortungsvoll mit dem umgehen, was sie da vertreiben, und jede Regel einhalten. Vielleicht sogar noch mehr als ein Staat ihnen aufbürden würde.

>> **Es ist also völlig absurd, dass wir so inkonsequent, borniert und auch schizoid mit der ganzen Thematik umgehen.**

Verbotspolitik

Ganz abgesehen davon, dass Vereinigungen wie die WHO, die UNO oder ähnliche sagen, dass der Krieg gegen die Drogen ganz objektiv verloren ist, gibt es seit den Verboten nicht weniger, sondern mehr Probleme mit und durch Drogen (siehe exemplarisch Chicago 1930 – Elliot Ness & Al Capone)

>> **Der Stoff ist da, und der Krieg gegen die Drogen auch!**

Aufgrund der Verbote von Stoffen und Substanzen, die wir nicht vom Planeten verbannt bekommen sterben weltweit jedes Jahr tausende und abertausende Menschen.

Die Probleme, die wir durch die Prohibition haben, sind nicht zu leugnen. Sie können nicht nur alleine durch Prävention beseitigt werden. Menschen werden trotzdem Drogen nehmen. So oder so!

Drogen von der Bildfläche verschwinden zu lassen, ist utopisch, es funktioniert einfach nicht. Selbst in Ländern wie Singapur, wo auf Drogenhandel noch die Todesstrafe steht, wird kräftig weiter konsumiert. Wir werden niemals eine Gesellschaft haben, in der alle Menschen drogenfrei leben werden. Selbst der schärfste Prohibitionist, wenn man mal genauer hinsieht, konsumiert Drogen.

Ist es beispielsweise nicht völlig absurd, dass jemand unreflektiert selber Drogen konsumiert und gleichzeitig andere Leute verurteilt, auf sie herabblickt, schlecht über sie redet oder sie schlecht darstellt? Da brauchen wir nicht einmal bis hin zum CSU-Mitglied zu gehen, das Alkohol auf dem Oktoberfest trinkt und uns erzählen will, dass es sich beim Bier um ein Grundnahrungsmittel, also um eine kulturell anerkannte Droge handelt. Und dass dieses Gebaren damit völlig okay sei.

Alkohol, also Ethanol, ist ein toxisches Nervengift mit extrem ausgeprägtem Suchtpotenzial, an dem jährlich etwa 80.000 Bundesbürger sterben! Wir sprechen von mindestens 3,5 Millionen Alkoholikern in Deutschland!

Oder wie ist es um die im Bundestag auf den Abgeordneten-Toiletten gefundenen Kokainspuren bzw. um den Crystal-Meth-Konsum bei anderen Politikern bestellt? Grundsätzlich macht das diese Leute nicht zu inkompetenten Menschen, gerade das macht sie ja eben zu Menschen. Menschen konsumieren Drogen – dazu gehört auch der Alkohol – und das ist okay. Das ist Teil des Lebens. Die Drogen sind da und die Neugierde ist da.

Wir sind hier auf dieser Welt, um uns selber zu erfahren und zu leben, um Fehler zu machen, um zu lernen und uns zu entwickeln. Mit und/oder ohne Drogen, der eine mehr, der andere weniger, sei hier an dieser Stelle zunächst einmal in den Raum gestellt.

Könnte anstelle der Verbotspolitik mit ihrem in logischer Konsequenz resultierenden Strafverfolgungszwang nicht die ernsthafte Absicht stehen, vor allem die Kinder und Jugendlichen noch viel mehr in die Eigenverantwortung zu nehmen? In allen Lebensbereichen?

Ist es nicht so, dass wir durch permanente Kontrolle, Verbote, Überbehütung usw. unseren Kids letztlich verwehren, eigene Lebenserfahrungen zu sammeln? Können wir die Kids wirklich vor sich selbst beschützen, oder macht es vielleicht tatsächlich sogar Sinn, wenn die jungen Menschen bereits frühzeitig buchstäblich auch einmal „auf die Fresse fallen"?

Um zu lernen, wie es nicht geht? Bringt eine Bestrafung der Neugierde, der Unwissenheit, des Gruppenzwangs, der Selbstmedikation, des Leichtsinns, der Unwissenheit und Unaufgeklärtheit, des pubertierenden Risikoverhaltens etc. wirklich etwas? Nur weil es so im Gesetz steht?

Die Bestrafung der Konsumenten macht nichts besser, letztlich macht sie mehr Probleme als alles andere. Wir könnten uns eigentlich aus dem Zeitalter verabschieden, indem wir denken, wir könnten die jungen Menschen mit Methoden aus dem Mittelalter von ihrem Verhalten abbringen.

Die Todesstrafe hält niemanden davon ab, Leute umzubringen. Die Mordraten sind dadurch nicht geringer geworden, wo die Todesstrafe herrscht. Da, wo es für Drogenbesitz die harschesten Gesetze und sogar die Todesstrafe gibt – vor allem in Asien und Südamerika – , werden nicht weniger, sondern eher noch mehr Drogen konsumiert.

Selbst auf den Philippinen, wo im Moment aus reiner Selbstdarstellung und Propagandagründen des dortigen Regimes ein menschenverachtender Schlachtzug gegen Drogenkonsumenten abläuft, konsumieren die Leute weiter Drogen. Trotz Todesgefahr …!

Und wir denken, wir können Leute davon abhalten, indem wir sie bestrafen. Wir machen die Leben von Menschen kaputt, damit sie ihr Leben nicht kaputt machen!? Was ist denn das für eine Logik? Das ist schizoid und wirklich absurd!

Des Weiteren sind die Substanzen durch die Prohibition erst recht in den öffentlichen Fokus geraten. Es ist zwar nur eine Theorie, aber die Thematik wäre gesellschaftlich wahrscheinlich erst gar nicht so ein großes Thema geworden, wenn wir nicht überall damit bombardiert werden würden. Und auch, wenn nicht alles dafür getan werden würde, alle Drogen – auch die „weichen" – in gleichem Maße zu verteufeln.

Der Schutz des Individuums ist zwar ein durchaus wichtiger und ehrbarer Motivator der Regierenden, jedoch lohnt es tatsächlich, sich einmal reinzudenken, wer genau welche wirklichen Interessen an einer Verbotspolitik bzw. an einer Liberalisierung verschiedenster ausgewählter Substanzen haben könnte!

Letzten Endes geht es doch, ganz spitz formuliert, darum, dass die Verbote der Obrigkeit allein niemanden, der wirklich konsumieren will, davon abhalten können. Wir müssen lernen zu akzeptieren, dass bei dieser Flut an Möglichkeiten, die wir haben, wirklich ein bewusst aufgeklärter und eigenverantwortlicher Umgang des Individuums anzustreben ist.

Und das setzt von Anfang an, wir sprechen hier vom frühen Kindesalter, eine gepflegte, eigenständig denkende und handelnde, selbstbestimmte Persönlichkeit voraus, die als Erwachsener, wenn es unbedingt sein muss, auch konsumieren kann und darf.

Die bewusste Eigenverantwortung für sich selber und auch dafür, was man an Substanzen alles so in sich reintun kann, wird das Thema sein, das uns hier weiter intensiv beschäftigen wird. Sowohl investigativ und subjektiv aus den Blickwinkeln der gelebten Praxis heraus als auch objektiv, recherchiert.

Das Politikum

Kein Mensch lässt sich gerne seine Fehler und Schwächen aufzeigen. Kein Mensch, egal in welcher beruflichen Rolle er sich befindet, lässt sich grundsätzlich gerne vorführen und öffentlich sein Versagen eingestehen. Darum soll es in diesem Abschnitt auch gar nicht gehen!

Fakt ist: Wenn ein politischer Funktionär oder analog auch ein Wirtschaftsboss sich sein Versagen eingesteht, wird er meist seines Amtes enthoben oder schlimmstenfalls sogar noch nach oben befördert.

Fakt ist auch: Wenn man als Politiker oder Partei Probleme zugibt, sammelt man, zumindest in einer nach außen hin super funktionierenden Demokratie, dadurch keine Wählerstimmen.

Wenn wir, weil wir gerade unsere Macht behaupten wollen, anfangen, Wählerstimmen der Wählerstimmen wegen zu sammeln, dann geht das am Kern der Demokratie vorbei.

In einer Demokratie – im Prinzip die beste Regierungsform, die uns momentan zur Verfügung steht – geht es nicht darum, möglichst meine Partei an die Macht zu bringen. Das wäre eine reine Ego-Nummer, die jedenfalls nicht der Stimme des Volkes entspräche und unser eigenes System in Frage stellen würde.

Und obwohl auch dieses System mit all seinen Problemen und Macken ein gutes System ist, sollte jeder Einzelne von uns ein starkes Interesse daran haben, in diesem System weiter leben zu wollen. Auch bei all den Problemen und Macken sind dies Dinge, auf die wir aufbauen und lernen können. Eine Demokratie ohne Probleme wäre langweilig und würde uns nicht weiterentwickeln lassen.

> Für eine weiterhin funktionierende, lebendige Demokratie aber müssen wir anfangen, außerhalb des uns bekannten Rahmens, außerhalb unserer Blase zu denken.

Ist der Blick über den Tellerrand hinaus politisch derzeit überhaupt möglich? Inwieweit wird nach der Einstellung „nach mir die Sintflut" gedacht und gehandelt? Sind die Politiker nur noch mit Schadensbegrenzung zu Gange? Oder sind sie nur die Handlanger irgendwelcher Wirtschaftsmächte? Kann und ist dieses aktuelle politische und wirtschaftliche Gebaren wirklich ein nachhaltiges und zukunftsorientiertes Konzept im Sinne der Menschlichkeit und des Weltfriedens?

Ist es nicht so, dass wir Menschen alle nur egoistisch an uns selbst, an unseren persönlichen Profit, unsere Posten, unsere Gehälter usw. denken? Ist es nicht so, dass hier, beim offensichtlich dauerhaften „Überstrapazieren des gesunden Egoismus Einzelner", mächtig etwas schiefläuft?

Solange wir als Einzelne und auch als Gesellschaft lediglich dem schnöden Mammon dienen, stellen wir die Gesellschaft als Ganzes, unsere Kultur, unsere Art, unser Überleben massiv in Frage. Das kann und darf es uns nicht wert sein. Dann leben wir auf Kosten unserer Kinder. Dann leben wir auf Kosten derjenigen Generationen, die noch kommen mögen.

Und wir müssen das mit und vor uns selbst verantworten. Früher oder später! Sicherlich können wir die Verantwortung von uns wegschieben, aber sie ist dennoch da. Wir können auch sagen, dass uns die Verantwortung egal ist, aber das ist definitiv kein Konzept, mit dem wir unser Leben bestreiten könnten oder sollten.

Wir erwarten von anderen ja auch, dass Verantwortung eingehalten wird, dass Menschen sich verantwortungsvoll verhalten.

Womit wir die Kurve nun zum Drogenkonsum zurückschlagen können. Wenn wir von anderen Menschen verlangen, sich verantwortlich zu verhalten, dann können wir unsere Verantwortung, auch für uns selbst, nicht wegschieben. Die bedingungslose Verantwortung für sich selbst zu übernehmen, ist die beste Basis eines gepflegten menschlichen Umgangs.

» Ich kann von anderen nur das verlangen, was ich selber (vor-)lebe.

Wird diese Vorbildfunktion von der Politik wirklich ernst genommen? Hat die Politik buchstäblich die Eier – um es einmal ganz salopp zu sagen –, sich außerhalb der gewohnten Denkmuster zu bewegen, oder haben die Politiker vielleicht sogar Angst vor den Sanktionen ihrer eigenen Partei, ihres Umfelds, ihrer Wähler, den Lobbyisten, den Sponsoren usw.

> Auf die Politiker prasseln so viele Einflüsse ein, dass ihnen die Freiheit, selber zu denken mehr oder minder genommen wird. Und das stellt unsere Demokratie nicht nur in Frage, sondern gefährdet sie massiv.

Was lernen wir daraus?

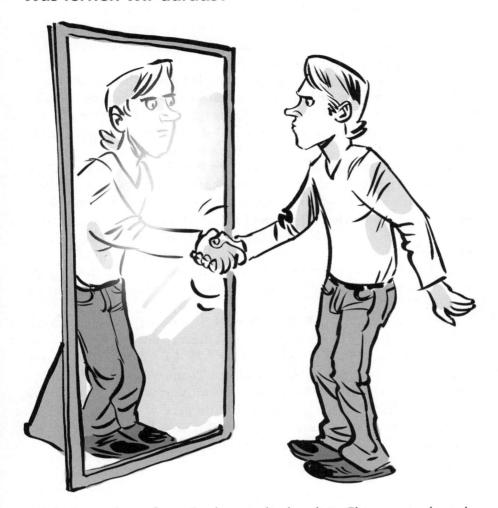

Jeder kennt die mafiösen Strukturen, die damals in Chicago vorgeherrscht haben. Wir haben die klassische Geschichte von Al Capone und seiner Bande, die erst durch die Alkoholprohibition möglich wurden und die enorm an Macht gewonnen haben. Ähnliches sehen wir heute in allen möglichen Bereichen.

> Wenn wir ein am Markt gesellschaftlich hochgradig nachgefragtes Gut verbieten, dann wird der Markt sich seinen Weg suchen und weiter vorhanden bleiben. Bei der Alkoholprohibition haben wir gesehen, wozu das führen kann.

Kriminelle Strukturen übernehmen den Markt und werden das Geld dazu benutzen, um ihre Machtstellung zu festigen. Sowie politisch als auch gesellschaftlich. Dabei werden die Menschen gnadenlos für den eigenen Profit und die Machterhaltung missbraucht bis hin zu umgebracht. Die Leute konsumieren das begehrte Gut trotzdem weiter.

Sogar die Leute, die die Prohibition gepredigt haben, haben sich hinterrücks in Hinterhofbars und Treffpunkten zusammengefunden und Alkohol konsumiert. Der Alkohol war auch damals nicht totzukriegen. Auch diese Realität ist irgendwann angekommen und die Alkoholprohibition in den USA wurde relativ zeitig beendet und für gescheitert erklärt.

Mit der Drogenprohibition verhält es sich ähnlich. Wenn wir uns den gesellschaftlichen Anteil von Drogenkonsumenten angucken, dann ist dieser vielleicht nicht so hoch wie der Anteil von Leuten, die Alkohol konsumieren, aber dennoch immens hoch. In einem Land, in dem über 80 Millionen Menschen leben, konsumiert mindestens jeder Zehnte auch irgendwelche illegalen Substanzen. Ganz abgesehen vom Anteil der legalen Stoffe.

Wahrscheinlich ist die Dunkelziffer deutlich höher. Und wir denken, dass es falsch ist, einen Anteil von mindestens 10 % unserer Gesellschaft zu kriminalisieren!?

Eine Gesellschaft, die 10 % ihrer Bürger kriminalisiert, hat ein ernsthaftes Problem. Sie hat ein Problem mit ihren Gesetzen und Regelungen. Wenn man bedenkt, dass bereits die Stimmen von 5 % der wählenden Bürger ausreichen, um in den Bundestag einzuziehen. Wenn all diese (kriminellen) Menschen mobilisiert würden, dann hätten wir tatsächlich – vorausgesetzt, dass all diese Leute volljährig sind, was ja nicht der Fall ist – eine Partei, die nur von Kriminellen gestützt würde: die KriPD – Die Kriminelle Partei Deutschlands, um das mal so harsch auszudrücken.

> **» An diesem Punkt sollte jedem Menschen klar werden, dass diese aktuelle Gesetzgebung nicht mehr zeitgemäß ist und auch nicht der Realität entspricht.**

10 % der Bevölkerung zu kriminalisieren, kann einfach nicht sein. Vor allem nicht, wenn diese 10 % tatsächlich, zumindest in den meisten Teilen, keine wirkliche kriminelle Energie besitzen und teilweise offen dafür kämpfen, dass sie endlich akzeptiert und toleriert werden. Um nichts anderes geht es.

Die Menschen erwarten Toleranz und Akzeptanz und erwarten, dass man ihnen zuhört und nicht nur über sie redet. Genau das passiert momentan in Deutschland. In vielen Bereichen fällen Menschen Entscheidungen zu einem

Thema, die kaum eine Ahnung davon haben, die selber keinen Kontakt dazu haben, die selber indoktriniert sind bzw. sich keine eigene Meinung dazu gebildet haben, sondern in ihrer eigenen Meinungsbildung von Ansichten und Impulsen eher fremdbestimmt sind.

Wir sollten uns dafür einsetzen, dass gerade unsere Politiker zu akzeptieren lernen, dass diese 10 % der Gesellschaft, die nach Toleranz rufen, auch gehört werden müssen.

Gerade in Zeiten, in denen unsere Demokratie von allen Seiten gefährdet ist, kann es auch nicht im Interesse einer Demokratie sein, dass wir 10 % unserer Gesellschaft diskriminieren und aus der Demokratie ausschließen oder dafür sorgen, dass diese an unserem demokratischen Alltag nicht mehr teilnehmen möchten.

Oder sie sogar gezwungen sind, Standpunkte zu vertreten und Parteien zu wählen, die ihnen vielleicht persönlich gar nicht so gelegen sind. Nicht jeder Konsument möchte die Grünen, nicht jeder User möchte die FDP wählen. Der Querschnitt der Konsumenten ist so unterschiedlich und so bunt wie der Rest der Gesellschaft auch.

Man nimmt den Menschen dadurch ein Stück ihrer persönlichen Freiheit. Haben die großen Parteien nicht auch ein starkes Interesse daran, sich auch diesen 10 % wieder zu öffnen? Wird überhaupt irgendein Wert auf die Mobilisierung von Wählern gelegt?

Ein Blick auf die Konsumenten

Lifestyle und Clubkultur

Wie wird der heutige aktuelle Stand der Dinge in puncto Jugendkultur wahrgenommen? Stichworte zur Generation XYZ, wie beispielsweise Perspektivlosigkeit, Lösungslosigkeit, Orientierungslosigkeit, individuelle Vereinsamung oder auch pauschalisierte Aussagen wie „die Jugend hat keinen Bock mehr" oder „die sind nur noch am Lustgewinn interessiert", „alles Egoisten" …, bis hin zu Depression und Selbstmedikation bei Überforderung sind in aller Munde.

Wie allgemein bekannt und wir hier bereits auch festgestellt haben, sind viele der jungen Menschen mit ihren persönlichen Themen allgemein sehr oft auf sich allein gestellt. Dadurch entstehen Grüppchen und Szenebildungen. In den jeweiligen Peergroups und Szenen gibt es verschiedenste Arten, mit den jeweiligen Drogen umzugehen.

Gerade in der vielschichtigen Club-Kultur, in der die Drogen sehr viel leichter verfügbar sind, als man sich das nur ansatzweise vorstellen kann, ist es so, dass die Leute häufig relativ unbedacht daran gehen.

Beim Konsum geht es sehr viel um den rein hedonistischen Lustgewinn im Moment. Nicht bei allen, aber bei vielen. Vorneweg möchten wir niemandem vorwerfen, unbedacht zu handeln, denn es gibt auch so viele wirklich kluge, sensible und gute Leute da draußen, die Drogen nehmen.

Auf der anderen Seite gibt es Leute, die schotten und schießen sich bewusst und mit voller Absicht ab. Auch dieses Konsumverhalten entsteht aus einer gewissen Gruppendynamik heraus, wobei durch gemeinsames Konsumieren oft auch gruppentypische Muster entstehen, die bei manchen Konsumenten ziemlich ausschweifend sind und keine Grenzen mehr kennen.

Das Problem dabei ist, dass viele Konsumenten durch die einfache Verfügbarkeit und die generelle Verharmlosung von beispielsweise Ecstasy (MDMA) ihre Selbstkontrolle und somit auch ein reflektiertes Handeln längst über Bord geworfen haben. Auch der Blick auf zweifelhafte Mitmenschen mit fragwürdiger Vorbildfunktion sowie eben auch die ausschweifende Club-Kultur tragen weiter zur Verharmlosung bei.

Gerade bei MDMA und Amphetaminen gibt es eigene, sich kulturell selbst erziehende und befruchtende Szenen, die nur diese eine Schnittmenge haben: den Konsum. Bei Kokain ist das am Rande auch so, aber die Kokain-Szene ist eine ganz spezielle Szene für sich. So ist das auch bei Ketaminen und Co. Gleiches gesellt sich eben gerne zu Gleichem.

Tatsächlich gibt es wirklich exzessive Konsummuster, absolut exzessive Konsummuster, bei denen die Konsumenten, trotz des vorhandenen Wissens, wirklich verantwortungslos mit ihren Drogen umgehen.

Grundsätzlich gibt es für alle Drogen ganz klare Dosierungsempfehlungen. Leider geht das Thema mit der Dosierung in den meisten Fällen aber nicht wirklich bewusst in die Köpfe der Konsumenten hinein. Die eigentliche Wirkung und das Wirkungsspektrum, welches erreicht werden sollte, endet dadurch meist in echten Vergiftungen.

Das Zeug wird aber auch immer potenter. Die Leute haben sich daran gewöhnt, dass die Pillen heute reiner und mit besserem Stoff und auch mit mehr Stoff ausgestattet sind, als es früher der Fall war.

Denn auch der Schwarzmarkt ist ein hart umkämpfter Markt, der sich den Gesetzen der Marktwirtschaft von Angebot und Nachfrage unterwirft.

Auf dem Drogenmarkt hat sich der Grundsatz etabliert: Je stärker eine Pille ist, desto besser. Die Produktion von MDMA ist wirklich spottbillig und nicht besonders kompliziert. Es gibt es eine unglaubliche Vielzahl und einen unglaublichen Konkurrenzkampf der einzelnen Produzenten. Die Pillen sind durch diesen Konkurrenzkampf immer reiner geworden, was zunächst ein kleiner positiv zu wertender Aspekt ist.

Die dreckigen Pillen sind durch den Wettbewerb daher echt seltener geworden. Bei diesen wurden dem Material noch zusätzliche Amphetamine, Koffein und ähnliche Stoffe oder auch irgendwelche Psychedelika wie beispielsweise Phenylethylamin beigemischt, die logischerweise wirklich unberechenbare Nebenwirkungen mit sich bringen können.

Ein Mischkonsum verschiedener Substanzen und Substanzgruppen ist sowieso immer so eine Sache. Es gibt Stoffe, die sollte man nicht kombinieren, und Stoffe, die sollte man vielleicht, wenn man es nicht bewusst macht, gar nicht erst einnehmen.

Eine bewusste Einnahme ist grundsätzlich einfacher und besser zu steuern, aber eine unbewusste Einnahme, ohne zu wissen, welche Stoffe genau ich mir da einwerfe, birgt echte lebensbedrohliche Risiken.

In dieser Hinsicht ist es erstmal positiv zu bewerten, dass die Pillen heute fast nur noch reines MDMA enthalten.

Dennoch sind die Pillen dermaßen hoch dosiert, dass heute schon eine einzelne deutlich stärker, also um ein Vielfaches stärker sein kann als früher eine saubere Pille. Das birgt die riesengroße Gefahr, dass Leute, die keine Ahnung davon haben und sich damit auch nicht groß beschäftigen, ruckzuck überdosiert sind. Es sind Pillen auf dem Markt, die im Extremfall pro Stück um die 200 mg MDMA und mehr enthalten.

Bei Berücksichtigung folgender Faustformel gilt die empfohlene Gesamtdosis für einen Erwachsenen mit 1,5 mg MDMA pro kg Körpergewicht. Der Durchschnitt liegt dann ungefähr zwischen 100 und 120 mg MDMA für das volle Wirkspektrum. Es kann also sein, dass eine Pille ihre Wirkung schon einmal fast um das Doppelte übersteigt, manchmal auch noch mehr, wodurch die Konsumenten sich massiv in körperliche Gefahr begeben. Unter Umständen in Lebensgefahr. Es geschieht immer wieder, dass Leute, z. B. auch Touristen, die nach Deutschland kommen, unsere hochdosierten Pillen einfach nicht gewohnt sind und sich daher bei der Dosierung verschätzen.

» Dass Menschen dabei kollabieren, sogar Organversagen oder Ähnliches bekommen oder dadurch eben auch relativ unangenehme psychische Erlebnisse haben, ist mehr als logisch!

Eben weil sie die Dosis nicht mehr kontrollieren können, weil sie mit einer so hohen Dosis nicht umgehen können, weil das Wirkspektrum von MDMA in dieser Menge ein völlig anderes ist. Es ist nicht mehr das Gleiche wie noch vor ein paar Jahren. Die Wirkung ist zwar schon noch empathogen, aber da kommen viel mehr andere Sachen und Umstände dazu. Und vor allen Dingen gravierende körperlichen Nebenwirkungen. Ab einem gewissen Punkt kriegt man Verkrampfungen und verliert die Kontrolle über Teile seiner Gesichtsmuskulatur, die Augen und Ähnliches. Das sind eindeutige Zeichen einer zu hohen Dosis.

> MDMA hat ein neurotoxisches Potenzial und mit der Dosis sollte aufgepasst werden.

Und genau dieses „Aufpassen" wird heute in den Bereichen der Club-Kultur eben nicht mehr getan. Egal auf welcher Techno- oder Goa-Veranstaltung man sich heute herumtreibt, sieht man immer Leute, die – wie man es so nett formuliert – Gesichtskirmes oder Gesichtsgulasch betreiben. Also Leute, die wirklich abartige Grimassen ziehen und wie die Blöden völlig unkontrolliert wie die Rindviecher (wieder-)käuen. Die können im Rausch gar nichts mehr dagegen machen. Die sind nur noch am Kauen. Daher wird auf den Technopartys tonnenweise Kaugummi herumgereicht, damit man das Kauen in den Griff bekommt und sich die Zähne nicht kaputt macht.

Eine probate Lösung für das Problem wäre ein anständiger und vor allem bewusst bedachter, verantwortungsvoller Umgang. Uns Autoren ist es durchaus bewusst, dass wir niemanden dazu verpflichten oder anhalten können, immer völlig verantwortungsvoll mit irgendwas umzugehen, weil auch das eine Illusion sein kann.

Jeder kennt das vom Alkohol. In den meisten Fällen haben wir unseren Alkoholkonsum – als normaler, als nicht alkoholabhängiger Mensch – im Griff. Es gibt aber auch hier sehr viele Graustufen zwischen dem Schwarz-Weiß-Denken.

Genauso verhält sich das eben auch bei der Einnahme von anderen Drogen. Gerade in der Club-Kultur gibt es so viele unterschiedlichen Dosierungsformen und Konsumententypen. Vom harmlosen Konsumenten, der sehr bedacht herangeht, bis hin zum Extremkonsumenten gibt es unzählbar viele Graustufen.

Dabei gilt es generell festzuhalten, dass insgesamt sehr viel Unwissenheit darüber besteht, was im menschlichen Gehirn und Körper tatsächlich an chemischen Wirkungen passiert! Angefangen von der Menge des Materials, der Dosis, bis hin zu, ja, sich auf irgendwas komplett Unberechenbares einzulassen. Unseres Erachtens sowieso eines der großen Probleme unserer Zeit: Unwissenheit und die fehlende Eigeninitiative, Dinge zu hinterfragen.

Würden die Drogen anders abgegeben oder würden wir einen kulturellen Umgang damit pflegen und gäbe es dazu eine eindeutige Aufklärung – klare sachliche Informationen –, dann könnte dies auch ganz bestimmt ein schärferes Bewusstsein dafür schaffen, was der Konsument sich da gerade einbaut.

Informiertheit und Aufklärung entsteht aber nicht durch Propaganda und Schwarz-Weiß-Denken, sondern durch Reden. Mit und nicht über den Menschen. Dadurch, dass ich Menschen auf Augenhöhe an die Hand nehme, damit sie sich Gedanken darüber machen, was sie tun. Dadurch, dass ich sie stärke und sie nicht pauschalisiert platt mache.

> Wir sind davon überzeugt: Wenn wir die Leute nicht in völliger Ignoranz und Uninformiertheit belassen würden, würden sie aus Eigenantrieb heraus gar nicht darauf kommen, sich so derartig abzuschießen, wie sich die Realität tatsächlich gestaltet.

Der Selbsterhaltungstrieb und auch der Überlebensinstinkt ist bei jedem Menschen sehr stark angelegt. Es sind ganz bestimmt die wenigsten Leute, die sich von sich aus bewusst dazu entscheiden, sich selbst zu zerstören. Die Probleme entstehen mitunter erst dadurch, dass die Menschen mit ihrem Konsum alleine gelassen und auf sich selbst gestellt bleiben.

Das fängt damit an, dass den Konsumenten sogar der Zugang zu Testlaboren, die den Stoff abchecken könnten (Drug-checking), verwehrt bleibt. Das scheitert tatsächlich daran, dass jeder, der das Zeug untersucht, sich nach dem BTMG strafbar macht!

Auch bei absoluter Eigenverantwortlichkeit des potenziellen Konsumenten könnte hierdurch zumindest für ein wenig Transparenz und Berechenbarkeit der Ingredienzien (Beipackzettel) gesorgt werden. Der einzelne User steht heute mit der Risikoabwägung völlig alleine da, womit wir jetzt bei diesem Thema angekommen sind: dem eigentlichen Alleinsein der Menschen.

Vieles, was da draußen so geschieht, resultiert aus gefühlter, subjektiver und auch objektiv tatsächlich feststellbarer Vereinsamung der Menschen. Wir haben mehr Singlehaushalte denn je. Die Gesellschaft mutiert mehr und mehr zum individualistischen Einzelgänger. Das einzelne Ego wird immer höhergeschraubt. Die Großfamilie aus dem letzten Jahrhundert ist durch die Industrialisierung komplett weggebrochen. Mehr und mehr übernimmt der

Staat die Rolle der Familien, was nicht wirklich gut sein kann. Der einzelne Mensch ist dabei grundsätzlich sehr auf sich allein gestellt und ist in allem, was er tut, für sich selbst verantwortlich! Der Mensch an sich ist seit jeher aber nicht zum Alleinsein geschaffen. Partnerbörsen und Social Media boomt – Menschen vereinsamen immer mehr. Und, es ist heutzutage wirklich schwer, einen verantwortungsvollen Gefährten oder Partner an der Seite zu haben.

Wichtige menschliche soziale Kontakte im richtigen Leben zu pflegen, bedeutet heutzutage für viele und in vielerlei Hinsicht einfach nur „feiern zu gehen". Solche Partynächte können auch wirklich schön sein. Und vieles daran ist auch super positiv und super toll. Aber es gibt eben auch große Gefahren. Die Gefahren sind existent, die lassen sich nicht verleugnen.

Unter diesen geschilderten Umständen und auch bei der hohen tatsächlichen Verfügbarkeit – nicht nur in den Clubs selbst – bringt uns nun die Schwarz-Weiß-Denke mit ihrer angegliederten Verbotspolitik in keinem Fall weiter voran.

Spätestens dann, wenn die jungen Leute, die einerseits ein Leben lang Propaganda darüber hören, wie gefährlich Drogen sind, feststellen, dass die ganze Nummer wirklich Spaß macht, und dann andererseits der gesellschaftlich akzeptierte Alkohol „gefeiert" wird, wie sollen sie dabei noch das Vertrauen in ihre Vorbilder beibehalten?

In manchen unserer schönen Bundesländer ist das Gesöff Bier sogar ein offizielles Grundnahrungsmittel. Es wird sogar immer wieder darauf beharrt, dass Alkohol keine Droge ist.

> Grundsätzlich ist der Alkohol reines Nervengift und eine der toxischsten Substanzen, die wir uns kulturell begründet reinfahren können!

Und dann stellen Jugendliche plötzlich fest, sofern sie sich wirklich darüber informieren oder es am eigenen Leibe erleben, dass MDMA insgesamt tatsächlich weniger schädlich ist als Alkohol.

Das ist Fakt, die Toxizität, also die Neurotoxizität, und auch das Abhängigkeitspotenzial ist weniger groß als beim Alkohol. Das macht das MDMA nicht harmloser, aber ein Alkoholvollrausch ist mit absoluter Sicherheit schädlicher als ein absoluter Vollrausch von MDMA! Auch und vor allem gerade bei Überdosierungen.

Dieser Vergleich lässt sich genauso auf die meisten anderen Substanzen übertragen. Aber nur weil die Substanzen mit anderen verglichen werden, sind sie ja nicht weniger harmlos. Es ist jedoch absolut falsch zu sagen: Nur weil das Schadenspotenzial von dem ein oder anderen Stoff geringer ist, kann ich mir diese unschädlichere Substanz umso besinnungsloser einbauen. Anderes Beispiel: Gemessen an den Drogentoten und auch der Sozialschädlichkeit von Alkohol im Vergleich zu Cannabis könnte man auch sagen, dass von Kiffern objektiv betrachtet eine geringere Gefahr für die Gesellschaft und das Individuum selbst ausgeht. Und dennoch bedeutet dies nicht, dass man sich täglich wegschießen sollte, nur weil Gras harmloser ist als Alk. Regelmäßigkeiten in Konsummustern, zum Beispiel das Feierabendbier oder der Feierabendjoint erhöhen nachweislich das Potenzial zur Entwicklung von Süchten und da ist es egal, um welchen Stoff es sich dabei handelt.

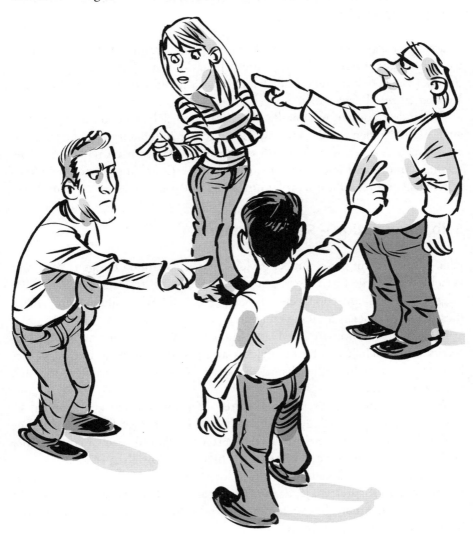

» Nach dem Motto: „Guck mal der da; der besäuft sich auch jeden Freitag bis zur Besinnungslosigkeit; also bin ich schon mal besser dran als der!"

Das ist aber kein Maßstab! Das kann kein Maßstab sein! Weil: das ist selbstzerstörerisch!

» Jede Substanz hat ihre Eigenheiten. Jede Substanz ist anders.

Solange wir das alles undifferenziert über einen Kamm scheren, werden wir weiterhin sehr große Probleme haben. Jede Substanz hat ihre Eigenheiten, und es ist unsere kulturelle Aufgabe, dass wir die individuellen Gefahren und Risiken einzeln bewerten.

Zumindest können wir parallele Stoffgruppen ziehen, schön und gut, aber auch hierbei gehen die Wirkungsweisen und Schädlichkeit dermaßen auseinander, dass es eigentlich dringend nötig ist, die Substanzen separiert zu betrachten und dabei auch einzelne, individuelle Erfahrungswerte, Schadenspotenziale und Handlungsempfehlungen zu integrieren (siehe Kap. 9 und 10).

Selbstmedikation – Selbsterziehung

Klar, wir haben auf der einen Seite Menschen, die nehmen Drogen. Vom Arzt verschrieben. Gegen psychische Probleme. „Arzneimittel", die den heute illegalen Drogen chemisch auf eine auffällige Art und Weise ähneln und die in dieselben neuronalen Systeme eingreifen.

Menschen bekommen bei Depressionen MAO-Hemmer oder bei Aufmerksamkeitsdefizitstörung Phenylethylamine oder Amphetamine verschrieben. Ist es da nicht völlig absurd, dass wir Menschen verurteilen, die sich selbst therapieren?

Wenn man die Gesellschaft betrachtet, konsumieren wir alle Drogen. Es lässt sich zweifelsfrei behaupten, dass wir glasklar eine Gesellschaft auf Droge sind! Okay, dies ist ein leicht pauschalisierter und populistischer Ansatz, aber den Begriff: „Drug-Nation" können wir hier genauso stehen lassen.

Ein Großteil der Gesellschaft trinkt doch morgens seinen Kaffee. Ein großer Teil raucht Zigaretten. Ja, das sind Themen, die allen bekannt sind – schön und gut. Wir nehmen aber auch härtere Drogen, und seien es „nur" Schmerz-, Schlaf- oder Beruhigungsmittel.

»Egal ob seelische oder körperliche Schmerzen, Menschen nehmen, wenn sie die Ursache nicht direkt bekämpfen können, erst einmal was gegen die Symptome. Der einfachste Weg!

Das sind häufig legale Drogen. Drogen, die oft nicht unschädlicher sind als viele der verbotenen Substanzen.

Wenn wir uns die Schadenspotenziale vieler dieser legalen Stoffe der Pharmaindustrie auf dem Beipackzettel anschauen, dann kann uns nur schlecht werden.

Teilweise werden sie auch nur produziert, weil sie entweder Gewinn abwerfen oder als Ersatzstoff für illegale Drogen herhalten, die nur noch nicht anders geregelt wurden.

Was aber, wenn wir die illegalen Drogen gesellschaftlich akzeptieren und nicht als Problem sehen? Und was, wenn die legalen Drogen heute mehr Nebenwirkungen haben, also deutlich schädlicher sind als viele der Drogen, die heute illegal sind?

Wieso stigmatisieren wir dann die Konsumenten? Menschen, die – vielleicht sogar auch weil sie das Vertrauen in die Ärzte verloren haben – nichts anderes tun als Menschen, die zum Arzt gehen?

Idealerweise sind Ärzte ganz besonders kompetent in ihrem Fachgebiet. Ärzte sind aber auch keine Allwissenden. Es ist wichtig und richtig, dass sie studiert haben und sich auch nach bestem Wissen und Gewissen weiterbilden. Ihr Handeln jedoch ist leider häufig auch nicht der Weisheit letzter Schluss.

Selbstmedikation muss also nicht immer auch eine bewusste Selbstmedikation sein, wenn wir auch einmal die gängige Arztpraxis beleuchten. Ärzte verordnen auch harte Drogen. Und zwar massiv! Der Unterschied ist nur, dass diese „Rezepte" nicht als Drogen wahrgenommen werden, da sie eben keine illegalen Drogen im herkömmlichen Sinne sind.

Mich verurteilt doch niemand, wenn ich eine Bronchitis mit unproduktivem Husten habe und deshalb Codein verschrieben bekomme. Deshalb werde ich gesellschaftlich nicht als Opiatjunkie verurteilt.

Safer Use
Viele Leute durchlaufen aber auch völlig andere Prozesse. Viele kommen mit ihrem Drogenkonsum bisweilen sehr gut zurecht bzw. haben gelernt, sich damit zu arrangieren und funktionieren ein Leben lang weiter, so wie man es von ihnen erwartet.

Auch gibt es diejenigen Konsumenten, die die Drogen nur aus hedonistischen Gründen konsumieren und sich dabei gar nicht kaputt machen, damit sie wirklich bewusst und einfach nur am Wochenende Feiern gehen und Spaß haben können.

Es gibt die Menschen, die auch wirklich verantwortungsbewusst damit umgehen. Leute, die das Thema mit sich selbst ausmachen und Safer-Use-Regeln einhalten, wie beispielsweise nur alle zwei Monate MDMA zu konsumieren. Damit sich auch die volle Wirkung entfaltet. Das ist ja schließlich auch ein Eigennutz.

Warum soll ich eine Droge, die mir prinzipiell Spaß macht, so oft nehmen, dass sie mir nicht mehr so viel Freude bereitet? Wenn sie ihre eigentliche Wirkung gar nicht mehr entfaltet?

Safer-Use-Regeln sind in der Drogenszene nicht völlig unverbreitet. Man kann nicht sagen, dass diese Erfahrungen bzw. Konsum- und Dosierungsanleitungen nicht vorhanden wären. Zumindest Teile der Erfahrung, was jedoch leider (noch) nicht im gesamtgesellschaftlichen Konsens angekommen ist.

Andererseits verstehen viele Jugendliche aber auch nicht, warum es diese Regeln gibt. Selbst wenn, werden viele dennoch leichtsinnig – was in einem pubertierenden Gehirn auch völlig normal ist – und betrachten die langfristigen Folgen ihres Verhaltens eben nicht oder nur sehr unkritisch. Natürlich können Drogen schädlich sein, Drogen können sogar ziemlich schädlich sein, wenn sie exzessiv und verantwortungslos konsumiert werden.

Wir gehen jedoch so weit zu behaupten, dass ein moderater, streng kontrollierter Konsum der gängigsten heutzutage auf dem Markt verfügbaren Drogen in den seltensten Fällen wirklich ernsthafte Probleme bereitet. Wenn doch, dann sind viele dieser Probleme eben auf eigenes Verschulden, gefährlichen Leichtsinn und/oder auf mangelnde Vorbereitung und Unwissenheit zurückzuführen.

Sollte es also mehr Bewusstheit und Aufklärung, mehr Transparenz und bestenfalls vielleicht sogar, ganz explizit, einen öffentlichen Zugang zu dem „weichen bis mittleren" Zeug, also eher eine kontrollierte Abgabe geben als Verbote, Stigmatisierung und Kriminalisierung?

》Das Material ist ja sowieso überall verfügbar und wir kommen an den Märkten nicht vorbei. Da haben eh schon alle aufgegeben. Die Verantwortlichen werden weder in Kolumbien noch sonst irgendwo auf der Welt Herr der Lage. Nirgendwo.

Motivation bei Jugendlichen

Seit inzwischen 15 Jahren, der weitgehend ehrenamtlichen Tätigkeit des Heavy Metal Coach® in Sachen Suchtprävention, bestätigt sich, sowohl aus eigener subjektiver Wahrnehmung heraus, als auch hinter vorgehaltener Hand und gemäß inoffizieller Aussagen wohlwollender Lehrkörper immer wieder, dass an allen! Schulen komplexe Orientierungs-, Perspektiv- und Ziellosigkeit der Schüler herrscht, gepaart mit einem allgemeinen gesellschaftlichen und familiären Zerfall. Bei mindestens 20 % der Schüler schlummert bzw. herrscht zumindest eine latente Depression vor, was vielfältig wiederum zu einer der Ursachen einer gefährlichen Selbstmedikation durch Drogen führt!

Gefühlte Ungerechtigkeiten, persönliche Vereinsamung und fortwährender Leistungsdruck, Mobbing, Pubertät, ungute Gruppendynamiken, null Rückendeckung etc.: diese Faktoren sind es, die allesamt für den Einzelnen auch nur schwer auszuhalten sind. Gravierende, oft nicht wahrgenommene Einflüsse, die mitunter dafür sorgen, dass in den Drogen ein Ventil zur Leistungsgesellschaft gesucht und zunächst auch gefunden wird.

In einer Gesellschaft wie unserer, die dermaßen aus dem Gleichgewicht ist, in der sich die Fronten und Fakten so sehr verdrehen und verschieben, ist es für viele extrem schwer, sich zurückzulehnen und sich das Ganze wertfrei anzuschauen. Erschwerend kommt dazu, dass viele im Laufe ihres jungen Lebens nur selten adäquate Bewältigungsstrategien im Umgang mit ihren Alltagsproblemen erlernt haben.

Und das bezieht sich nicht nur auf problembehaftete Brennpunktschulen, sondern zieht sich durchweg durch alle Gesellschaftsschichten. Selbst bei Jugendlichen, die im äußeren Schein materiell ganz gut aufgestellt sind, heißt das noch lange nicht, dass denen die gesellschaftlichen und sozialen Themen am Hintern vorbei gehen.

Vor allem ist es der Druck durch die Umwelt. Der Drogenkonsum, so berichten viele, lässt sie viele Dinge einfach anders betrachten. Cannabis beispielsweise lässt manche eine ganze Zeit lang sehr kreativ werden und eröffnet vielen Konsumenten auch andere Perspektiven und Blickwinkel auf die Dinge.

Es zeigt vielen, was sie eigentlich vom Leben möchten, was sie sich wünschen und wie diese Welt eben ist. Der Aspekt, dass Cannabis das Denken anregt und eben auch kreative Denkprozesse zu triggern scheint, gibt vielen sehr viel innere Kraft und Erkenntnisse, mit dem ganzen Druck im Außen zunächst einmal klarer und souveräner umzugehen.

Viele berichten auch davon, dass es weiter dazu geführt hat, dass sie gedanklich sehr viel Zeit damit verbracht haben, genau über diese Themen und Inhalte, die wir hier im Buch niederschreiben, nachzudenken.

Das soll nicht heißen, dass alle Erfahrungen, die Menschen auf Drogen machen, immer lehrreich, richtig und wichtig sind. Was auch wichtig zu verstehen ist, zumal wir Menschen mit unserer begrenzten Wahrnehmung überhaupt nicht beurteilen können, was richtig und was falsch ist, aber das ist ein völlig anderes Thema. Denn beim Urteilen würden wir uns zerfasern.

> Klar ist aber auf jeden Fall, das Drogen als Ventil gelten können, die Umwelt, die Ungerechtigkeit, den Stress, den Frust, die Zwänge dieser Gesellschaft wenigstens eine Zeit lang nicht unbedingt zu vergessen, aber davon abzuschalten oder uns eine Pause nehmen zu können.

Sich hinsetzen zu können und diese belastenden und frustrierenden Gedankenströme einfach mal auszuschalten, zur Ruhe zu kommen, bestmöglich eine schöne Zeit zu haben.

Letztlich ist das ja auch, provokativ gesehen, viel einfacher, als sich selbst geistig zu schulen und zu disziplinieren. Nach dem Motto: „Hey, ich brauch mir nur so eine Pille reinzutun oder eine Tüte zu rauchen, und prompt krieg ich mein Hirn ziemlich schnell umgeschaltet! Dann kann ich sofort ernten! Ich muss mir nicht irgendwie erst einmal monatelang autogenes Training, Meditation, Sport oder sonstige Mentalpraktiken aneignen."

» „Du rauchst dir einfach eine Tüte, du startest den Mähdrescher und fährst durchs Feld."

Weglaufen kann jeder

Trotz des vermeintlich coolen Bildes funktioniert das aber nicht immer und bei jedem. Es gibt Dinge, vor denen kann man nicht fliehen. Es gibt Dinge, die kann man nicht mit einem Katalysator lösen. Es gibt Momente, da ist es Zeit zu denken, zu wachsen und zu reifen. Man muss den Dingen auch Zeit geben, zu wachsen und zu reifen. Alles braucht und hat seine Zeit.

Eine unangenehme Folge des häufigen Konsums: Antriebslosigkeit, Lethargie, Motivationslosigkeit behindern letztlich die Teilnahme am „richtigen" Leben.

Heutzutage sind die Leute unseres Erachtens vielfach leider daran gewöhnt, dass das Belohnungssystem permanent auf Lustgewinn eingestimmt sein muss. Mit Drogen klappt das meist super, gerne wird der Weg des geringsten Widerstandes genommen und konsumiert. Genauso wie beim Sektempfang, dem Schnaps oder durch die Schlaftablette.

Und irgendwann wird bereits bei der kleinsten Kleinigkeit, aus meist im Vorfeld positiv besetzter Vorerfahrung und Gewöhnung heraus wieder oder weiter konsumiert.

Beispielsweise wird beim Stress mit der Freundin erst mal eine Tüte geraucht oder ein Whiskey getrunken, damit die jeweiligen Denkprozesse abgebrochen werden.

Natürlich, und das ist auch allen Menschen ziemlich klar, ist die Welt kein Ponyhof. Und es gibt viele negative Dinge, die wir erleben. Aber wir können doch nicht vor jeder negativen Emotion wegfliehen.

Negative Emotionen sind per se ja nicht schlecht. Jedoch machen negative Gefühle und Stimmungen einfach keinen Spaß – womit wir schon wieder beim Switch angekommen sind: schnell kann es in eine unkontrollierte Abhängigkeit übergehen.

Wenn der Konsument mittel- und langfristig vor jedem kleinsten Problem davonläuft und für sich durch die Rauschdrogen eine hilfreiche Bewältigungsstrategie erkannt hat, die sich dann, zunächst, auch immer wieder selbst positiv funktionierend bestätigt, warum sollte er denn dann, provokativ gefragt, damit aufhören wollen? Eine Strategie, die letzten Endes immer und überall eingesetzt werden kann!?

»Und so gerät der Konsument – unreflektiert und ungewollt – in die Sucht.

7

Staat – Gesellschaft – Individuum

Um es einmal wirklich glasklar auf den Punkt zu bringen: Wir haben ein massives gesellschaftliches Problem mit und ohne die Rauschdrogen, das wir als Staat und Gesellschaft seit Jahrzehnten vor uns herschieben und dessen Lösung wir uns offensichtlich verweigern.

> **»Wir haben ein komplexes Problem, bei dem wir stagnieren, versagen und nicht wirklich vorankommen, um da jetzt endlich etwas mehr konstruktive Bewegung in den Text reinzubringen.**

Ja, wir Autoren fühlen uns dazu verpflichtet und sehen es als unseren gesellschaftlichen Auftrag und unsere persönliche Verantwortung zugleich an, hier weiter zu möglichst konstruktiven Diskussionen anzuregen. Zu einem Diskurs weg von der Lobbyarbeit derer, die stets meinen zu wissen, was das Richtige und Beste für die Landsleute ist. Weg von der antrainierten Meinung derer, die meinen, das ultimative Recht und Wissen für sich alleine gepachtet zu haben.

Wen wundert es da noch, dass unsere Gesellschaft immer lethargischer und politikverdrossener, egoistischer und auch verrohter wird. Und das in beinahe jedem Aspekt unseres Lebens, sozialpolitisch und zwischenmenschlich, ethisch und moralisch sowie finanziell und wirtschaftlich gesehen.

Politisch treiben wir uns immer weiter auseinander, oder besser: wir lassen uns auseinandertreiben. Entwicklungstechnisch befinden wir uns schon viel zu lange in einer lähmenden Schockstarre, die eher zurück in Richtung

© Springer-Verlag GmbH Deutschland, ein Teil von Springer Nature 2020
R. Biesinger, M. Klute, *Toxisch*, https://doi.org/10.1007/978-3-662-60678-0_7

Mittelalter mutiert. Und ethisch, moralisch, spirituell suchen sehr viele den Weg der Bewusstseinserweiterung und Selbstoptimierung!

In welcher sinnhaften oder abgefahrensten Form auch immer!?

Der Glaube an das Wohlwollen der Obrigkeit

Wenn wir davon ausgehen, dass grundsätzlich sehr viele ehrbare, geachtete und gebildete Menschen, die sich mit irgendeiner wichtigen hoheitlichen Thematik befassen (müssen), direkt oder auch indirekt von irgendwelchen Lobbyverbänden, politischen Gesinnungen und/oder deren Interessenvertretern beeinflusst sind und werden, dann ist das alles zunächst einmal völlig in Ordnung.

Wir beiden hier sind generell auch keine Typen, die davon ausgehen, dass die meisten Menschen grundsätzlich selbstsüchtig und schlecht sind, vielleicht wollen wir sogar den naiven Glauben an das Gute im Menschen nicht wirklich verlieren.

Auch möchten wir hier in diesem Zusammenhang niemandem dieser mächtigen Menschen mit ihren verantwortungsvollen Aufgaben irgendeine böswillige Absicht in ihrem Tun und Wirken unterstellen.

Vorausgesetzt, dass diese Protagonisten sich ihrer phasenweise sehr großen gesellschaftlichen Wirkung, Verantwortung und Authentizität als Diener des Volkes bewusst sind!

Was auch für die vierte der Gewalten, nämlich die der unabhängigen Medien, gilt.

Selbstverständlich ist uns in diesem Zusammenhang weiterhin auch glasklar bewusst, dass hinter jedem dieser öffentlichen Ämter auch immer nur ein Mensch steht, mit mehr oder minder großem Macht- und Verantwortungsbewusstsein, der zunächst, frei nach Abraham Maslow, bestrebt ist, seine eigene Existenz und Daseinsberechtigung zu sichern und diese im besten Falle auch zu legitimieren. Das Thema der existenziellen Selbstbehauptung ist schließlich ein großer Teil des menschlichen Wesens, ein gewichtiger persönlicher Motivator und Antreiber zugleich und in vielen Menschen aktiv angelegt.

Per se und generalisiert betrachtet, möchten wir hiermit also niemandem bei seinem Tun und Wirken eine schlechte oder böse Absicht unterstellen! Das ist wirklich nicht unser Anliegen!

Dennoch ist es doch mehr als offensichtlich, dass an den Schaltstellen der Macht viele Menschen sitzen, die, wiederum beeinflusst durch die Gremien verschiedenster Beraterstäbe, einfach nur uninformiert und teils echt weltfremd und unreflektiert agieren.

❯❯ Da sitzen Politiker und Vorstände repräsentativ in entscheidenden Ämtern und Positionen, haben aber selber keine oder kaum Erfahrung mit der jeweiligen Thematik und sind nie selber in den Schuhen derer gelaufen, über deren Köpfe sie entscheiden.

Nein, da sitzen Menschen auf Spitzenpositionen, die grundsätzlich gar keinen Zugang zur realen Thematik geschweige denn Expertise haben. Die lediglich die äußeren Umstände, Statistiken und vereinzelte Studienergebnisse kennen. Und von teuren Beratern gelenkt werden.

Warum wird der Posten eines Verteidigungsministers beispielsweise nicht durch einen Menschen mit entsprechender Fachexpertise besetzt?

Warum ist der Landwirtschaftsminister kein Bauer und warum die Bildungsministerin keine ehemalige Lehrerin oder so was?

Warum ist die Suchtbeauftragte die Tochter eines Hopfenindustriellen? … Ganz abgesehen von der aktuellen EU-Ratspräsidentin, die beim Amtswechsel nach dem Peter-Prinzip hinaufbefördert wurde und erschwerend dabei auch noch einen gewichtigen Beraterskandal an der Hacke kleben hat.

❯❯ Macht für den, der sie nicht will?

Lieber Leser, wir hoffen ernsthaft, dass diese exemplarischen Aussagen und offensichtlichen Feststellungen hier nicht wirklich dem aktuellen Status quo entsprechen. Aber Ausnahmen bestätigen die Regel. Und es ist ein himmelschreiendes Unrecht. Was da insgesamt geschieht, ist unseres Erachtens derart gesellschaftlich nicht mehr tragbar.

Das Drogenbild in der Gesellschaft

Um beim wesentlichen Thema zu bleiben, werden aufgrund der aktuellen Gesetzeslage Konsumenten bei Verstößen gegen das Betäubungsgesetz stigmatisiert, kriminalisiert und in eine Ecke geschoben, in die sie einfach nicht hineingehören.

Zum weiteren Diskurs gehen wir jetzt zunächst erst einmal wertfrei davon aus, dass Drogenkonsum weder schlecht noch gut ist und dennoch jedes menschliche und gesellschaftliche Bedürfnis an irgendwelche Interessen, Vorteile, Motivatoren und Antreiber gebunden ist. Und auch an den gesellschaftlichen Konsens mitsamt dessen jeweiligem Wertesystem, wie beispielsweise Sicherheit, Wirtschaftswachstum und Stabilität.

Prinzipiell haben wir es seit fast hundert Jahren mit einer generellen Verpönung von Rauschdrogen zu tun. Okay, bis auf kleine Unterbrechungen, als damals bei den Nazis den Soldaten der Wehrmacht wie bekloppt Amphetamine und auch Meth, Crystal Meth, verschrieben wurde. Aber das ist ein anderes Thema.

Fakt ist, dass wir einen stark geschliffenen gesellschaftlichen Konsens haben, der heutzutage in Bezug auf das Thema hier wirklich nicht mehr tragbar ist!

> An allererster Stelle geht es um unsere Kinder und Jugendlichen, also ganz klar um unsere eigene Zukunft, für die wir alle die Verantwortung tragen müssen. Der eine mehr, der andere weniger!

Die Angst im geschliffenen gesellschaftlichen Kontext

Ja, dieses Thema ist ein mächtig unbeliebtes politisches Thema und auch verdammt heißes Eisen, und ja, wir haben gesamtgesellschaftlich viele andere, weitere, bestimmt auch gewichtigere nationale und globale Themen, wie Kriege, Volkssicherheit und Weltklima auf der Agenda. Aber so kann und darf es in puncto Rauschdrogenkonsum bei jungen Menschen beim allerbesten Willen nicht wirklich weitergehen. Ignoranz und Beschwichtigungen sind die falschen Wege. Davon sind wir ganz fest überzeugt!

Natürlich, selbst wenn das Zeug überall frei erhältlich wäre, heißt das ja noch lange nicht, dass es plötzlich keine Probleme mehr mit Drogen geben würde!

Aber: Unseres Erachtens hätte man dann jedenfalls mehr Transparenz am Markt und damit verbunden nicht mehr so leicht die Möglichkeit, sich weiterhin so stoisch und starrköpfig vor der tatsächlichen Realität zu verschließen.

Seien wir doch mal ehrlich: Seit Anbeginn der Zeit, seitdem wir in unseren Höhlen leben und die ersten kulturellen Prägungen gemacht haben, haben Drogen eine wichtige Rolle in der menschlichen Entwicklungsgeschichte gespielt. Eine enorm wichtige!

> Rauschdrogen waren schon immer in wichtige Rituale eingebunden. Und sie sind es auch bis heute, bei relativ isoliert lebenden Völkern, noch immer.

Wir möchten nicht behaupten, dass es dort keine Auffälligkeiten gibt und die Menschen keine psychischen Probleme haben, aber der Umgang damit ist ein völlig anderer. Die Leute werden nicht verurteilt, das Thema wird völlig anders gesehen, und den Menschen wird im Falle von Missbrauch oder einer offensichtlichen Selbstzerstörung auf völlig andere Art und Weise geholfen.

Natürlich finden auch dort fragwürdige, archaische Rituale und Sachen statt – schön und gut. Aber ist es nicht auch eine Frage der Perspektive, nämlich den Umgang mit Drogen generell als Stigma, als Problem oder als etwas, das dich gesellschaftlich an den Rand stellt, zu behandeln?

Ist es möglicherweise vielleicht sogar schizoid? Jedenfalls ist das Thema grundsätzlich ein mächtig angstbesetztes Thema: Angst vor Veränderung, Angst vor Verlust, Angst, allein dazustehen etc. … und was bei Angst passiert, soll hier auch nicht weiter ausgeführt werden. Angst lähmt oder kickt – Flucht oder Kampf! Und das Spiel mit der Angst verkauft sich auch super.

≫ Fear sells!

Angst irritiert und holt auch den unqualifizierten Mob aus seinen Löchern! „Hängt ihn höher" und „Verbrennt die Hexe" sind gängige traurige Parolen der Vergangenheit.

Das grundsätzliche Problem, bei den meisten irritierten Kritiken zumindest, ist ja auch, dass deren Statements häufig auf Nichterfahrung oder Nachgeschwätz basieren. Interessant jedoch sind Kritiken erst dann, wenn sie wirklich sachlich fundiert sind. Also Denkansätze beinhalten, die wirklich Hand und Fuß haben, womit wir den Bogen zur öffentlich-rechtlichen und investigativen, gesetzlich garantierten, neutralen Medienberichterstattung spannen können.

Standpunkte der Schockstarre

Vieles dieser neuzeitlichen Meinungsmache, das finden wir wirklich sehr schade, ist mit gesundem Menschenverstand, gepaart mit einfachem Kommunikationsbasiswissen und im Zeitalter des Internets durch oftmals einfache Recherche und sachliches Hinterfragen argumentativ schon ziemlich leicht auszuhebeln.

Allerdings macht die Qual der Wahl an verfügbaren Informationen es dem Normalbürger nicht leicht, auf „echte Fakten" zu stoßen. Bei vorgefasster Meinung finden sich immer Belege, die sie bestätigen. Im Interesse aller wäre es, Forschungsergebnisse und Informationen zum Thema aus verlässlichen

Quellen zu bekommen – am besten so, dass auch ein Nicht-Wissenschaftler folgen kann. Ein Auftrag, der eigentlich bei den Medien liegt, dem aber nicht alle Medien nachkommen.

Die Frage ist nur, ob man sich jemals auf eine objektive Quelle einigen kann, der alle glauben und ob das dann auch jemand hören will.

Und auch dann werden wahrscheinlich viele Menschen nicht bereit sein, von ihrem persönlichen Standpunkt abzuweichen. Ein einfacher Blick in die Geschichte der Menschheit sei hier exemplarisch erwähnt.

» Der Standpunkt ist da, der Standpunkt ist fest. Punkt.

Zweifel und Emotionen werden weggeredet. Wir müssen uns trauen, die Dinge neu zu überdenken. Nur dann kann eine Diskussion überhaupt erst entstehen. Eine Diskussion hat doch erst dann Hand und Fuß, wenn es echte Bereitschaft gibt, auf die jeweiligen Standpunkte einzugehen.

Viele dieser aktuellen Ansätze, die gerade von den Prohibitionisten gesetzt werden, haben zwar einen respektablen, ehrbaren und auch wertvollen Hintergrund, aber die Schlussfolgerungen und Interpretationen sind die falschen. Schlussfolgerungen, die offensichtlich schädlicher sind als alles andere. Schlussfolgerungen, die auf Grund von Ängsten und Sorgen, und der Nichtbereitschaft, Risiken einzugehen und neue Dinge zu wagen, entstanden sind.

» „Wer neue Horizonte entdecken möchte, muss damit beginnen, gewohnte Ufer zu verlassen" (Columbus 1492).

Wir Menschen haben uns doch immer dann weiterentwickelt, wenn wir die größten Risiken eingegangen sind. Wir sind losgesegelt, über den Atlantik – was das für Menschen waren und welche Antriebe ihnen innewohnten, lassen wir jetzt mal beiseite – jedenfalls wir sind losgesegelt. Menschen aus allen Teilen Europas haben neue Welten erkundet. Sie haben sich getraut, das Risiko einzugehen, möglicherweise nie wieder nach Hause zu kommen, zu sterben und die Hölle durchzumachen. Und das haben sie gemacht. Das waren Aktionen, die uns kulturell weitergebracht haben.

Da sind wir wieder bei der Grundthese dieses Buches angelangt: Es geht um Veränderung und gepflegtes Umdenken. Eine Veränderung in Betracht zu ziehen bedeutet vom Grundsatz her doch einfach einmal nur, sich zu öffnen. Das meint weiterhin, auch seine sich selbst sicher eingerichtete Komfortzone auf dem Furzkissen des Lieblingssofas zu verlassen. Genau diese Bereitschaft zu entfachen, denken wir, dazu ist es, nicht nur bei unserem Thema hier, allerhöchste Zeit. Und bitte, um Himmels Willen nicht immer erst dann, wenn das Kind tot im Brunnen liegt.

Ja, wir Menschen neigen zur Schockstarre. Auf der anderen Seite haben wir es auch nicht ohne Grund an die Spitze der Evolution geschafft. Mit welchen Mitteln und auf wessen Kosten ist wiederum ein ganz anderes Thema.

In der Regel trauen wir Menschen uns erst dann, Veränderungen einzugehen, wenn der Schmerz und der individuelle Leidensdruck so groß sind, dass es nicht mehr anders geht. Das sehen wir auch exemplarisch an unseren eigenen Historien und den Geschichten anderer, die vom übermäßigen und verantwortungslosen Rauschdrogenkonsum irgendwann komplett am Abgrund standen.

❯❯Friss oder stirb.

Erschwerend kommt noch hinzu, dass das mit dem Sterben gar nicht so einfach ist.

So what?
Wir fänden es wirklich lobenswert, wenn wir als Nation und Menschheit dieses „Lernen durch Schmerz" irgendwann überwinden und irgendwann in unserem Wahnsinn bereit dazu wären, wenigstens einmal innezuhalten und nachzudenken, bevor wir gnadenlos am Abgrund stehen.

Wir können uns, bildhaft gesagt, nicht einfach nur von Abgrund zu Abgrund hangeln und uns dabei auch noch einbilden, dass wir uns gesellschaftlich dabei weiterentwickeln würden. Ein derartiges Gebaren ist nur Schadensbegrenzung und hat nichts mit Darwin'scher Anpassung zu tun. Irgendwann ist es zu spät. Irgendwann fallen wir in ein riesengroßes Loch. Weil wir uns so schnell gar nicht zurück zum kletternden Affen entwickeln können ((-;

Das wäre dann ganz bestimmt der nächste, nicht unbedingt geilste, Level menschlicher Entwicklung. Die Frage ist, ob das wirklich Not tut …?

Ja, wir sind an einem Punkt angekommen, an dem es dringend an der Zeit für radikale Veränderung bestimmt ist. Unsere Gesellschaft braucht einen radikalen Schnitt. Wir wirtschaften unseren Planeten und unsere Gesellschaft gnadenlos zu Grunde. Wir zerstreiten uns immer mehr, sind nicht bereit Neues zu wagen, miteinander zu reden oder zumindest zu versuchen, uns gegenseitig zu verstehen.

Wohin führt das?

Wir können nicht einseitig sagen, ich versuch dich zu verstehen, du versuchst mich aber nicht zu verstehen. Wir müssen lernen, uns alle gesellschaftlich zu verstehen. Klingt zwar utopisch, wäre jedoch ein Ansatz.

Dabei ist uns durchaus klar, dass wir niemals in einer perfekten Gesellschaft leben werden, das wäre wahrscheinlich auch stinklangweilig!

Klar, kann der Traum einer perfekten Gesellschaft auch gar nicht unser Anspruch hier sein, aber wir müssen uns weiterentwickeln und ernsthaft versuchen, dass wir unseren Lebensraum erhalten und nicht weiter auf der Stelle treten.

Momentan treten wir in beinahe allen wichtigen gesellschaftlichen Bereichen auf der Stelle. Wir sind hin und her gerissen zwischen den verschiedensten Spannungsfeldern. Zwischen sozialer Entwicklung und Kapitalismus, zwischen links und rechts, oben und unten, zwischen Angst und Euphorie etc. Wir müssen akzeptieren, dass Radikale eben nicht die Lösung sind.

》Die Wahrheit liegt stets irgendwo dazwischen, die Wahrheit ist irgendwo im Spannungsfeld zu finden. Alles, was mit „-ismus" endet und irgendwelche extremen Ausprägungen entfaltet, ist sowieso meist total für den Allerwertesten!

Und selbst da können wir uns der allgemeinen Wahrheit wahrscheinlich nur annähern. Wir werden niemals alles verstehen, was auf der Welt so vor sich geht. Es ist, verdammt nochmal, unsere menschliche Aufgabe und Verantwortung, unsere Existenz soweit zu sichern, dass wir uns den Herausforderungen unserer Zeit engagiert, couragiert und beherzt stellen.

Die Herausforderungen unserer Zeit sind mittlerweile so groß und komplex, als würden wir alle in einem riesigen Schilderwald stehen, auf dem all die menschlichen globalen Probleme aufgelistet sind. Dabei können wir uns vor lauter Wahlmöglichkeiten nicht entscheiden, in welche Richtung wir gehen sollen. Weil es da, wo wir gerade sind, ja auch so schön vertraut und auch (noch) erträglich ist.

》No risk, no fun!

Wir haben nicht den Mut zum nächsten Schritt. Wir haben Angst vor den Konsequenzen! Weil wir alles hinterfragen, weil wir alles wissen wollen. Dabei sind die Dinge häufig so offensichtlich, dass wir den Wald vor lauter Bäumen nicht mehr sehen.

Wir können selbst die einfachen Lösungswege nicht mehr sehen. Wir verlieren uns in den vielen Optionen und Aspekten so sehr, dass es keine Chance mehr gibt, die Realität so zu sehen, wie sie nun einmal ist. Wir machen uns selber was vor.

Wir bauen uns ein Konstrukt, ein Bild, was niemals so ist, wie es scheint. Es ist, als lebten wir quasi in einem Haufen Illusionen und trauten uns nicht, neue Erfahrungen zu sammeln. Wir wollen theoretisch bereits meist im Vorfeld wissen, was es mit all den Dingen auf sich hat, bevor wir die Erfahrungen gesammelt haben.

Wir trauen uns nicht, einen Schritt zu machen und Probleme, die tatsächlich klar und vorhanden sind, anzugehen. Lieber wägen wir mit völlig irrelevanten Dingen ab, die überhaupt keine Rolle spielen. Stets wollen wir irgendwelche Interessen schützen. Das kann kein Zustand sein, in dem wir auf Dauer leben wollen und können.

» Wir rasen hier, egal in welchem Bereich, sei es Klima, Wirtschaft, Bildung, Politik, Finanzen, Religionen, egal was auch immer, sehenden Auges auf einen riesen Crash zu!

Wir beiden „Unwissenden" denken schon, dass einerseits grundsätzlich eine allgemeine Bewusstheit und auch ein Umdenken im Umgang mit den Herausforderungen unserer Zeit stattfindet. Andererseits führt dies aber auch zu sehr viel gesellschaftlicher Frustration, Depression, Schuldzuschreibung, Aggression und verschiedensten Verdrängungsmechanismen, wie die Flucht in Scheinwelten und dementsprechend auch zu starker Einsamkeit, Verzweiflung und Isolation des Einzelnen.

Ja, auf der Welt passiert echt extrem viel Scheiße. Das Gefühl der Machtlosigkeit und des Ausgeliefertseins an irgendwelche Idioten macht sich immer breiter. Wer keine wirkliche Lobby und somit als Einzelner auch keine Macht hat, da draußen irgendwas zu verändern, übt sich dann in gruppendynamisch verordneter Toleranz, selbstlosem Duckmäusertum und politischem Schöngerede.

Toleranz kommt vom Wortstamm her übrigens von: erleiden, ertragen, erdulden.

Wie sag ich's meinem Kinde?

Bis hierher waren ja schon ein paar echt fette Bretter dabei. Die in logischer Konsequenz nun dazu aufkommenden Fragen sind nun: Wie sollten unsere Anliegen bestmöglich in die Öffentlichkeit transportiert werden, um weiter Gehör zu finden? Auf welche Art und Weise können wir strategische und zeitgemäße Veränderungsmöglichkeiten eruieren?

Bisweilen werden unangenehme Themen sowohl im gesellschaftlichen Bereich auf medialer Ebene und im persönlichen Kontext sehr gerne auf humoristische Art weiterverarbeitet. Gerade der Humor und die Satire sind eben auch Ventile, um über den Zynismus den angestauten Hass und auch die Verzweiflung loszuwerden. Leider wird uns die „Wahrheit" inzwischen auch schon viel zu oft als schwarze, bitterböse Satire verkauft.

≫ Hauptsache, alle lachen und setzen Glückshormone frei.

Das ist nun wirklich kein erwachsenes, verantwortungsbewusstes Handeln. Das ist gewaltfreier Kindergarten von Menschen, die bei Marshall B. Rosenberg, dem Begründer der gewaltfreien Kommunikation, einfach viel zu tief ins Glas geschaut haben!

≫ Kranker Galgenhumor!?

Natürlich bringt es niemandem etwas, wenn wir uns gegenseitig, im wahrsten Sinne des Wortes, die „Fresse einschlagen", aber es bringt durchaus was, wenn wir das Ganze humorvoll betrachten und die Absurditäten und Probleme unserer Gesellschaft in jeglicher Beziehung offenlegen.

Es geht dabei weiterhin auch um einen tragfähigen Beziehungsaufbau zu meinem möglichen und potenziellen Kommunikationspartner. Du bekommst leider keinen Zugang zu den Menschen, wenn du jemandem frontal und ungeschminkt den Spiegel vor den Schädel hältst.

Uns scheint, als wollten sich heutzutage leider nur die wenigsten mit unangenehmen ernsten Themen auseinandersetzen. Daher kommt ja der Zynismus, die Satire, der Humor. Sie stellen auch untermauert durch die emotionale Komponente ganz unbestritten wichtige Kanäle zum Alltagsbewusstsein der Menschen dar. Die Menschen haben keinen Bock mehr auf emotional abturnende „bad news", sie wollen unterhalten werden, wobei das Niveau in den meisten Fällen leider auch massiv unten gehalten wird!

Letztlich kennt das jeder, dass wir häufig über die bitterbösesten Wahrheiten richtig dargelegt einfach nur lachen müssen und mit dem Lachen unsere Zustimmung ausdrücken. Jede Late Night Show baut heute darauf auf. Egal ob es der Böhmermann ist oder auch die zugegebenermaßen etwas verwaschene Heute Show, auch da bringen die Redaktionen diverse Themen häufig gut auf den Punkt. Selbstverständlich kann man auch von Formaten wie „die Anstalt" oder ähnlichen halten, was man individuell möchte.

Gescheiterter öffentlicher Diskurs?
Ein weiteres, sich auch in den aktuellen Wahlergebnissen darstellendes Thema zur allgemeinen Konsensfindung ist das Problem der zunehmenden Aufspaltung unserer Gesellschaft. Die zunehmende Radikalisierung nimmt inzwischen ein bedauerliches Ausmaß an, das an Zeiten erinnert, die wir nicht noch einmal erleben möchten, um es vorsichtig auszudrücken.

Wenn wir uns diese Probleme anschauen, dann steht auch zweifelsfrei fest, dass es uns als selbsternannten Weltbürgern und „Global Players" häufig massiv an der nötigen zunächst wertfreien Kommunikationskompetenz fehlt.

Entweder haben wir gesamtgesellschaftlich verlernt, wertschätzend, klar, direkt und ehrlich miteinander zu kommunizieren oder wir konnten es tatsächlich noch nie. Kommunizieren und debattieren.

Eine gepflegte Debattenkultur ist in Deutschland nicht mehr wirklich gegeben. Zumindest öffentliche Debatten werden im Allgemeinen leider meist nur zur eigenen Ego- und Interessenpolitur geführt, was zu Frust und Hass und somit zwangsläufig zu echter Politikverdrossenheit führt.

Dem Protagonisten im Plenum oder vor der Kamera ist das Ganze oftmals nicht wirklich anzulasten – es ist der aktuelle Ist-Zustand des Menschen, der dafür sorgt, dass wir die Debatten führen, wie wir sie führen. Dennoch sollten wir endlich damit beginnen, uns Gedanken darüber zu machen, inwieweit unser Agieren tatsächlich noch so zeitgemäß ist, um den Kreis wieder zu schließen.

» Schon ziemlich egogesteuert alles …! Quoten für Idioten und Scheiße für die Massen!

Der Unterhaltungswert ist ganz klar vorhanden. Wenn du da Leute siehst, die sich hasserfüllt unterbrechen, die sich anschnauben und einander äußerst verächtlich behandeln. Vorbilder aus den Medien, die gar nicht mehr wirklich mit-einander, sondern meist über-einander, über den Kopf des anderen hinweg sprechen. Da wird dir selbst mit Hauptschuldeutsch im Land der Dichter und Denker echt richtig schlecht. Wenn dabei dann, zu Gründen der Selbstinszenierung, auch noch der eigene moralische Standpunkt grenzenlos überhöht wird, kann das alles keine gute Basis darstellen.

Wie wäre es künftig grundsätzlich mit einer angeregten und objektiven Debatte, die die Irrwitzigkeit und die Verdrehtheit unserer aktuellen „Lage der Nation" darlegt? Eine Debatte, bei der es nicht um Gewinner und Verlierer oder zunächst auch nicht um Wertungen in Gut und Schlecht geht? Debatten, die auch im Ergebnis keinen Anspruch auf direkte Umsetzung haben müssen? Debatten, die einfach nur die Probleme, die Fakt sind, in den Raum werfen, um darüber sprechen zu können. Ehrliche und wertfreie Debatten, die zum aktiven, eigenständigen Mit- und Nachdenken über sich und die Welt anregen. Debatten aus einer subjektiv erfahrenen Welt und Wahrheit heraus!

Stillstand oder zurück ins Neandertal?

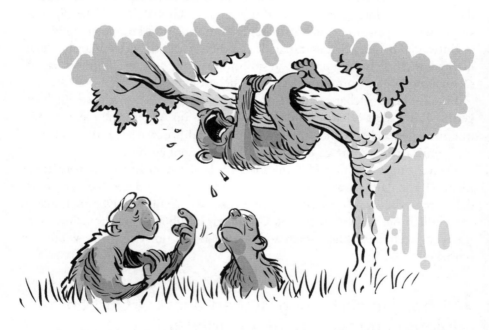

Nein, wir haben entwicklungstechnisch keinen völligen Stillstand, aber wir dürfen uns, müssen uns dagegen wehren, stehen zu bleiben. Wenn wir einmal 200 oder 300 Jahre zurückschauen und uns die Entwicklung unserer Gesellschaft betrachten, dann haben wir natürlich Riesenfortschritte gemacht.

Nichtsdestotrotz können wir uns auf den Lorbeeren nicht ausruhen. Wir haben noch so viel vor der Brust. Die aktuellen Themen der Zeit, die durch frühere Unwissenheit entstanden sind und auf heutiger Nichtbereitschaft beruhen, müssen zeitnah befriedigend abgearbeitet werden.

Vogel Strauß bringt uns nicht weiter und Alternativlosigkeit ist keine Entscheidung!

Die Zeit dafür ist jetzt. Wir können uns der globalen Entwicklung nicht verweigern. Wir können uns nicht an Gewohntes klammern, wir müssen neue Wege wagen. Davon sind wir fest überzeugt!

Wie lange soll beispielsweise bei der Migrationspolitik oder dem Weltklima noch drumrumgelabert und die Themen im öffentlichen Fokus totdiskutiert werden? Schon die alten Römer kannten den Spruch: Acta non verba – Handeln und Antreten ist angesagt!

Dass die Politik mit der Wirtschaft verwoben ist, ist weitab von einer Verschwörungstheorie und liegt praktiklerweise auch in der Natur unserer Gesellschaft. Allerdings sehen die Veränderungschancen zur Verlagerung der Prioritäten, solange das Geld die Welt regiert, echt schlecht aus, da brauchen wir uns keine Illusionen machen.

Die Leute, die nicht bereit sind, etwas zu verändern, gefährden unsere Demokratie. Und das muss sich am besten gestern ändern, weil – sonst haben wir Probleme. Wir können bei Kindern, die auf die Straße gehen und für Klimaschutz demonstrieren und freitags dafür nicht zur Schule gehen, doch nicht auf Schulpflicht argumentieren und mit dem Finger auf sie zeigen, wenn sie sich darum sorgen, was die Generation ihrer Eltern aus ihrer Welt macht, womit die sich umgeben und womit sie kämpfen müssen.

Wir sind nicht in der Lage, zu akzeptieren, dass es Zeit wird, dass wir unseren Kindern und den Leuten, die Veränderungen wünschen, zuhören und was verändern. Es kann nicht sein, dass das Kapital entscheidet, was mit unserem Planeten geschieht.

»Es kann nicht sein, dass die Interessen einzelner weniger Individuen über die Interessen unseres Planeten, unserer Natur gestellt werden.

Unsere Natur, das ist unser Habitat, das ist unser Zuhause. Unsere Welt ist die einzige, die wir haben. Wir können sie nicht weiter ausbeuten. Wir können unsere Gesellschaft nicht weiter zerfasern.

Und all diese Themen gehören zusammen!

Letztlich ist es erschreckend traurig, dass wir jetzt schon Kinder ins Parlament holen lassen, damit sich überhaupt etwas bewegt, weil die Alten gar nichts mehr auf die Reihe kriegen bzw. sich vor jeglicher Verantwortung drücken.

Wenn es so weitergeht, dann haben wir bald keine andere Wahl als „Kinder an die Macht".

»Womit wir nach dem Motto „Wer sich auf den Staat verlässt, der ist verlassen" tatsächlich schon bei der Eigenverantwortung und der Selbstermächtigung des Einzelnen angekommen sind.

Eigenverantwortung

In deinem Leben kannst und wirst du viele positive und/oder negative Erfahrungen und Entwicklungen durchleben. Es gibt auf der Welt viele tragische Schicksale, aber auch diese gehören zum Leben.

> Wir finden es nun einmal wichtig zu betrachten, wie man Menschen davor bewahren kann, abzuschmieren. Das ist schließlich ein mächtiger Teil des sozialen Miteinanders und der sozialen Verantwortung.

Dabei muss man es den Regierungen – aus welchem Interesse heraus auch immer – hoch anrechnen, dass sie sich dafür einsetzen, dass so wenige Bürger wie möglich abkacken und sich selber zerstören.

Können wir Menschen andere überhaupt vor sich selber beschützen und retten? Müssen vor allem auch junge Menschen nicht auch das Recht haben dürfen, eigene Erfahrungen zu machen? Gehört das (kalkulierte) Risiko und die Fehlerfreundlichkeit nicht auch zum Leben? Wir können das Restrisiko nicht planen, völlig ausklammern und für immer bewältigen. Risiko und Unsicherheit gehört zum Leben dazu. Alles andere wäre eine mächtig naive und kindliche, illusorische Herangehensweise.

Stichwort: Helikopter-Eltern. Was findet durch die Überbehütung statt? Kann es sein, dass wir hier gerade unfähige junge Menschen produzieren, die bei kleinsten Problemen zusammenbrechen?

Was passiert weiter, wenn wir den jungen Menschen fertige Lebenskonzepte überstülpen? Was macht das mit den Kids? Kann es sein, dass wir sie der Möglichkeit berauben, ihre eigenen Erfahrungen zu sammeln, an sich selbst zu wachsen, sich zu entwickeln, ihre Komfortzone der Sicherheit zu verlassen, neue Erfahrungen zu machen, sich dann bestenfalls weiterzuentwickeln, andere Perspektiven zu betrachten und so weiter und so fort.

»Knallhart: Pauschalisierte, angstgetriebene Verbote, Kontrolle und Überwachung – unter dem Deckmantel der Fürsorgepflicht – sind definitiv der falsche Weg! Das ist heuchlerisch!

Durch die Überbehütung und permanente Bevormundung richten wir mehr Schäden an, als dass wir sie verhindern könnten. Schäden, die dadurch entstehen, dass durch dieses unverantwortliche Handeln die Kids erst recht auf sich allein gestellt sind.

Dieses Gefühl, im Leben alleine und fremdgesteuert zu sein, ist auch ein ganz brutaler Grund menschlichen Unbehagens. Wie sollst du an dir selbst wachen? Wie geht's dir dabei, wenn dir keiner etwas zutraut? Auf der anderen Seite ist das Taxi Mama und das Handy mit 5 Jahren auch richtig geil!

Und dennoch bist du mit deinen Problemen in deiner Käseglocke der Überbehütung alleine. Das schreit schon, auch aus der menschlichen Natur des Jägers und Sammlers heraus, gerade in der Pubertät, nach Krawall, Rebellion, Ausbruch und Kompensationsverhalten!

Wer genau begleitet und unterstützt die jungen Menschen in ihrer Entwicklung wirklich? Wer nimmt sie wirklich auf Augenhöhe wahr, mit all ihren Themen, so wie sie sind? Auch unter Berücksichtigung dessen, dass die Alten, auch die Pädagogen usw. selbst im Leben kaum noch klar kommen und ständig mit ihren eigenen Grenzen am Rand der Überforderung zu kämpfen haben?

Das können nicht nur theoretisch studierte Leute sein. Das können vorwiegend nur Menschen sein, die da praktisch auch selbst durchgegangen sind, und Vorbilder, die ihr Leben und ihre Persönlichkeit im Griff haben. Menschen, die einen eigenen Weg gefunden haben, die sich selber kennen gelernt haben, die durch die Probleme und Krisen, die sie selbst gemeistert haben, gewachsen sind.

Nicht solche Typen, die theoretisch im Trockenen außen am Beckenrand stehen und dumme Sprüche klopfen …! Und auch nicht diejenigen, die stets meinen, ihr eigenes ultimatives Patent-Lebenskonzept anderen ungefragt und zur Not noch mit Sanktionen behaftet aufs Auge drücken zu müssen!

Typen, die schlimmstenfalls nicht einmal selber leben, was sie da predigen?

Da ist es doch letztlich die logische Konsequenz: Wenn ich mich schon nicht auf meine „vorgesetzten Vorbilder" verlassen kann, muss ich mir dann nicht selbst eine gewisse „Legitimation zu Selbstermächtigung" verschaffen?

Learning on the Job?

Durch die, ob der Leser dies nun wahrhaben will oder nicht, innerhalb gewisser Peergroups stattfindende Selbsterziehung junger Menschen kultivieren sich langfristig auch die Rauschdrogen. Eine zunehmende Bewusstheit im Umgang damit findet, zumindest bei den fortgeschrittenen Konsumenten, unseres Erachtens bereits statt.

Einerseits durch eine wirklich gezielte Steuerung und kontrollierte Lenkung von erfahrenen Konsumenten und Usern, andererseits leider hauptsächlich durch ein gefährliches autodidaktisches „Learning on the job".

Selbstmedikation findet aus verschiedenen Gründen statt. Ja, das ist auch eine Flucht aus dem Druck und dem Stress des Alltags. Zum einen hast du die Leute, die wirklich einem anstrengenden, stressigen und schnelllebigen Job nachgehen. Menschen, die dann am Wochenende einen Ausgleich brauchen. Dabei einfach „nur" abzuschalten, ist für sie häufig unbefriedigend.

Das heißt, die wollen nach dem Stress in der Woche enorm positive Erlebnisse haben. Als Katalysator für all das erfahrene Negative. Die gehen am Wochenende zum Feiern in den Club und versinken – bei manchen für mehrere Tage, bei manchen nur für einen Abend – in völliger Ekstase. Konsumiert wird alles, was verfügbar ist.

Es gibt Leute, die haben zwar Vorlieben, aber erst mal wird konsumiert, was da ist. Dafür, dass der Konsum sehr oft als Selbstmedikation betrieben wird, geht er aber häufig am Ziel vorbei. Die Drogen bieten zwar das Potenzial, mit Problemen und Alltagsbelastungen anders umzugehen, aber es wird häufig so exzessiv konsumiert, dass es echt nicht mehr schön ist.

Wir möchten hier niemanden das Recht absprechen, auch einmal zu eskalieren, übers Ziel hinauszuschießen und viele Drogen zu nehmen. In dem Fall klingt es fast schon wieder negativ, aber grundsätzlich ist doch erstmal nichts Verwerfliches dabei, auch einmal die „Sau rauszulassen". Mit welchen Mitteln und in welcher Art und Weise sei dahingestellt.

» Hier der Bogen zu „älteren" Lesern: Oder sich am Wochenende auch einmal völlig zuzusaufen …!?

Völlig normal und sogar „kulturell verankert" ist es doch beispielsweise, auf das Oktoberfest zu gehen und so lange zu feiern, bis wir richtig gute Laune haben. Und uns dabei so richtig die Kante zu geben, bevor wir am nächsten Tag den Kater wieder auskurieren, oder!?

Viele Leute belassen es dann aber auch dabei. Das passiert bei den meisten Leuten, wenn überhaupt, ein paar Mal im Jahr – mit Alkohol können wir die Parallele zum Drogenkonsum ruhig ziehen, auch wenn die Vergleichbarkeit schwierig ist.

Wenn wir zu gewissen Gelegenheiten immer wieder Drogen konsumieren, dann kann man anfangen, sich folgende Fragen zu stellen: Schieße ich am Ziel vorbei? Ist es das, was ich möchte? Hilft mir das? Schadet mir das? …?

Dabei sind die Entschlüsse und Entscheidungen zum Konsum ganz unterschiedlich. Aber es gibt mit Sicherheit Menschen, die werden bei genauerem Hinsehen feststellen, dass sie sich langfristig nichts Gutes damit tun.

„Okay, aber heute geht schon noch was, oder? Dann mach ich erstmal ein paar Wochen Pause …!?"

Im Moment der Dröhnung selbst sinkt leider auch immer die Selbstkontrolle, und somit ist meist auch sehr viel Leichtsinn, Risikobereitschaft und ggf. auch schon eine gewisse Gewohnheit dabei. So funktioniert das menschliche Gehirn. Wir werden von unserem Gehirn regelmäßig ausgetrickst.

> Eine Sucht hat immer auch, zumindest zunächst, mit unbewusster Gewöhnung zu tun!

Wir haben die neuronale Verknüpfung geschaffen. Pünktlich zum Wochenende kommt direkt die letzte positive Erinnerung hervor und wir werden von unserem auf die Drogen wartenden Belohnungssystem gesteuert. Unser Hirn manövriert uns direkt zu dem Mittel, das uns beim letzten Mal die besten Emotionen gebracht hat. Wenn wir dann aber in diesem Kreislauf versinken sollten und nichts anderes mehr zu tun gedenken, dann treten wir im Leben nicht nur auf der Stelle, sondern wir wirtschaften unsere Persönlichkeit mittel- bis langfristig auch gnadenlos herunter.

Durch einen Eingriff in das natürliche und filigran abgestimmte Nervensystem im Gehirn, also beim Konsum, bezahlst du für alles einen Preis. Wenn wir unser Hirn unter der Woche dermaßen mit Dauerstress beanspruchen (lassen) und am Wochenende vielleicht positive Emotionen fürs Hirn und für den Körper einfordern, dann ist das sehr wohl Stress.

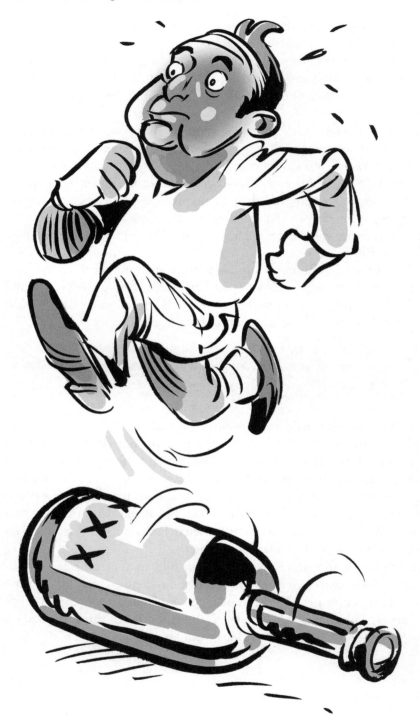

Drogenkonsum ist – ganz banal ausgedrückt – erstmal nur Stress für den Körper, der das Substrat verarbeiten muss. Auch wenn die meisten Drogen gar nicht so toxisch sind, wie es scheint, ist es ein Fakt, dass Drogen für den Körper und das Gehirn auf Dauer sehr anstrengend sind. Und wenn wir uns in diesem (Teufels-)Kreis weiterbewegen, dann wird aus Selbstmedikation ganz schnell Selbstzerstörung und Sucht.

Einigen Menschen gelingt es ja, diesen extremen Switch der Wahrnehmung eines stressigen Alltags in ein konsumbedingt ebenfalls stressiges, aber positiv behaftetes Wochenende umzuleiten.

Hier stellt sich die Frage: Wird ein Mensch jemals in der Lage sein, diesen wilden Affen gepflegt zu reiten …? Wollen diese Menschen bei voller Bewusstheit dies irgendwann dann auch wieder unterlassen? Stichwort: Kontrollierter Konsum!

Wir stellen jetzt einmal die steile These in den Raum, dass es grundsätzlich möglich ist. Es gelingt ja auch vielen Leuten. Viele haben das alles voll im Griff. Viele meinen, das alles voll im Griff zu haben. Viele haben überhaupt nichts im Griff. Viele sind sich der Problematik auch durchaus auch bewusst.

»Who cares? Wo sind die individuellen Grenzen zwischen massivem Lustgewinn, Selbstmedikation, Lebensqualität und einer selbstzerstörerischen Sucht gesteckt?

Für manche ist es einfach nur Lifestyle, und die Konsequenzen sind ihnen im Moment einfach egal. Sie wünschen sich das halt so. Vielleicht haben sie auch (noch) nicht die Selbsterfahrung und die Selbstdisziplin, das Ganze geregelt und in ein überschaubares Konsumverhalten umzusetzen. Das ist ein Prozess, der sich individuell erst einmal etablieren muss. Je mehr Menschen einen kultivierten Umgang pflegen, desto größer ist auch der Anreiz, selbst den kultivierten Umgang zu finden.

»Das passiert jedoch nicht von heute auf morgen. Das braucht Generationen.

Die gesellschaftlichen Probleme werden auch ohne Drogen nicht verschwinden. Aber wenn wir die Leute weiter stigmatisieren und nicht akzeptieren wollen, dass es Menschen gibt, die Probleme mit Drogen haben, wird sich nicht viel ändern. Das wäre zu einfach.

Wir nehmen in Kauf, dass Menschen sich durch den Konsum von Drogen in Gefahr begeben, so unliebsam das ist und so schlimm häufig die Konsequenzen für die Menschen sind, die sich komplett herunterwirtschaften – aber auch das gehört wohl zum menschlichen Leben dazu. Zum menschlichen Leben gehört aber auch, aus seinen Fehlern zu lernen.

Wobei es keine Lösung sein darf, dass die Menschen sich in allem selbst überlassen bleiben!

> Wir stellen fest: Vieles liegt in der Eigenverantwortung des Individuums. Und wenn ein Mensch sich ihrer verweigert, und keine neuen Erfahrungen und Entwicklungsprozesse durchlaufen möchte, dann ist das auch seine zu respektierende Entscheidung.

Was auch passiert, so schlimm das klingt, so radikal die These jetzt wirkt, aber das Ablehnen der Eigenverantwortung ist in seiner Gesamtbetrachtung gesamtgesellschaftlich noch immer nicht so gravierend schädlich wie die generelle Prohibition!

Klarstellung

> Auf gar keinen Fall geht es uns mit diesem Buch darum, die Menschen in puncto Drogenkonsum anzufixen! Das ist nicht unsere Intention.

Was wir uns aus der Fraktion der notorischen Nörgler und Bessermenschen auf jeden Fall werden anhören dürfen, ist mit Sicherheit: Wenn die Leute das lesen, könnten sie denken, dass Drogenkonsum eine super Sache ist.

Das wäre absoluter Bullshit und überhaupt nicht Sinn der Sache!

Man könnte aber auch argumentieren: „Schau mal, was die beiden alles durchdacht haben und wo die heute entwicklungstechnisch stehen."

Okay, wir haben teils extreme Erfahrungen gesammelt, aber auch sehr viel buchstäbliche Scheiße gefressen, die wir wirklich niemandem wünschen.

>> Wahre Persönlichkeitsentwicklung findet jedoch stets nur in und mit einer klaren Birne statt. Bei viel zu vielen gibt's nach einer jahrelang verballerten Birne nämlich leider nicht mehr viel zu entwickeln.

Weiterhin muss auch ganz deutlich erwähnt werden, dass wir beide extrem viel Glück gehabt haben, gerade noch so aus der ganzen Nummer herausgekommen zu sein.

Das ist wirklich nicht üblich, nach solch einer Odyssee schafft es nur ein sehr geringer Prozentsatz, ein Leben lang sauber zu bleiben. Sucht ist eine, bis heute, unheilbare lebenslange Krankheit, die ohne spätere Hirnamputationen auch nicht heilbar sein wird.

> Drogen sind nicht harmlos. Der gesellschaftliche Blick darauf ist nur noch nicht korrekt. Die Gefahren sind real.

Nicht nur Menschen, die wirklich psychische Vorbelastungen und Probleme haben, müssen extrem vorsichtig damit sein. Auch diejenigen, die meinen, psychisch topfit zu sein, können damit brutal auf die Fresse fallen und es kann zu wirklich, wirklich grausamen Phasen führen, durch die kein Mensch durchgehen oder auf denen er im schlimmsten Falle hängenbleiben möchte.

Deshalb kann man niemanden motivieren, besser, darf man niemanden motivieren, Drogen zu nehmen. Drogen sind eine Sache für sich. Wenn Menschen sich dazu entscheiden und das in Eigenverantwortung tun, mit all den Gefahren, die damit einhergehen, auch wenn sie sich dessen häufig nicht wirklich bewusst sind, so bleibt es meist ein unberechenbarer Ritt auf Messers Schneide.

Es geht uns hier darum, darauf hinzuweisen, was passieren kann und wo unserer Meinung nach gesellschaftlich die Probleme, ggf. noch unklar, verborgen sind. Es geht darum, dem Leser einen möglichst objektiven Blick zu verschaffen und uns mit diesem Thema der Objektivität bestmöglich anzunähern.

> Menschen zum Drogenkonsum zu animieren ist das Allerletzte! Das geht nicht! Das ist kein Spiel und Drogen sind keine harmlosen Substanzen!

Jeder Mensch ist anders und individuell gepolt. Das Zeugs kann bei jedem anders wirken. Man kann nicht sagen: Wenn es bei mir so wirkt, dann wirkt es bei dir so. Drogen können gefährlich sein! Man kann jedem Menschen nur eindringlich sagen, dass alles, was er tut, in seiner eigenen Verantwortung liegt.

Wir würden niemals im Leben einem Menschen dazu raten, Drogen auszuprobieren. Drogen sind nichts für jedermann. Das ist immer ein Ritt auf der Kanonenkugel. Du weißt nicht, was kommt, du kannst es nicht berechnen, du kannst es nicht verteufeln, du kannst es nicht verherrlichen. Es ist, was es ist.

Durch den Konsum nimmst du massiven Eingriff auf das filigrane natürliche Gleichgewicht deiner Gehirnstruktur. Auf ein Wunderwerk der Evolution, welches rein wissenschaftlich betrachtet bis heute lediglich in den Randgebieten erforscht und erklärt ist. Du lässt dich auf etwas ein, was unberechenbar sein kann. Trotz allem Wissen, trotz allem Hintergrund.

»Wenn du die Kanone zündest, musst du auch immer mit dem Einschlag rechnen. Wer hoch fliegt, der fällt auch tief – so einfach ist das!

Bei allem Wissen und Halbwissen. Es gilt, den Balanceakt, die Mitte zu finden. Zwischen objektiver Aufklärung und Verherrlichung. Die derzeitige Drogenpolitik führt zwar dazu, dass wir vieles falsch finden, was im Moment alles abgeht, aber das bedeutet nicht, das wir Drogen verherrlichen und als völlig harmlos erachten. Transparenz ist das Stichwort.

Wie so oft im Leben gibt es hierbei unglaublich, unglaublich viele Graustufen, Farben, Facetten und Blickwinkel zum Thema. Es gibt nicht nur links, rechts, oben und unten. Es gibt auch alles dazwischen.

Uns ist kein einziger Mensch bekannt, der solch ein starkes Selbstbewusstsein hat, der so selbstreflektiert ist, dass er voraussehen könnte, was der Konsum der ein oder anderen Droge mit ihm machen wird.

»Welcher Mensch kennt seine tiefsten inneren Antreiber, seine Motivatoren, seinen Dämonen? Wer hat die alle parat und vor allem voll im Griff?

Vor allem, wenn wir theoretisch davon ausgehen, dass das Bewusstsein sowieso nur einen minimalen Teil der Gesamtkonstitution einer Persönlichkeit ausmacht.

Dass wir menschlich und gesellschaftlich in unserem jeweiligen und stark limitierten, individuellen Kosmos, bei aller Aufklärung, fast nichts über uns selber wissen, ist ziemlich traurig. Der reflektierte Zugang zu uns selbst steckt zumindest in der westlichen Konsumgesellschaft echt noch in den Kinderschuhen. Das ist sicherlich nicht zuletzt dem Fakt geschuldet, dass Schule und Bildung so ablaufen, wie sie nun mal ablaufen, und im jeweiligen frontalen Fachunterricht nur wenig zur Persönlichkeitsbildung beigetragen werden kann.

❯❯ Innenschau und Selbsterkenntnis ist angesagt!

Wir haben zwar unsere Umwelt mittlerweile besser im Blick als jemals zuvor, aber was uns an Wissen fehlt, ist immens. Und wir werden auch nie in der Lage sein, alles zu ergründen, und das muss auch nicht sein.

Alles zu ergründen kann auch problematisch sein. Wir müssen nicht alles wissen. Was wir wissen müssen, ist das, was wir brauchen, um uns unserem Umfeld anzupassen, um mit den Lebenssituationen, in denen wir stecken, zurecht zu kommen.

❯❯ Es geht um reale Lebenssituationen.

Alles hat eine Wirkung, eine Ursache. Das Prinzip von Ursache und Wirkung ist ein Naturgesetz.

Hey, egal was wir tun, ob es ein Morgenritual ist, ob es die Menschen in unserem direkten Umfeld sind, die auf uns einwirken, ob es das politische Geschehen oder die Medien sind, die wir angucken. Alles beeinflusst uns irgendwie in direkter und indirekter Art und Weise. Alles, was wir tun, hat einen Einfluss.

❯❯ Und genauso ist das mit Drogen. Drogen sind im Endeffekt nur ein Spiegel des Lebens.

Drogen funktionieren so, wie das Leben funktioniert, nichts ist berechenbar, alles ist möglich, Gefahren sind real, Chancen und Glück sind real, alles ist real.

Wir können beispielsweise auch auf die Straße gehen und vom Auto überfahren werden. Das lässt sich auf so viele Aspekte unseres Lebens übertragen.

Wir haben nicht über alles Kontrolle. Ist es nicht ziemlich arrogant und überheblich, zu glauben, wir hätten alles unter Kontrolle? Die totale Kontrolle über alles …?

» Böse Zungen scheinen sich die totale Kontrolle zu wünschen …!

Spaß beiseite, anderes Thema. Demzufolge kann es aber auch beim Umgang mit Drogen, egal welcher Art, weder eine hundertprozentige Sicherheit noch die totale Kontrolle geben. Und da sind wir wieder bei der absoluten Eigenverantwortung dafür, auf welchen Ritt du dich in deinem Leben einlässt, angekommen.

Auch hier – ja, der Kreis schließt sich wieder – kann ich mir noch so sehr einbilden, stabil, starr und sattelfest im Leben zu stehen, ich weiß nie, welchen Prozess die Drogen in dem Moment vielleicht auslösen können. Damit ich 100 %ig sagen kann, ich hab' die Kontrolle. Dieses Restrisiko wird bleiben, und das kann dir auch keiner abnehmen …!

> Das Restrisiko gehört zum Leben. Wir wissen so wenig! Sicherheit ist eine Illusion!

Ich kann in der Sekunde einen Herzinfarkt kriegen und tot umfallen. Alles, wonach wir streben, Sicherheit, Berechenbarkeit, Kontrolle und Vorausschau, all das sind gedankliche Konstrukte. Sie sind Illusionen. Wir wissen nicht, was morgen passiert, wir wissen nicht, was in einer Sekunde passiert, alles ist unberechenbar. Und das ist Teil des Lebens. Was bilden wir uns eigentlich ein, wer wir sind?

Statement zum Ende dieses Kapitels

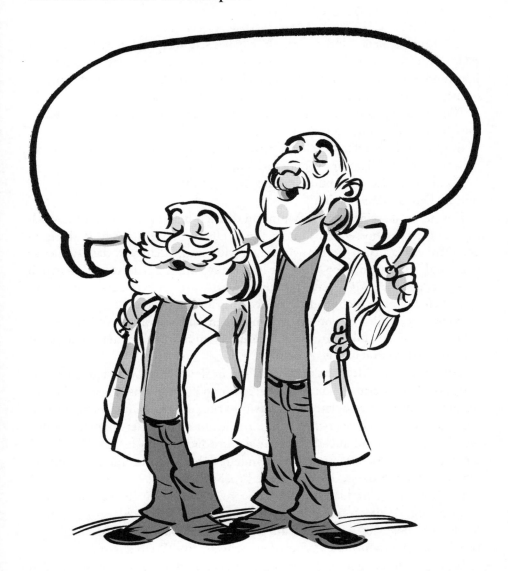

   Wir hoffen und wünschen uns sehr, dass diese Konfrontation des Lesers hier mit all diesen Themen bestmöglich dazu führt, dass wir uns alle gesellschaftlich intensiv damit auseinanderzusetzen beginnen und endlich damit anfangen, uns tatkräftig zu bewegen –ganz im Interesse ALLER!

» Say you want a revolution …!?

… ist nichts Neues und das gab's auch alles schon einmal in den Zeiten der Beatles und der Hippie-Kultur der 60er- und 70er-Jahre des vergangenen Jahrhunderts. So unter dem Thema Liebe, Einssein, Glück. Einfach übergeordnete Themen zu haben, über die es sich lohnt, sich auszutauschen.

Wir machen uns Illusionen, wenn wir davon ausgehen, dass alle Menschen immer und überall nur gut sind.

In großen Teilen der Gesellschaft ist es mächtig unliebsam, wenn man an dem Ast sägt, auf dem die Verantwortlichen sitzen.

Da kommen fremde Leute und die sägen gefühlt an deren Daseinsberechtigung. Das ist unangenehm.

Das heißt, da wird mit der Munition, die ich habe, vom Ast, auf dem ich sitze, auf die geschossen, die am Ast sägen. Und genau hier ist ein Problem in der Denke. Natürlich werfen wir diesen Menschen nicht vor, dass sie per se böse sind. Das ist in dem Moment leider nur eine Art Selbsterhaltungstrieb derer, der aber langfristig nach hinten losgeht. Wodurch wir uns gesamtgesellschaftlich auf lange Sicht jeglicher Existenzgrundlage berauben.

Wenn wir an diesem Punkt aber umdenken und uns dem Problem stellen, wenn wir uns um Lösungsansätze bemühen, zusammenarbeiten, dann wird auch der Ast von niemanden abgesägt.

Das ist in dem Moment die Angst, die in den Leuten vor sich geht. Die Angst vor Veränderung. Vor dem, was kommen könnte. Aus Angst und Ohnmacht heraus wird **re**-agiert. Aber das funktioniert auf Dauer nicht. Das ist schädlich, das ist selbstzerstörerisch. Für alle am Prozess Beteiligten. Für die, die zurückfeuern und auch für diejenigen in Machtposition. Für die, die daran sägen, sowieso. Damit ist niemandem geholfen. Absolut niemandem. Und das ist ein Prozess, der muss unterbrochen werden.

Dennoch sei ganz klar bemerkt, dass revolutionär zu denken aber auch nichts bringt. Weil wir mit einem radikalen Ansatz zurückschlagen. Wir müssen lernen, uns wieder einander anzunähern, miteinander zu sprechen – die verschiedenen Grautöne zwischen dem Schwarz und Weiß auszuloten.

Ist es grundsätzlich nicht besorgniserregend, dass viele Menschen den Glauben und das Vertrauen in die Politik und auch Jugendliche den Glauben und das Vertrauen in die Welt der Erwachsenen bereits verloren haben?

8

Legale Drogen

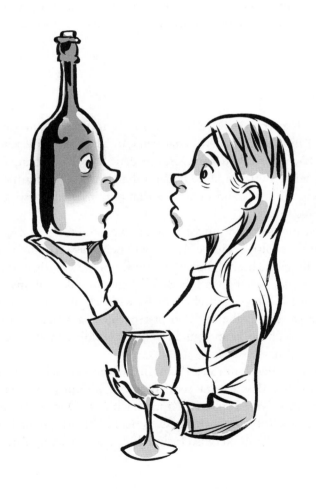

© Springer-Verlag GmbH Deutschland, ein Teil von Springer Nature 2020
R. Biesinger, M. Klute, *Toxisch*, https://doi.org/10.1007/978-3-662-60678-0_8

Um das Thema dieses Buches weiter einkreisen zu können, verschaffen wir uns einen Überblick darüber, was der Markt an legalen, gesellschaftlich anerkannten Rauschdrogen in Deutschland so alles hergibt, und hinterfragen, anhand exemplarischer Beispiele, wie damit umgegangen wird.

Bezogen auf das Alltagsbewusstsein der Menschen jedenfalls bestehen im Vergleich zwischen den legalen und illegalen Substanzen offensichtlich sehr große Zerrbilder der Wahrnehmung. Da dieses Buch auch kein Drogenlexikon darstellen soll, konzentrieren wir uns zur weiteren Bewusstmachung des Lesers hier auf einige, exemplarisch ausgewählte, die allgemeine Verständnislosigkeit anregenden, im Raum stehenden Ungleichheiten bzw. Unverhältnismäßigkeiten.

Bei den legalen Rauschdrogen fallen uns an erster Stelle Alkohol, Tabak, Kaffee und auch die vielfältigsten Produkte der Pharmaindustrie, wie Schlaf-, Schmerz-, Beruhigungsmittel etc. ein. Sowohl die ärztlich verordneten als auch die frei zugänglichen Substanzen mit ihren kilometerlangen Beipackzetteln.

Nikotin

Das bei uns als psychoaktiv relativ harmlos angesehene Nikotin mit seiner direkten und indirekten realen Schädlichkeit, die man inzwischen auf jeder Zigarettenschachtel ersehen kann, ist ein deutsches Kulturgut. Die Antiraucherkampagnen der letzten Jahre haben offensichtlich für deutliche Bewusstheit und auch Wirkung, zumindest bei den potenziellen Einstiegs- und Erstkonsumenten gesorgt.

Nikotin ist nicht nur in rauchbaren Tabakprodukten wie Zigaretten, sondern auch auf vielfältige andere Arten, wie beispielsweise die von Marlboro auf den Markt gebrachten Tabak-Verdampfer-Sticks, E-Zigaretten, Nikotinersatzprodukte usw., verfügbar. Die Bandbreite des Nikotinkonsums ist riesig!

Nikotin wird in der Gesellschaft nicht wirklich als Rauschdroge wahrgenommen, da es die Psyche auf den ersten Blick, abgesehen vom extremen Abhängigkeitspotenzial beim Rauchen, nicht wirklich direkt mess- und feststellbar zu beeinflussen scheint.

Jeder Raucher aber kennt das Phänomen, wenn er sich morgens die erste Zigarette anbrennt, dass er eine sehr intensive Wirkung feststellen wird, die im Laufe des Tages von Kippe zu Kippe nachlässt. Oder wenn das regelmäßige Verlangen nicht bedient wird bzw. es bei Nichtverfügbarkeit stimmungstechnisch von leichter Nervosität bis hin zu mittlerer Panik oder/und

Konzentrationsstörungen kommen kann. Nikotin ist gesellschaftlich akzeptiert. Niemand wird dich, außer vielleicht ein extrem militanter Nicht- oder Ex-Raucher, dafür verurteilen, dass du qualmst.

Nikotin hat ein viel größeres Abhängigkeitspotenzial als viele anderen der illegalen Drogen. Es ist unglaublich schwer und unangenehm, vom Nikotin weg zu kommen. Wer es schafft, wird als echter Held gefeiert!

Der Einfluss von Nikotin auf das menschliche Gehirn wird deutlich unterbewertet. Vielleicht auch deshalb, weil es eben eine akzeptierte und legale Droge ist? Wir haben nicht diesen verächtlichen Blick darauf, der dafür sorgt, dass beispielsweise Jugendliche sich beim Rauchen gar nicht mal so schlecht fühlen. Der generelle Kontext zu den illegalen Rauschdrogen ist eben ein anderer. Du weißt, dass das Rauchen dir irgendwann einen extremen Schaden zufügen wird, aber du hast nicht mit enormen Konsequenzen der Strafverfolgung zu rechnen.

Wenn du als Jugendlicher mit 16 Jahren – früher durftest du mit 16 Jahren in Deutschland noch Tabak kaufen – nach Hause kommst und die Eltern finden eine Schachtel Zigaretten bei dir, dann bekommst du vielleicht Ärger mit deinen Eltern. Die heißen das vielleicht nicht gut, aber du wirst deswegen nicht bei der Polizei angezeigt oder in eine Suchtklinik eingewiesen bzw. hast mit ähnlichen Konsequenzen zu rechnen.

> Die Verhältnismäßigkeit scheint hierbei offensichtlich nicht gewährleistet und in puncto Sanktionsmöglichkeiten besteht grundsätzlich ein offensichtliches Ungleichgewicht.

Koffein

Koffein wird in unserer Gesellschaft nicht im Geringsten als psychoaktive Substanz wahrgenommen, wobei es als Stimulanzmittel in seiner Psychoaktivität häufig unterschätzt wird. Nur weil der Rausch relativ subtil ist – ähnlich wie beim Nikotin – und ich bei moderatem Konsum keine Euphorie oder Ähnliches verspüre, heißt es nicht, dass es mein Verhalten nicht beeinflusst.

Auch Substanzen wie Teein, Taurin, Guana etc. greifen in meine Hirnchemie ein und sorgen grundsätzlich dafür, dass mein Verhalten dementsprechend ein anderes, aber relativ einschätzbares ist. Neben dem Kaffee- und Tee-Konsum betrifft das weiterhin auch die am Markt befindlichen Energy-Drinks, bei denen verantwortungsloser, unreflektierter und unaufgeklärter Konsum auch schon zu einigen Toten geführt hat.

Historisch betrachtet war auch der Kaffee eine ganze Zeit lang in Deutschland verboten und es stand Gefängnis, Prügelstrafe und Ähnliches darauf. Seit etwa 1750 gab es In Deutschland Kaffeeverbote und damit einhergehende Handelseinschränkungen so häufig, dass man tatsächlich von einer systematischen Kaffeeeinschränkungspolitik sprechen kann. Hierbei waren zwar rein kapitalistische, monopolistische und marktregulierende Beweggründe zur Verknappung des Stoffes die Ursache, was uns aber gerne einen weiteren Impuls zum etwas tieferen Darübernachdenken liefern darf. Oft wurde der gesamte Handel mit Kaffee bei Strafandrohungen von bis zu vier Jahren Zuchthaus verboten.

> **》Wenn wir uns heute über ein Kaffeeverbot Gedanken machen würden, würden wir herzhaft loslachen.**

Es klingt und wirkt absurd, aber warum sollten wir so etwas wie Kaffee verbieten, es gibt ja keinen logischen Grund. Genauso unlogisch ist es aber auch bei vielen anderen Substanzen, die vergleichsweise harmlos sind im Gegensatz zu dem, was wir heute schon alles erlauben.

Medikamente, bittere Pillen und Arzneien

> Wichtig: Bei wirklich leidenden und kranken Menschen, denen keine anderen, alternativen Wahl- und Behandlungsmöglichkeiten als die „chemische Keule bitterer Pillen" zur Verfügung stehen, spricht wirklich nichts dagegen, diese auch einzusetzen. Ganz im Gegenteil.

Auch bei den legalen „Arzneien" gibt es sehr große Unterschiede zwischen den realen Wirkungen und auch den tatsächlichen Gefahren. In Deutschland haben wir es geschätzt mit mindestens drei Millionen Tablettenabhängigen aus den Reihen der Schlaf-, Beruhigungs-, Schmerz-, Depressions- und Ritalin-Liga zu tun. Stichwort: Opiate, Benzos, Ritalin, Gehirndoping, Kopfschmerzen, Nasensprays etc. ...

Explizit eingehen wollen wir hierbei auf Ritalin und Benzodiazepine.

Ritalin

Ritalin ist ein super Thema. Da hast du ein hyperaktives Kind und gibst ihm Speed. Das ist absurd.

Die Aufmerksamkeitsdefizit-/Hyperaktivitätsstörung – ADHS – ist generell ein sehr seltsames Krankheitsbild, zu dessen Ursachen es keine wirklichen Anhaltspunkte gibt. ADHS ist eher ein Verhaltensmuster, welches wiedererkannt wird und nach dessen Schema ärztlich beaufsichtigt Rauschdrogen verordnet werden. ADHS gilt heute als anerkannte psychische Störung. Dazu gibt es im Netz genügend Pro- und Contra-Debatten, auf die wir hier nicht eingehen werden.

Dennoch seien uns in Hinblick auf das Ritalin ein paar provokative Gedanken gestattet:

• Wer genau hat etwas davon, massiv in die Gehirnchemie junger, noch unausgereifter menschlicher Gehirne einzugreifen?
• Wer genau verfolgt welchen Zweck? Etwa den, junge Menschen sozial konform „funktionieren" zu lassen, indem sie still sitzen, statt sich ihren Spieltrieben und ihrer jugendlichen Neugier hinzugeben?
• Was sind die wirklichen Gründe und Ursachen, warum unsere Kids mit Gewalt verbogen werden?
• Inwieweit geht es um gewollten gesellschaftlichen Konformismus und/ oder auch die Hilflosigkeit der Erziehenden bzw. um das Ego der Erwachsenen oder vielleicht sogar um mächtig lukrative Beweggründe der Pharmaindustrie?
• Und was sagt das über unsere Gesellschaft, dass sie diesen Weg benutzt, um Kinder zu „erziehen"?

Auffällige Kids gab's schon immer. Dieses Gebaren, junge Menschen unter Drogen zu setzen, ist unseres Erachtens ganz klar ein Angriff auf die Natur und das individuelle Wesensgefüge des Menschen!

Es gilt zu bedenken, dass wir ADS und ADHS als Syndrom, als Symptomkomplex einerseits als gegeben hinnehmen und andererseits Menschen dafür kritisieren, dass sie Amphetamine konsumieren. Gerade Amphetamine sind in unserer Gesellschaft, nach Cannabis, eine der verbreitetsten illegalen Drogen. Amphetamin (Pep) könnte man sogar, zusammen mit Ecstasy (MDMA), als eine der gängigsten illegalen, billigsten und am leichtesten zugänglichen Drogen bezeichnen.

»Vom Arzt verordnetes Ritalin oder in den USA Adderall ist chemisch gesehen grundsätzlich einfach nur Speed, also Pep oder Amphetamin.

Das heißt, wir verurteilen Menschen, die das konsumieren, was Kindern bei den geringsten Anzeichen einer „Symptomatik" der Arzt verschreiben würde. Nur dass die Konsumenten selbst die bestimmte Dosierung wählen. Im Endeffekt ist das der einzige Unterschied – neben dem Wege der Beschaffung selbstverständlich.

Und auch hierbei ist klar, dass übermäßiger Amphetamin-Konsum mit Sicherheit schädlich ist. Jedenfalls ist der dauerhafte, vom Arzt verordnete Amphetamin-Konsum durch Ritalin mit Sicherheit genauso schädlich, als wenn ich mich selber entscheide, den ganzen Tag auf Amphetamin unterwegs zu sein. Bis auf die Dosierung macht das Ganze von der Art des Konsums her grundsätzlich keinen Unterschied.

Gerade bei Ritalin ist es mit der Dosierung auch so eine Sache. Die Leitlinien hierfür sind relativ schwammig und der Arzt stellt die Dosierung seinem persönlichen Erfahrungswert entsprechend ein.

> Das Endergebnis ist, dass wir schon in der Grundschule mit Amphetaminen vollgepumpte Kinder sitzen haben. Unabhängig davon, dass häufig eine relativ moderate Dosierung vorhanden ist, ist Ritalin eine psychoaktive Substanz. Sonst würde sie ja nicht funktionieren.

Natürlich haben Amphetamine für Erwachsene ein unglaubliches Schadenspotenzial, aber das Schadenspotenzial ist auch bei Kindern nicht geringer. Teilnahmslose Menschen, die wie Maschinen emotionsbefreit durch den Tag gleiten. Egal, ob es sich um einen Speed konsumierenden Erwachsenen oder um ein Kind handelt, das vom Arzt verordnetes Ritalin einnimmt.

»Legal – illegal, oder eigentlich doch scheiß-egal?

Es sei die abschließende Frage gestattet, um wen oder was genau es hierbei im Hintergrund wirklich geht? Im Prinzip ist das einzige, was beim Konsumverhalten von Amphetaminen bei Erwachsenen und Kindern wirklich dazwischensteht, das Strafgesetzbuch. Ob sich daran etwas ändern lässt, ist äußerst fragwürdig. Wir liefern hier nur Denkanstöße.

Was sich jedoch ändern ließe, wäre die eigenverantwortlich hinterfragende und selbstermächtigte Bewusstheit und auch die schonungslos ehrliche Aufklärung der potenziellen Konsumenten bzw. die bedingungslose, verantwortungsvolle Übernahme des konsequenten Erziehungsauftrages der Eltern, Erzieher und Pädagogen gegenüber ihren Schutzbefohlenen.

Blindes Vertrauen wie auch der Weg des geringsten Widerstandes und des sich unreflektierten Auslieferns an diverse Autoritäten und Obrigkeiten hat, zumindest historisch betrachtet, selten etwas Positives vorangetrieben. Zumindest nicht für die natürliche, gottgegebene Entwicklung des Individuums an sich!

Benzodiazepine

Benzos sind schon lange verfügbar. Seitdem sie auf dem Markt sind, werden sie missbraucht. Aufgrund ihrer die Gleichgültigkeit fördernden und angstlösenden Wirkung ist das Missbrauchspotenzial exorbitant groß. Aktuell gibt es weltweit, gerade in der Jugendkultur, einen generellen und relativ starken Hype rund um diese Substanzen und deren Ableger.

Ein wichtiger Faktor dabei ist die Geschichte der aktuellen amerikanische Opioid-Krise, die sich in der Lebensrealität und damit auch der Musik-Kultur der USA auswirkt und die nach Europa in die direkt vernetzten deutschen Jugendkulturen herüberschwappt. Gerade wenn es um globalisiert funktionierende Musik als schwergewichtiges Ausdrucksmittel geht, kannst du zwischen der amerikanischen und deutschen Szene nicht mehr trennen.

Wenn die amerikanischen Künstler in ihren Texten häufig sehr kritisch oder auch selbstironisch mit einem zwinkernden Auge über ihre Probleme und ihre Drogen- und allgemeine Lebensrealität sprechen, kommt das zwangsläufig auch hier an.

Gerade Jugendliche mit fehlenden Vorbildern können in ihrer Entwicklung häufig nicht so weit differenzieren, dass sie verstünden, dass dieser Konsum eigentlich von vielen Leuten ursprünglich kritisiert und der Umgang mit Drogen in Frage gestellt wird. Klar gibt es auch dort Akteure, die den Konsum verherrlichen und selber in einer Schleife festhängen.

Gerade Jugendliche identifizieren sich stark mit ihren Vorbildern und denken in ihrem Selbstbild, dass es cool sei, auch zu konsumieren. Die Neugierde des propagierten Lifestyles ist geweckt und sie probieren es dann aus. Um sich den Menschen, denen sie nacheifern, möglichst nahe zu fühlen und eben ihren eigenen Film darauf zu fahren. Gerne wird vorschnell geurteilt und gesagt, dass die bösen Musiker unsere Jugend versauen. Weil sie böse, für die Jugend nicht geeignete Sachen sagen. Die aber erzählen auch nur Geschichten aus ihrer eigenen Lebensrealität. Auch hierauf haben staatliche Reglementierungen keinen Einfluss!

Die Verantwortung liegt dann nicht bei den Musikern. Eine wichtige Sache ist es doch, dass man globale Lebensrealitäten nicht verleugnen kann und diese auch thematisieren sollte und muss.

Die lehrerhafte Art mit Verboten und erhobenem Zeigefinger funktioniert dabei aber nicht. Die Drogen sind da, und durch die Jugendkultur stehen gerade die legalen Medikamente oder/und der Trend dazu, diese zu konsumieren, im direkten Fokus. Der Medikamentenmissbrauch – aufgeputscht durch den propagierten Lifestyle – wird faktisch betrieben.

Bis zu einem Punkt hin, wo US-amerikanische Medikamente, die in Europa in dieser Form gar nicht zugelassen sind und vertrieben werden, hier in Originalverpackung verfügbar sind. Die Nachfrage nach beispielsweise Promethazin, Codein, Benzos usw. ist riesig.

Im Endeffekt ist daran nicht viel Lebenswertes, aber das ist in Zeiten fehlender echter Vorbilder eben auch eine Realität. Junge Menschen möchten sich einer Gruppe zugehörig fühlen, und durch den Konsum können sie dann nachempfinden, worüber ihre Idole in ihren Texten dann singen, rappen, wie auch immer. Das führt im Umkehrschluss dazu, dass der Missbrauch von Medikamenten in den letzten Jahren auch hier relativ groß geworden ist.

Seitdem die Opioid- und Tabletten-Krise in den USA wütet, gibt es hier in Europa ein extrem hohes Aufkommen dieser Tranquilizer in allen vorstellbaren Formen. Klingt es dabei nicht irgendwie logisch, dass nicht nur die Jugendlichen sich die Frage stellen, was es damit auf sich hat und auch hierbei Selbsterfahrung sammeln wollen? Bzw. darin einen gangbaren Weg sehen, sich aus der stressigen Realität abzuschießen? Und sich auch dann im nächsten Schritt, wenn nicht schon aus dem eigenen Umfeld erfahren und vorgelebt, das Zeug legal von verschiedenen Ärzten verschreiben lassen oder direkt im Internet bestellen?

Benzos haben ein extrem hohes Suchtpotenzial, das einhergeht mit einem der schlimmsten Entzüge, die es überhaupt gibt. Die Gefahren werden völlig unterschätzt! Gerade weil Jugendliche häufig nicht durchreflektieren, gerade weil es häufig so eine pubertäre „Mir doch alles egal"-Haltung ist, die dabei eine Rolle spielt.

Nach offiziellem deutschem Suchtbericht von 2017 sprechen wir unabhängig vom soeben behandelten „Schwarzmarkt-Thema" von einer Menge an legal verkauften Benzodiazepinen und Benzodiazepinrezeptoragonisten, die ausreicht, um 1,2–1,5 Millionen Abhängige mit diesen Arzneimitteln zu versorgen! Die Gesamtzahl der Arzneimittelabhängigen wird auf mindestens zwei Millionen Menschen geschätzt. Offiziell von den deutschen Ärzten auf Rezept angefixte Abhängige!

Ein Schalk, wer Böses bezüglich irgendwelcher monetärer Interessen irgendwelcher Lobbyisten und Pharmakonzerne denkt!

> Unser Augenmerk soll hier nicht darauf gerichtet sein, dass jetzt Millionen ältere erwachsene Abhängige ihre Entzüge schieben sollten. Unser Interesse liegt eindeutig darin, die Jugend nicht vollends vor die Hunde gehen zu lassen und die Hintergründe und Ursachen des aktuell stattfindenden, allgemeinen menschlichen Theaters etwas mehr zu beleuchten und zu hinterfragen!

Alkohol

Alkohol gilt ebenfalls als gesellschaftlich anerkannte Volksdroge und Kulturgut. Es heißt sogar häufig, ein Glas Wein am Tag sei völlig vertretbar und gesund. Ist es, exemplarisch schon hier betrachtet, nicht völlig absurd, wenn ich auf der einen Seite propagiere, dass der Alkohol in Maßen gut für die Gesundheit ist, und ich andererseits den Cannabiskonsumenten als süchtig bezeichne, weil er sich nach Feierabend eine Tüte raucht?

Der Alkohol hat ein wirklich extremes, wissenschaftlich erwiesenes, Schadenspotenzial. Dieses Schadens- und Abhängigkeitspotenzial ist nach aktuellem Kenntnisstand weitaus höher als das der meisten anderen illegalen Drogen. Wobei die Wirkungsweisen auf das Gehirn und den Körper völlig andere sind und die Rauschdrogen an sich und insgesamt generell nicht linear und direkt miteinander verglichen werden können. Die genaueren Differenzierungen der Wirkungsweisen, Gefahren und Abhängigkeitspotenziale erfolgen später in Kap. 9 und 10.

> Unbestritten liegen die größten sichtbaren persönlichen und gesellschaftlichen Schädigungen deutlich bei der Rauschdroge Alkohol.

Die Rauschdroge Alkohol hat unbestritten eine derartig perverse, die Persönlichkeit und Gesellschaft schädigende Wirkung, die ihresgleichen sucht. Er führt regelmäßig zu extremer Gewalt, zu Delirien, zu Kontrollverlust, zu Wahn, zu selbstzerstörerischem Verhalten. Zu aggressivem Verhalten gegenüber sich selbst, seinen Mitmenschen, seiner Familie, ja selbst gegenüber den eigenen Kindern. Er führt zur völligen Verwahrlosung, zur Missachtung jedes gesellschaftlichen Konsenses, ja sogar dazu, dass die Leute im wahrsten Sinne des Wortes, komplett irre werden. Menschen verhalten sich rücksichtslos, bösartig, und nicht alle, aber viele Teile der Konsumenten sind im Suff völlig verantwortungsbefreit.

Und das ist geduldete Normalität in Deutschland! Keiner wird dich nach einem großen Volksfest dafür verurteilen, wenn du sturzbesoffen irgendwo langwackelst. Du wirst eher noch belächelt, wenn du irgendwo randalierst oder Scheiße gebaut und irgendwelche Schäden angerichtet hast. Dann heißt es: „Haha, das war der Alkohol." Es wird verharmlost und Alkohol ist nach wie vor ein häufig verwendeter und anerkannter Legitimationsgrund für Fehlverhalten. Besoffen gewesen zu sein, wird oft als Entschuldigung akzeptiert.

Auf der anderen Seite haben wir Drogenkonsumenten, die wirklich schwer verurteilt werden, obwohl sie keine derartigen gesellschaftlichen Schäden anrichten – das heißt nicht nie überhaupt welche –, aber wir haben vergleichsweise selten von Gras oder Ecstasy konsumierenden Menschen gehört, die ihre Mitmenschen schlagen, die völlig ausarten, die Frauen im Vollsuff respektlos behandeln, die jegliche Hemmungen verlieren und total eskalieren.

Bei Alkohol werden die Denkprozesse und auch die natürlichen Schutzmechanismen des sozial korrekten Verhaltens total außer Kraft gesetzt. Dem Säufer ist ab einem gewissen Pegel jegliches Brechen von Tabus völlig egal.

Das passiert dir mit den meisten anderen Drogen nicht. In den seltensten Fällen wirst du nach anderen Drogen morgens aufwachen – das kommt bestimmt auch vor, aber nicht in dem Ausmaß wie beim Alk – und dir nach einem kräftigen Filmriss an den Kopf packen und krampfhaft darüber nachdenken müssen, was da gestern wieder los war, was du wieder angestellt hast.

Alkohol ist die tödlichste und am meisten konsumierte Rauschdroge überhaupt. Sicherlich besteht ein gewisses Bewusstsein für die schädigende Wirkung, sie wird jedoch eher belächelt und für okay befunden, als dass er verboten werden müsste. Selbst wenn die abartigsten Eskapaden daraus resultieren. Der Alk war halt schuld – sorry – kommt nicht wieder vor.

Alkohol – Ein Gedicht!
Johnny Ethyl

> Ich bin stärker als alle Armeen der Welt zusammen.
> Ich habe mehr Menschen als alle Kriege der Nation vernichtet.
> Ich bin tödlicher als die Kugeln und ich habe mehr Familien
> zugrunde gerichtet als die stärksten Kanonen.
>
> Ich stehle jedes Jahr Millionen und habe vor niemand Achtung.
> Ich finde meine Opfer unter den Armen und Reichen –

den Jungen und Alten – den Starken und Schwachen –
den Gebildeten und Ungeschulten.

Ich bin der größte Betrüger auf dieser Welt
und breche am häufigsten zusammen.
Witwen und Waisen kennen mich.
Ich verberge mich im Innersten und verrichte meine Arbeit leise.
Man warnt euch vor mir, aber ihr beachtet es nicht.

Ich bin ohne Ruhe überall.
Man findet mich im Haus, auf der Straße und in der Fabrik.
Ich bringe Krankheit, Erniedrigung, Hoffnungslosigkeit und Tod.
Und doch versucht niemand, mich zu zerstören.

Ich zerstöre und vernichte, wo ich hinkomme,
gebe nichts und nehme alles!

!!Ich bin euer schlimmster Feind!!
(Verfasser leider unbekannt)

Irgendwie scheint der Gesetzgeber zumindest in Bezug auf den Alkohol erkannt zu haben, dass es überhaupt nichts bringt, die Menschen für den Konsum zu verurteilen oder zu sanktionieren. Dass es im Prinzip an der Eigenverantwortung des Individuums selbst liegt, zu entscheiden, wie viel es konsumiert. Und auch dass es sich selbst bei Eskalationen dafür entscheiden kann, ohne dafür mit extremen Repressionen rechnen zu müssen. Insofern der Einzelne diesen Irrsinn überhaupt aushält.

Es sei denn, es bringt andere Leute in Gefahr, wie beispielsweise im Straßenverkehr.

Es stellt sich auch hier schon wieder die Frage, warum dieses allseits tolerierte Konsumverhalten von Alkohol als der gefährlichsten Rauschdroge überhaupt – reines Nervengift – im Verhältnis zu den anderen gängigen und (illegal) allseits verfügbaren Rauschdrogen, deren faktisch-reales, wissenschaftlich anerkanntes Gefahrenpotenzial heute allseits bekannt ist, mit zweierlei Maß gemessen wird. Warum wird damit so unverhältnismäßig umgegangen?

Die Gründe dafür, was als legal und was als illegal einzustufen ist, lassen sich uns Autoren rein rational nicht erschließen und sind uns logisch nicht begreifbar. Vieles beruht nicht auf Fakten, sondern auf Emotionen. Auf nicht reflektierten Gefühlen, auf indoktrinierten Informationen, die seit Generationen, mit dem Anspruch auf Richtigkeit und dem offensichtlich löblichen Vorwand des Schutzes der Volksgesundheit und der Jugend an uns weitergegeben werden. Sie beruhen auf Angst- und Panikmache und auf Propaganda, die durch Eigeninteressen und Wirtschaftsfaktoren irgendwelcher mächtigen Lobbyisten schon viel zu lange verbreitet und erhalten werden.

> Diese Aussagen hier sollen keine der illegalen Drogen verharmlosen oder glorifizieren, aber Fakt ist, dass mit den legalen Drogen anders umgegangen wird, obwohl sowohl das Schadens- als auch das Suchtpotenzial bei vielen legalen Rauschdrogen häufig viel, viel höher liegt und definitiv lebensgefährlichen Einfluss auf viele Körperfunktionen hat.

9

Cannabis

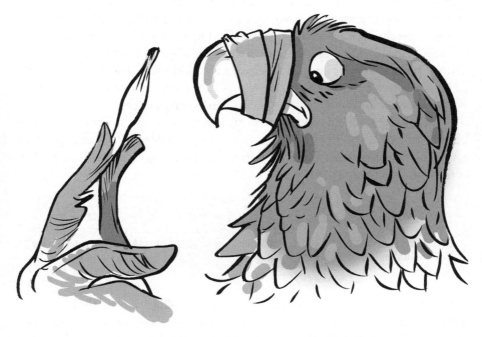

Cannabis/Marihuana ist in Deutschland wie auch global die am weitesten verbreitete illegale Rauschdroge. Seit Jahrtausenden wird sie von Menschen zu Rausch- und medizinischen Zwecken kultiviert. Das Cannabis wird aus der Hanfpflanze gewonnen, welche als eine der ältesten Kulturpflanzen der Menschheit gilt und sowohl zur Fasergewinnung als auch zu Rauschzwecken weltweit Verbreitung fand. Die Hanfpflanze ist in der Segeltuch- und Schiff-

© Springer-Verlag GmbH Deutschland, ein Teil von Springer Nature 2020
R. Biesinger, M. Klute, *Toxisch*, https://doi.org/10.1007/978-3-662-60678-0_9

stauproduktion lange unabdingbar und als fester Bestandteil der westlichen Kultur akzeptiert gewesen. Bis zum Beginn des globalen „War on Drugs" war sie auch in Deutschland als allgegenwärtiges Rauschmittel – genannt Knaster – bekannt.

> Die Welt des Cannabis hat sich in den letzten Jahrzehnten stetig weiterentwickelt und in den letzten Jahren rasant verändert.

Beispielsweise in Bezug auf die Liberalisierung/Legalisierung in großen Teilen der USA, in Kanada, Uruguay und anderen Ländern, die Cannabis bisher für den medizinischen Gebrauch legalisiert haben, wie auch Deutschland, oder die Freigabe planen wie Luxemburg.

Durch eine global wachsende Akzeptanz von Cannabis etabliert sich nach und nach eine gefühlt neue Selbstverständlichkeit im Umgang mit dem Konsum und anderen cannabisbezogenen Produkten wie CBD, einem Cannabinoid, welches als kaum psychoaktiv eingestuft und auch in Deutschland legal erhältlich ist.

Viele Konsumenten wünschen sich auch für Deutschland und mit Sicherheit auch für Österreich oder die Schweiz ein ähnliches Modell wie beispielsweise Kanada oder der US-Bundesstaat Colorado es haben oder zumindest ein Coffeeshop-ähnliches Modell wie in den Niederlanden.

Andere haben sich aus der Debatte zurückgezogen und behandeln Cannabis einfach so, als wäre es bereits legal, stehen der Strafverfolgung ignorant gegenüber und lassen sich durch Strafanzeigen und ihre Konsequenzen nicht vom Konsum abhalten.

> Manch anderer hält sich aus Furcht vor Konsequenzen bis heute trotz der wachsenden gesellschaftlichen Akzeptanz enorm zurück. Gerade wenn es darum geht, sich seinen Konsum einzugestehen, weil dies je nach Berufsstand massive Konsequenzen nach sich ziehen kann.

Sei es der Führerscheinentzug, der bisweilen völlig irrational und im Vergleich zur Behandlung von Alkohol am Steuer unverhältnismäßig betrieben wird oder gleich ein Berufsverbot für gewisse Bereiche, in denen beispielsweise mit Kindern gearbeitet wird, mit sich zieht.

In jedem Fall wird das Verbot unter Cannabiskonsumenten heute bis auf wenige Ausnahmen als massive Ungerechtigkeit wahrgenommen und die meisten haben sich mit dem Verbot in irgendeiner Art und Weise arrangiert.

Der Wirtschaftszweig, der sich rund um das Thema entwickelt hat, hat sich ebenfalls arrangiert. Es gibt auch in Deutschland, Österreich und der Schweiz eine regelrechte Industrie, welche Produkte zur Verfügung stellt, um zu konsumieren, oder Utensilien zur Produktion/dem Anbau oder der Weiterverarbeitung von Cannabis anbietet. Verbote hin oder her. In Österreich ist es sogar möglich, weibliche Hanfpflanzen in Fachgeschäften zu erwerben, und das völlig legal. In der Schweiz wird im großen Stil Cannabis angebaut und vermarktet, welches nur geringe THC-, aber hohe CBD-Prozentsätze enthält. Und in ganz Europa sind Cannabissamen erhältlich, wenn auch oft illegal oder halblegal. Die Verfügbarkeit ist bei einer etwas durchdachten Vorgehensweise einfach und mit wenig großen Risiken verbunden.

Es gibt mittlerweile ernstzunehmende Messen, auf denen es nicht um alberne Kifferklischees geht, sondern um ernsthafte Geschäfte. Und einige deutsche Firmen sind global in ihrem Bereich – wie der Produktion von Glasrauchwaren – unter der absoluten Weltspitze ihresgleichen angekommen.

Mit der Firma Storz und Bickel, welche Verdampfer für den medizinischen, aber auch den Freizeitgebrauch herstellt, wurde beispielsweise ein süddeutsches Unternehmen für rund 145 Millionen Euro an ein kanadisches Unternehmen verkauft.

So stellt es sich aktuell folgendermaßen dar: Das bisherige Verbot von Cannabis hat nicht zur Eindämmung des Konsums geführt. Wir haben allein in Deutschland geschätzt 4–5 Millionen Cannabiskonsumenten bei rund 82 Millionen Einwohnern.

> Daraus resultiert zwangsläufig die Frage, inwiefern das Verbot für unsere Gesellschaft sinnhaft ist. Immerhin ist dies doch ein immenser Anteil der Bevölkerung, welcher durch die aktuelle Gesetzeslage kriminalisiert wird.

Die Basics

Auch wenn den meisten cannabisaffinen Lesern der folgende Abschnitt wahrscheinlich keine neuen Erkenntnisse liefert, wollen wir der Vollständigkeit halber und für jeden Leser, der sich bisher nicht großartig mit dem Thema befasst hat, nach dem kurzen Einstieg in dieses komplexe und kritisch diskutierte Thema erst einmal die grundsätzlichen Informationen zu Cannabis und Cannabisprodukten liefern.

Cannabis/Haschisch

Cannabis, das sind die Blüten der weiblichen Hanfpflanze, welche zum Konsum getrocknet werden und fermentiert/gereift werden können. Diese sind überzogen mit tropfenförmigen Harzdrüsen, den sogenannten Trichomen, welche sowohl die Wirkstoffe, die Cannabinoide, als auch die Aromastoffe, die Terpene, enthalten. Haschisch besteht aus den isolierten Trichomen der Blüten, also einer Art Extrakt, und wird entweder durch Sieben der getrockneten Blüte, durch das Abreiben an der frischen Blüte oder durch Eiswasserextraktion vom restlichen Pflanzenmaterial getrennt.

Je nach Methode und Vorgehen bei eben jener Extraktion werden unterschiedliche Wirkstoff- und Aromenkonzentrationen erreicht. Generell gilt bei Siebungsverfahren: Je feiner die Siebung, desto weniger Pflanzenmaterial, desto potenter das Konzentrat.

Außerdem gibt es noch deutlich potentere Extrakte, die nicht als Haschisch deklariert werden und welche auf dem heimischen Markt schwerer verfügbar sind, wie beispielsweise Cannabisöl, sogenanntes Wax Rosin und einige andere Extraktformen, die enorme Wirkstoffkonzentrationen erreichen können, von denen aber in der Regel deutlich weniger konsumiert werden muss, um die gewünschte Wirkung zu erreichen.

Diese Konzentrate können Konzentrationen von bis zu 90 % THC und mehr aufweisen. Ihre Produktion ist teilweise gefährlich, sofern sich Laien an die Herstellung wagen, sich für die Extraktion mit Butangas als Lösungsmittel entscheiden und die Rahmenbedingungen nicht beachten, da sich bei unsachgemäßer Handhabung des Butans eine enorme Entzündungsgefahr ergeben kann. Beispiele für fatale Unfälle gab es in der Vergangenheit weltweit genug.

Cannabinoide/Terpene

Es gibt zahlreiche verschiedene Cannabinoide und Terpene, die je nach Zusammensetzung die Wirkung und das Aroma beeinflussen sowie prägen. Jede Sorte besitzt ein einzigartiges Cannabinoid- und Terpenprofil, wobei dieses sich – wenn in der Regel auch nicht so sehr wie bei unterschiedlichen Zuchtlinien – auch innerhalb einer Sorte unterscheiden kann. Insofern es sich nicht um Stecklinge einer Pflanze, also Pflanzen mit absolut identischem Genmaterial handelt.

Die verschiedenen Sorten unterscheiden sich teilweise drastisch in ihren Aromen. Die Bandbreite ist dabei deutlich größer als beispielsweise bei Wein, welcher ja auch wegen seines komplexen Aromenspiels von vielen Menschen geschätzt wird. Und in ihren Wirkungen unterscheiden sich die einzelnen Sorten klar, wobei der häufig subjektive Eindruck des Rausches auch noch von vielen anderen Faktoren (Set und Setting) mitbeeinflusst wird.

Das bekannteste Cannabinoid ist das THC, genauer gesagt Delta-9Tetrahydrocannabinol, welches der sogenannte Hauptwirkstoff und in den zu Rauschzwecken verwendeten Sorten der in der höchsten Konzentration vorliegende Wirkstoff ist. THC ist psychoaktiv und maßgeblich für den Rausch der Hanfpflanze verantwortlich.

CBD oder Cannabidiol ist das zweitpopulärste Cannabinoid. Es ist, je nach Quelle der Beurteilung, als kaum psychoaktiv bis nicht psychoaktiv eingestuft, hat allerdings anscheinend großes Potenzial, was seine medizinische Nutzung angeht. Es wirkt (muskel-)entspannend, angstlösend, entzündungshemmend und entkrampfend. Ein antipsychotisches Potenzial wird erforscht und auch in der Krebsforschung treffen wir auf CBD als einen vielversprechenden Stoff.

Des Weiteren seien hier zu nennen CBN, THCV, CBC, CBG und viele andere, mehr oder minder psychoaktive Inhaltsstoffe der Cannabispflanze.

Die Terpene sind, wie wir bereits erwähnt haben, die Hauptverantwortlichen für die verschiedenen Gerüche von Cannabis, tragen nach aktuellem Kenntnisstand ebenso zur berauschenden Wirkung bei und sorgen für ein mannigfaltiges Spektrum an Aromen. Von Zitronen- und Zitrusfruchtaromen, Waldbeerenaromen, Aromen von tropischen Früchten, Pinienaromen reicht die Palette bis zu Moschus, chemischen treibstoffartigen Terpentingerüchen und klassischen Gewürzaromen. Die Bandbreite ist beinahe unvorstellbar groß.

Indica/Sativa/Ruderalis

Üblicherweise wird Cannabis in drei genetische „Familienstränge" differenziert: Sativa, Indica und Ruderalis. Durch das stetige Kreuzen der Züchter wurden viele sogenannte Hybridsorten erschaffen. Reine Sativa-, Indica- und insbesondere Ruderalis-Genetiken sind auf dem Markt zwar noch verfügbar, aber die breite Masse der modernen Sorten sind Kreuzungen, die mehr oder minder zu einer dieser Familien tendieren oder eine ausbalancierte genetische Mischung besitzen.

Man sagt, dass die einzelnen Familien aufgrund ihrer Wirkstoffzusammensetzung in der Regel ein typisches Wirkprofil besitzen. So sollen Sativa-Genetiken dazu neigen, ein klares sogenanntes Up-High hervorzurufen. Sie gelten als euphorisierend, aktivierend bis leicht psychedelisch, neigen eher dazu, bei Konsumenten Paranoia hervorzurufen, und werden von den meisten Konsumenten bevorzugt, wenn tagsüber konsumiert wird und man in der Lage bleiben will, noch etwas zu unternehmen. Ihre Blätter sind schmal, ihr Wuchs hoch und gestreckt.

Indica-Sorten sollen ein entspannendes bis „narkotisches" und schmerzstillendes High hervorrufen und werden bevorzugt abends bzw. zum Abschluss eines Tages konsumiert, um abzuschalten und den Tag ausklingen zu lassen. Sie sind klein, buschig und in der Regel von dunkelgrüner Farbe. Die Blüten sind kompakt und üblicherweise stärker von Harz bedeckt als Sativa-Genetiken. Die Ruderalis-Genetik stammt aus Zentralasien. Sie wächst natürlich verwildert und besitzt normalerweise relativ wenig THC, ist aber für die moderne Zucht interessant, da diese Genetik im Gegensatz zu Indica- und Sativasorten, welche photoperiodisch blühen, nach einigen Wochen Wachstum automatisch anfängt zu blühen. Ruderalis wächst klein mit wenigen Verzweigungen und ist in der natürlichen Form nicht sehr ertragreich.

CBD-Sorten

In den letzten Jahren kam es in vielen Ländern zu einer wachsenden Beliebtheit von Sorten mit sehr geringen THC- und hohen CBD-Gehalten. Diese Sorten sind nicht spürbar psychoaktiv, und um wirksame Mengen an THC aus ihnen zu extrahieren, bräuchte man relativ große und im Vergleich zu normalen Konsumentenmengen exorbitant hohe Geldbeträge für die gleiche Wirkstoffmenge, sodass schon rein aus finanzieller Sicht ein Missbrauch nicht in Frage kommt. Außerdem dürfte die im Extrakt enthaltene Menge an THC in Relation zu dem der THC-Wirkung entgegenwirkendem CBD so gering sein, dass die Rauschwirkung wahrscheinlich vergleichsweise mild ausfallen würde und man, um dies an dieser Stelle ad absurdum zu führen, in einem weiteren Schritt mit einem für Nicht-Chemiker wahrscheinlich schwer möglichen nächsten Schritt für Rauschzwecke das THC aus dem Extrakt extrahieren müsste.

Nichtdestotrotz werden in Deutschland regelmäßig Gewerbetreibende, welche mit diesen aus legalem Industriehanf gewonnenen Blüten Handel treiben, zum Beispiel als Räucherhanf oder als Inhalt von Duftkissen, von Polizisten besucht und das Warensortiment beschlagnahmt. Mit eben jener Begründung, dass ein Konsum zu Rauschzwecken nicht ausgeschlossen werden könne.

Konsum

Für die meisten Konsumenten ist der Joint wohl bekanntermaßen die üblichste Konsumform, wobei die meisten Menschen ein Tabak-Gras-Gemisch konsumieren. Was wohl daher rührt, dass früher hauptsächlich Haschisch im Umlauf war, welches durch seine Konsistenz alleine im Joint nicht konsumierbar ist. In weiten Teilen der restlichen Welt ist es üblicher, Gras pur ohne Tabak im Joint zu rauchen. Auch in Europa gibt es Menschen, bei denen ein Trend hin zu puren oder zumindest zu Joints mit einem deutlich cannabislastigeren Mischungsverhältnis vorhanden ist.

Zum einen, da der Geschmack des Grases deutlicher zur Geltung kommt, zum anderen, weil Tabak die Wirkung des Joints maßgeblich beeinflusst. Abgesehen davon kommen die üblichen Suchtproblematiken und Gefahren des Tabakkonsums hinzu, die so manchen motivieren, den Tabakkonsum möglichst gering zu halten oder völlig zu vermeiden.

Die nächste mögliche Konsumform ist die Bong. Eine Bong ist eine Wasserpfeife, die ohne Schlauch geraucht wird. Zumeist werden damit Cannabis, Cannabis-Tabak-Mischungen, aber auch andere rauchbare Drogen geraucht.

Für die Bong gilt, was den Tabak angeht, das Gleiche wie für den Joint. Nur dass hier die Nikotinwirkung bei hohen Mischverhältnissen zu Gunsten des Tabaks teils immense Wirkungen entfalten kann.

Der Vaporizer stellt eine weitere mögliche Konsumform dar, die in der Regel nur mit purem Cannabis genutzt wird. Vaporizer sind Geräte, in denen das Pflanzenmaterial erhizt, aber nicht verbrannt wird. Eingestellt auf die gewünschte Temperatur lässt sich so steuern, wie viel und welche Wirkstoffe verdampft und inhaliert werden sollen. Von allen möglichen Arten, Cannabisprodukte zu inhalieren, stellt der Vaporizer zusammen mit den hochpotenten Extrakten, was die Schadstoffaufnahme angeht, die den Körper am wenigsten belastende Art und Weise dar, sich mit Cannabis zu berauschen, da keine Verbrennungsprodukte in den Körper gelangen und somit die Gefahren des Rauchens außen vor bleiben.

Der Konsum von Ölen (BHO), Wax, Rosin ist auf viele Art und Weisen möglich. Die gängigste ist heute das Dabben. Dabei wird eine spezielle Vorrichtung für die Bong oder kleinere Glaspfeifen benutzt, die erhizt wird, bevor der Extrakt auf dem vorgeheizten Aufsatz in der Regel rückstandslos verdampft wird.

Als letzte gängige Methode bleibt die orale Aufnahme der Wirkstoffe durch Lebensmittel, welche mit ihnen versetzt wurden. Bei dieser Methode ist häufig die Dosierung schwieriger, da sie zeitversetzt eintritt und deutlich länger anhält. Deshalb wird unerfahrenen Usern empfohlen, sich sehr vorsichtig heranzutasten. Da, was einmal im System ist, nicht wieder herausgeholt werden kann.

Wirkung

Die Wirkung von Cannabis kann wie bereits erwähnt je nach Sorte, Konsumform und Setting unterschiedlich ausfallen, wobei einige Aspekte mehr oder weniger bei jeder Sorte auftreten. Generell lässt sich sagen, dass die Wirkung stimmungsaufhellend ist. Die Wahrnehmung wird verändert, das heißt, dass beispielsweise Farben intensiver wahrgenommen werden – genauso wie Musik. Das Denken verändert sich, es kann Euphorie auftreten. Bei Gelegenheitskonsumenten kommt es häufig zu Lachanfällen, eine generelle Gelassenheit bis hin zur völligen Entspannung ist ebenso gängig. Wie bei den meisten Drogen spielen Set und Setting eine enorme Rolle. Grade bei Erst- und Gelegenheitskonsumenten.

Es können gerade bei einem ungünstigen Set und/oder Setting auch negative Effekte auftreten wie Verwirrtheit, Angst und Paranoia, welche in der Regel aber mit dem Ausklingen der Wirkung oder auch schon vorher wieder abklingen. Bei einer für den jeweiligen Konsumenten zu hohen Dosis treten in der Regel Übelkeit und Unwohlsein ein, welche aber nach kurzer Zeit wieder verschwinden. Das Abklingen dieses Unwohlseins kann durch zuckerhaltige Lebensmittel erfahrungsgemäß beschleunigt werden. Begleiterscheinungen sind üblicherweise ein beeinträchtigtes Kurzzeitgedächtnis, Mundtrockenheit, glasig-rötliche Augen, Fressattacken und ein stark verändertes subjektives Zeitgefühl. Medizinisch wird Cannabis von seinen Nutzern gegen Schmerzen, Appetitlosigkeit, Depressionen, Tourette und Spasmen, Epilepsie, Übelkeit und viele weitere Symptome eingenommen. Bei anderen Menschen kann Cannabis allerdings auch das Aufkommen von Depressionen und Psychosen begünstigen. Das hängt neben dem Set und Setting auch nicht zuletzt von den individuellen Dispositionen ab, also dem, was der Konsument in seinem charakterlichen Wesen bzw. seiner genetischen Veranlagung so alles mitbringt.

Streitgegenstand Cannabis

Die Fronten zwischen Legalisierungsbefürwortern und Vertretern der Prohibition sind enorm verhärtet. Gefühlt hört keine Seite der anderen zu und es gibt keinen nennenswerten Fortschritt in der Debatte. Während die eine Seite immer wieder die potenziellen Gefahren betont und dabei nur die genehmen Forschungsergebnisse zur Argumentation heranzieht und häufig subjektive Schlüsse aus Studienergebnissen, die auf dem eigenen Bild der Thematik beruhen, als Fakten darstellt, ist die andere Seite häufig etwas zu positiv gestimmt, was die Vorteile des Konsums angeht, und übersieht teilweise die tatsächlichen potenziellen Gefahren einer unbedachten Freigabe.

Die Debatte wird in der Regel derart emotional geführt, dass ein konstruktiver Streit, in dem auch ein Austausch stattfindet, der möglicherweise beide Seiten befruchtet, nicht möglich ist.

Die Gegenseite ist von vorneherein nicht bereit, sich auf ein Gespräch einzulassen und wartet nur auf die Gelegenheit, die ewig heruntergepredigten Argumente einzubringen, um ein Gespräch schon im Keim zu ersticken.

Dabei sind viele Argumente leicht zu widerlegen:

Zum Beispiel das Argument des Jugendschutzes. Den Verkauf dem Schwarzmarkt zu überlassen, schützt unsere Jugend viel weniger als ein aufgeklärter offener Umgang und die Einstufung von THC als mögliches Genussmittel für Erwachsene. Im Endeffekt müssten diese Hardliner und Verfechter der Prohibition als logische Konsequenz, wenn sie denn echten Jugendschutz wollten, sogar **für** eine Freigabe stehen.

Der Prototyp des selbstbetrügerischen Argumentes ist jener, der – beim Vergleich zwischen Alkohol und Cannabis-Cannabis den möglichen Nutzen als Genussmittel abspricht und ihn alkoholischen Getränken explizit zuspricht.

So heißt es immer wieder, dass Cannabis nicht als Genussmittel gelten kann, da es nicht möglich sei, eine geringe Menge nur des Geschmackes wegen zu konsumieren, und dies sei bei Alkohol möglich und würde von den meisten Menschen auch so vollzogen.

Diese Argumentation ist gleich auf mehrere Arten und Weisen schlichtweg Unfug. Zunächst zum selbstbetrügerischen Teil dieses Argumentes: Fakt ist, dass auch eine vergleichsweise geringe Menge Alkohol wie 0,5 Liter Bier oder 1–2 Gläser Wein oder auch ein Longdrink deutlich spürbare Effekte verursachen, auch wenn diese von einem Alkoholvollrausch weit entfernt sind. Auch Fakt ist, dass es möglich ist, nur geringe Mengen Cannabis zu konsumieren und so einen vergleichsweise milden Rausch zu erzeugen. Sowohl alkoholische Getränke als auch Cannabis können in der Perspektive des Konsumenten angenehme Geschmäcker und Gerüche vermitteln und somit den Aspekt des Genusses in den Konsumvorgang einbeziehen. Auch wenn viele Menschen sich dies selbst nicht eingestehen wollen, bewusst oder unbewusst, so konsumieren sie den Alk, wenn auch nicht zum Zwecke eines Vollrausches, dann aber dazu, die Assoziationen eines entspannenden Effektes oder einer gewissen Leichtigkeit innerhalb der sozialen Interaktion herzustellen. Dieses Gebaren ist eindeutig auf einen Rauschzustand zurückzuführen.

Dementsprechend ist es für viele Menschen eben Teil dieses Genusses, die Effekte des Alkohols zu verspüren. Abgesehen davon ist es absolut üblich, Alkohol auch als intensives Rauschmittel zu nutzen und das vielleicht häufiger, als so mancher sich selbst eingestehen will. Menschen sind schlicht Meister in Sachen Selbstbetrug.

Wenn man sich nun vor Augen führt, dass selbst ein vergleichsweise intensiver Cannabisrausch in der Wirkung und in seiner körperlichen Schädlichkeit weit weg ist von einem Alkoholrauschzustand – und dies muss kein absoluter Vollrausch sein – dann bleibt die Frage, wo solch eine Argumentation ihren Ursprung hat. Häufig scheint es, als sei das bereits gefällte Urteil zur Thematik die Grundlage für die eigene Argumentation.

Das Argument, dass Cannabis psychische Probleme begünstigt, geht dagegen auf zumindest teilweise existierende Phänomene zurück. So kann es sein, dass bei einem geringen Anteil von Konsumenten verdeckte psychische Probleme beim Konsum von Haschisch oder Marihuana dazu führen, dass diese Probleme sich manifestieren oder den akuten Rausch mitprägen.

Allerdings wird in der ganzen Debatte meist völlig außer Acht gelassen, dass diese Probleme möglicherweise viel komplexeren Ursprungs sind und nicht auf das einfache Konsumieren einer Droge zurückzuführen sind. Die Droge bringt das Problem dann nur zum Vorschein oder begünstigt das Auslösen einer Psychose. Während „Auslösen" im eigentlichen Wortsinn vielleicht auch gar nicht so weit ab vom Kern der Problematik ist. Man müsste in Betracht ziehen, dass die alleinige und protektive Herangehensweise, welche Cannabis die Schuld gibt und somit Cannabis schlicht als gefährlich einstuft, nicht der optimale, aber offensichtlich einfachste, medial wirksamste Weg zum Lösen eben jener Problematik ist. Auch wenn es für das einzelne Individuum mit Sicherheit angenehmer ist, wenn solche Probleme niemals ans Tageslicht gelangen, müsste man hier deutlich mehr Forschung betreiben, welche sich intensiv mit der Kausalität Cannabis und Psychosen auseinandersetzt, da sicherlich noch viele neue Erkenntnisse darauf warten, entdeckt zu werden.

Abgesehen davon liegt auch hier zumindest unserer Meinung nach die Verantwortung des Staates nicht darin, seine Bürger vor der Substanz zu schützen, was bekanntermaßen trotz Aufklärung und Verboten nicht funktioniert, sondern darin, im Krisenfall das Individuum zu stützen, also Angebote zur Verfügung zu stellen, welche den Menschen durch eine solche Krise begleiten.

Jugendliche

Immer wieder wird in der Debatte um die Cannabisfreigabe das Thema des Konsums von Jugendlichen ins Spiel gebracht und davor gewarnt, dass eine Liberalisierung ein falsches Signal senden könnte. So könnte der Eindruck entstehen, dass der nichtmedizinische Gebrauch von Haschisch und Marihuana harmlos wäre und dass es nicht besonders dramatisch sei, zu kiffen.

Genau diese Art der Verharmlosung geschieht allerdings durch die gesellschaftliche Akzeptanz des Alkoholkonsums ab 16 Jahren. Da Alkohol im direkten Vergleich ein größeres Schadens- und Suchtpotenzial als THC-haltige Produkte hat, wirkt es außerdem so, als spräche man jungen Menschen die Fähigkeit ab, sich eigene Urteile zu bilden.

Natürlich ist längst nicht jeder Mensch in der Lage, gefährliche Fehlschlüsse zu vermeiden, aber das gilt wohl auch für Erwachsene. Im Grunde ließe sich dieses Problem schon durch objektive Aufklärung und Gespräche auf Augenhöhe vermeiden. Dass Cannabis bei Jugendlichen die Gehirnentwicklung massiv beeinträchtigen soll, ist bekanntlich ja in aller Munde.

Zunächst soll glasklar gesagt sein, dass wir an dieser Stelle keineswegs den Cannabis- oder Drogenkonsum von Jugendlichen verharmlosen wollen.

> Fest steht für uns, dass für den Cannabis- sowie jeglichen Drogenkonsum ein gewisses Alter sowie im Idealfall eine gewisse charakterliche Reife nötig ist.

Auch wenn dies relativ utopisch scheint – das ist ebenso klar: der Idealfall wird in der Regel nicht immer eintreten können. Es geht im Folgenden auch nicht darum, völlig abzustreiten, dass Cannabiskonsum ein junges, sich entwickelndes Hirn beeinflusst. Es geht lediglich darum, auf grundsätzliche Probleme und Fehlschlüsse hinzuweisen.

Beispielsweise darauf, dass aus Studienergebnissen scheinbare Kausalzusammenhänge hergeleitet werden. So gab es eine Studie, welche herausfand, dass frühzeitiger Konsum von Cannabis bei Jugendlichen eine Veränderung der Masse an grauen Zellen ausgelöst hat. Was dann in den Medien so dargestellt wurde, als sei dies der Beweis dafür, wie schädlich Cannabis für Heranwachsende ist. Mit Schlagzeilen wie „So gefährlich ist Cannabis für jugendliche Gehirne". Fakt ist, dass eine solche Studie nichts weiter aussagt, als dass eben jene graue Masse sich verändert hat. Was daraus nun für Schlüsse gezogen werden können, steht auf einem anderen Blatt. Aber die Medien greifen diese Thematik auf und verarbeiten sie so, wie es in ihre eigene redaktionelle

Linie zum Thema passt, und stellen es für die breite Öffentlichkeit so dar, als wären ihre Schlüsse oder Hypothesen Fakten.

Hierdurch ist lediglich der Beweis ist erbracht, dass Cannabis Einfluss auf ein sich entwickelndes Gehirn nimmt – nicht mehr und nicht weniger.

Wie könnte das besser gelöst werden? Wir brauchen die Forschung, denn wir wollen ja wissen, was der jeweilige Stoff mit uns macht. Und wir brauchen auch mehr Forschung dazu. Da die meisten von uns keine Forscher sind, müssen wir es Experten überlassen. Das, was dabei rauskommt, sollte so aufbereitet werden, dass wir anderen die richtigen und wichtigen Schlüsse daraus ziehen können. Die Schlussfolgerungen wissenschaftlicher/medizinischer Studien bestehen aus ganz viel „könnte", „möglicherweise" und dergleichen, die Bedeutung dieser Ergebnisse müsste uns deshalb erklärt werden. Hier wären die Medien in der Pflicht. Die Politik sollte sich dabei aus seriösen wissenschaftlichen Quellen informieren, die „richtigen" Informationen/Studienergebnisse sollten für alle verfügbar sein.

Ein Vorgehen wie zuvor beschrieben ist mindestens verwerflich und in jedem Fall einer fortschrittlichen Gesellschaft und Demokratie unwürdig.

Leider taucht dieses Muster nicht nur in Bezug auf die Cannabisproblematik immer wieder auf und sorgt so für Unmut auf der einen und für faktische Desinformation auf der anderen Seite.

Und die politischen Verantwortlichen greifen erschreckenderweise selbst auf solche Informationen zurück und argumentieren mit ihnen. Obwohl wir im sogenannten postfaktischen Zeitalter doch immer wieder vor Augen geführt bekommen, wie wichtig Sachlichkeit in gesellschaftlichen Debatten doch ist, werden von zu vielen Menschen gefühlte Wahrheiten als Grundlage für diese Debatte genutzt, anstatt objektiv aufzuklären, um sich ein von halbgaren und unvollständigen Denkprozessen freies Meinungsbild zu generieren.

Einen eigenen Standpunkt zu vertreten, ist grundsätzlich eine gute Sache. Wenn man sich jedoch anderen Standpunkten gegenüber verschließt und das Ziel keine Konsensfindung ist, sondern ein Beharren auf der eigenen Meinung, kommt nun mal eine jede Diskussion ins Stocken.

So wird immer wieder der Jugendschutz als Argument geliefert, Cannabis weiterhin verboten zu halten. Wenn man sich die Realität anschaut, ist es so, dass heute jeder Jugendliche in der Lage ist, sich bei irgendeinem Dealer ohne Altersprüfung Cannabis oder andere Drogen zu erwerben. Diese Schwarzmarkt-Drogen folgen außerdem keinen Reinheitsstandards, sodass vor allem ausgehend von Verunreinigungen sogar noch weitere Gefahren auf die Konsumenten zukommen. Die Kriminalisierung bei Besitz oder der Beschaffung führt dazu, dass harte Jugendstrafen ausgesprochen und junge Menschen völlig aus ihren Lebenswelten herausgerissen werden.

Natürlich gibt es auch Dealer, die nicht an Kinder und Jugendliche verkaufen. Es stellt sich nur die Frage, ob es richtig ist, sich auf die Zuverlässigkeit der Schwarzmarkthändler zu verlassen, oder ob es nicht sinnvoller wäre, Cannabis genauso wie auch den Alkohol beispielsweise nur mit einer Altersprüfung ab frühestens dem 18., besser noch erst ab dem 21. Lebensjahr abzugeben.

Jetzt mag so manch einer sagen: „Aber Jugendliche kommen doch auch an Alkohol!" Ja, dem ist definitiv so, aber die Abgabe könnte über Fachgeschäfte eine bessere Frequentierung der notwendigen Überprüfungen ermöglichen, als dies bei Alkohol und seiner ständigen Verfügbarkeit, quasi überall, der Fall ist. Im Falle eines Verstoßes wäre es dann möglich, dem Händler seine Lizenz zu entziehen und das schwarze Schaf somit aus dem System zu entfernen, anstatt, so wie es heute ist, einem Händler „das Handwerk zu legen" und dem nächsten das Feld zu räumen. Man könnte somit die Abgabe an Jugendliche derart unattraktiv machen, dass man dieses Problem wenigstens einschränken könnte. Kaum jemand würde wahrscheinlich seine Existenzgrundlage für geringfügig höhere Einnahmen riskieren.

Nichtsdestotrotz ist es auch so, dass es wahrscheinlich niemals gelingen wird, alle Heranwachsenden daran zu hindern, Cannabis zu konsumieren. Gerade sie sind doch häufig risikofreudig und rebellisch auf der Suche nach der eigenen Identität.

Täglicher Cannabiskonsum in jungen Jahren – das haben wir an vielen Beispielen in unserem näheren Umfeld beobachtet – ist eindeutig eine Bremse am Bein! In den Jahren auf dem Weg ins Erwachsenenleben sollte es nicht sein, dass der Konsum einer Rauschdroge in die sich festigende Persönlichkeit und Identität alltäglich wird.

Cannabisabhängigkeit

Wie so viele psychoaktive Substanzen birgt auch Cannabis ein gewisses Suchtpotenzial und viele Menschen in Deutschland leben mit einer Cannabisabhängigkeit. Die Sucht nach Cannabinoiden ist in ihrer Ausprägung vergleichsweise mild, die Entzugssymptomatik beschränkt sich häufig auf unangenehme Symptome, wie Unruhe, schlechte Laune, Schlafprobleme, verstärkte Schweißproduktion und generelle Fahrigkeit, Appetitlosigkeit und intensiviertes Träumen.

Natürlich, Symptome wie diese sind prinzipiell alles andere als wünschenswert, jedoch verglichen mit vielen anderen gängigen Suchtmitteln harmlos bis nicht nennenswert, vergleicht man sie mit den Benzodiazepin, Heroin- oder Alkoholentzügen, welche im Extremfall bei Alkohol sogar tödlich ausgehen können und in allen Fällen enorme Qualen bereiten.

Wenn wir Abhängigkeit hören, kommen direkt sehr dramatische Assoziationen in unsere Köpfe. Jedoch sind diese Bilder in diesem Fall häufig relativ. Es gibt mit Sicherheit Menschen, denen die Abhängigkeit auch in diesem Bereich massive Probleme bereitet – das soll auf keinen Fall bestritten werden. Allerdings ist es so, dass ein wirklich großer Teil der Menschen, die von außen betrachtet und auch in der eigenen Wahrnehmung cannabissüchtig sind, sehr gut in der Lage sind, ihren Alltag zu bestreiten und keine gravierenden Probleme haben. Manch anderer ist durch den chronischen Konsum möglicherweise antriebslos und nicht in der Art produktiv, wie er es sich wünscht oder es ihm bei geringerem Konsum oder Abstinenz möglich wäre.

>> In der Regel wissen junge Menschen, dass THC abhängig machen kann, dennoch ist es vielen einfach egal und sie fallen auf die Schnauze.

Viele neugierige – aber leider unaufgeklärte – junge Menschen merken erst dann, dass was nicht stimmt, wenn sie schon kaum mehr ohne die Droge können. So geben sich viele junge Menschen der Sucht schlicht hin – zur Vermeidung von Schlafproblemen oder schlechter Laune, die sie in den ersten Tagen des Entzugs erwarten würde. Und so trifft man sich mit Freund X oder Y, braucht quasi nur einen Fünfer mit dazuzugeben und wird auf jeden Fall heute dicht. Selbst wenn mal kein Fünfer dabei getan wird – die Kollegen sind ja für einen da, und so ergeben sich aus dieser Sozialdynamik jugendliche Freundschaften und Freundeskreise, in denen das Konsumieren im Vordergrund steht und regelmäßig, wenn nicht immer, stattfindet. Aus diesen Kreisen auszusteigen, geschweige denn dankend die Droge abzulehnen, zeigt sich erfahrungsgemäß sehr schwierig.

Der Haze-Hype als Beispiel für die Gefahren des Schwarzmarktes

Obwohl es unzählbar viele verschiedene Sorten gibt, hat sich auf dem deutschen Schwarzmarkt eine Familie von Pflanzen durchgesetzt und kann – gerade in den Ballungsräumen – quasi überall gefunden werden: die Haze-Sorten. Cannabis aus der Haze-Linie verfügt über einen unverkennbaren,

enorm intensiven Geruch und Geschmack. Jeder, der schon einmal das sogenannte Haze in den Händen hielt, wird es durch seinen typischen Geruch
wieder identifizieren können.

Haze-Sorten sind in der Regel genetisch Sativa-dominante Pflanzen, welche einen intensiven Rauschzustand hervorrufen, der sich von anderem weniger potentem Gras oder Hasch klar unterscheiden lässt. Vielleicht gerade deshalb sind Haze-Knospen heutzutage in der breiten Masse der Konsumenten
häufig das Nonplusultra.

Obwohl es mittlerweile viele Sorten gäbe, die sowohl von der aromati-
schen/geruchstechnischen als auch von der Wirkintensität mithalten könnten. Auch wenn es möglich ist, an andere Sorten zu kommen, ist der Zugang
zu Haze quasi der einfachste.

Die meisten Händler verkaufen schlicht nur Haze. Gerade in Kreisen, welche sich nicht besonders intensiv mit dem beschäftigen, was sie eigentlich
konsumieren, wird häufig nur noch in **Haze** und **alles andere** unterschieden.

Gerade für Gelegenheitskonsumenten bringt das Angebot auf dem
Schwarzmarkt gewisse Einschränkungen an Wahlmöglichkeiten mit sich. Es
ist schlicht so, dass Gelegenheitskonsumenten theoretisch selten die Möglichkeit haben, sich etwas anderes auszusuchen als das, was insbesondere für unerfahrene User vielleicht einfacher handzuhaben wäre. Beispielsweise das
High einer vergleichbar starken Indica-Sorte, die wieder ganz andere Wirk-
komponenten aufweist (siehe Abschn. „Indica/Sativa/Ruderalis“).

Bei der aktuellen Situation des Marktes gibt es also häufig schlicht keine
Möglichkeit, eine auf die eigenen Umstände abgestimmte Sorte zu wählen
und somit möglichen ungewünschten Nebenwirkungen aus dem Weg
zu gehen.

Streckmittel – fehlende Kontrolle

In Deutschland passiert es nicht selten, dass zur Profitmaximierung Streckmittel genutzt werden, die das Gewicht des Pflanzenmaterials erhöhen und
im schlimmsten Fall die Gesundheit der Konsumenten massiv schädigen. Ein
Beispiel sind die nun schon einige Jahre zurückliegenden Fälle, in denen
Menschen reihenweise mit einer Bleivergiftung in Krankenhäusern behandelt
werden mussten, nachdem sie mit Blei versetztes Gras geraucht hatten.

Abgesehen von Blei, welches zum Glück ein seltenes Streckmittel ist, wird
Gras mit den verschiedensten Dingen gestreckt, welche häufig wirklich enorm
schädlich sind. Übliche Substanzen, die genutzt werden, sind Glas, Vogel-
sand, Haarspray, PK13/14, ein Dünger, der eigentlich für die Blütephase von

Hanfpflanzen konzipiert ist, Brix (ein Gemisch aus verschiedenen Stoffen wie Zucker und Plastik, der extra zum Strecken von Cannabis produziert wird), Zucker, Kräuter, Talkum usw. Zu erklären, wie schädlich es ist, beispielsweise Kunststoffgemische, Haarspray oder Zucker zu rauchen, erübrigt sich wahrscheinlich.

Abgesehen von Streckmitteln ist Schwarzmarktcannabis durch die fehlende Kontrolle des Endproduktes häufig mit Pestiziden kontaminiert. Da es für Großproduzenten enorm teuer wäre, eine ganze Ernte durch Schädlinge einzubüßen, wird auch in der Blütephase wenn nötig gespritzt und das Cannabis auf diese Weise faktisch kontaminiert. Ebenso ist in Straßengras regelmäßig Schimmel zu finden.

> Sowohl die Streckmittel, die Pestizide als auch der Schimmel stellen für die Gesundheit eine ernstzunehmende Gefahr dar.

Angestiegene THC-Werte

Eines der absoluten Lieblingsthemen innerhalb der Cannabis-Debatte ist der gestiegene THC-Gehalt moderner Sorten im Vergleich zu den Genetiken zurückliegender Generationen. Immer wieder ist die Rede von absolut absurden Werten, die jeglicher Grundlage entbehren. Es wird von 10-fach erhöhten Werten, gelegentlich von noch mehr gesprochen. Fakt ist, dass durch die professionalisierte Indoorzucht der letzten Jahrzehnte tatsächlich potenteres Gras auf dem Markt verfügbar ist. Fakt ist aber auch, dass es schon früher Haschisch auf dem Markt gab, welches als Extrakt in der Regel sowieso einen höheren THC-Gehalt als die Blüten der Pflanze enthält, aus der es gewonnen wurde. Und da vor einigen Jahrzehnten vermehrt Haschisch konsumiert worden ist, kann man also auch annehmen, dass Konsumenten längst vergangener Tage durchaus auch die Möglichkeit hatten, hohe THC-Werte pro Gramm Stoff zu rauchen.

Schaut man sich die Werte, die Cannabisblüten früher aufgewiesen haben, und die der modernen Sorten an, stellt man fest, dass Cannabisblüten früher etwa 5–10 % THC enthielten und moderne Sorten 15–28 % aufweisen. Wobei 28 % THC eher der absolute Ausnahmefall sind.

Straßengras soll in Deutschland in den letzten Jahren im Schnitt 15 % THC enthalten haben, auch Sorten mit über 20 % sind mit Sicherheit aufzutreiben.

Im Kontext der gesteigerten Werte wird regelmäßig vor den Gefahren gewarnt, welche diese mitbringen. So soll es einen Zusammenhang zwischen diesen Werten und Psychosen geben. In der Realität sieht es so aus, dass es sich bei diesen Warnungen um Schlussfolgerungen aus verfügbaren Daten handelt, welche aber noch keinen wissenschaftlichen Beweis darstellen. Auch hier wird mal wieder voreilig scharf geschossen und Vermutungen werden bei Bedarf wie Fakten dargestellt. Denn die Interpretation der Daten ermöglicht zwar eine Auslegung, jedoch werden dabei häufig falsche Kausalzusammenhänge hergestellt.

» Die Basis restriktiver Cannabis-Politik sind fragwürdige Schlussfolgerungen medizinischer Forschung!

Das soll nicht heißen, dass es auf keinen Fall einen kausalen Zusammenhang zwischen dem Anstieg des THCs und dem Aufkommen von Psychosen gibt, aber das kann heißen, dass viele Faktoren, die einen Einfluss auf beispielsweise das Entstehen oder Nichtentstehen einer Psychose haben, außer Acht gelassen werden, wie die persönliche Disposition oder möglicherweise auch die konsumierte Sorte. Vielleicht wird die weitere Forschung uns hier belastbarere Ergebnisse liefern.

Zu guter Letzt noch ein weiteres ganz einfaches Argument: Egal wie potent das Zeug ist, das man raucht – um die gewünschte THC-Konzentration im Blut zu erzielen, muss man doch nur genug davon rauchen, und dann ist die ganze Debatte um angestiegene THC-Werte pro Gramm in Blütenform doch komplett überflüssig! Leute konnten schon immer dicht werden – früher wie heute. Viel schlimmer geht's nicht – da man in der nächsten Stufe einfach nur müde wird. Der einzige Unterschied ist dann nur, wie viele Joints, Pfeifen oder Kekse man gebraucht hat, um das erstrebte Level zu erreichen.

Cannabis und Führerschein

Eigentlich ist das ein Thema, das auch Bezug zu anderen Substanzen hat und daher nicht nur Cannabiskonsumenten betrifft. Durch die Besonderheiten des Cannabismetabolismus im Vergleich zu vielen anderen Rauschdrogen und durch die Anzahl der Cannabiskonsumenten im Vergleich von Konsumenten anderer Drogen sind im Besonderen aber Kiffer betroffen, da die Problematik dahinter das Potenzial hat, massiv in ihr Leben einzuschneiden.

Dieses Thema ist ein wichtiger Bestandteil der Gras-Legalisierungsdebatten und dementsprechend Teil dieses Kapitels.

Klar ist, dass es nicht wünschenswert sein kann, dass jemand, der eine berauschende Substanz konsumiert hat, am Straßenverkehr teilnimmt und andere
Verkehrsteilnehmer durch sein Handeln gefährdet.

Auch klar ist, dass im Falle des Aufgreifens einer berauschten Person im
Straßenverkehr die Polizei richtig daran tut, Blutwerte anzufordern und die
nötigen Schritte einzuleiten, sodass der akut berauschte Verkehrsteilnehmer
Konsequenzen zu erwarten hat. Problematisch ist allerdings der Status quo in
Deutschland, der Menschen massiv ungleich behandelt, und Menschen be-
straft, die erst einmal nichts Verwerfliches verbrochen haben.

Schaut man sich die aktuelle Situation am Beispiel der Cannabis konsumierenden Menschen, die im Besitz einer Fahrerlaubnis sind, an, wird man
unweigerlich auf einige fragwürdige Symptome unseres gesellschaftlichen
Umgangs mit dieser Thematik stoßen.

Um diese Symptome zu verstehen, muss man zunächst wissen, dass Cannabis im Vergleich zu Alkohol eine deutlich längere Nachweiszeit im Urin sowie
im Blut hat. Genauer gesagt, ist schon der Vergleich schwierig, da der Abbau
von Alkohol sich in seinem Verlauf völlig anders darstellt als der Abbau von
Cannabis. Cannabis baut sich über lange Zeit sehr langsam ab und ist – je
nach Konsummuster – sehr unterschiedlich lang nachzuweisen. Im Extremfall kann noch einige Tage nach dem Konsum der aktuelle gesetzliche Grenzwert von 1 ng/ml überschritten werden.

Obwohl die betroffene Person längst nicht mehr berauscht ist, ist es möglich, dass im Falle einer Kontrolle ein Fahrverbot ausgesprochen wird und
eine mit hohen Kosten verbundene MPU ansteht.

Als würde von Leuten, die irgendwann vor einigen Tagen oder einen Tag
vorher gekifft haben, **grundsätzlich** eine Gefahr für den Straßenverkehr ausgehen. Wie absurd! Auch interessant ist, dass der gesetzliche Grenzwert von
1 ng/ml THC im Blut ein Grenzwert ist, der bei genauerer Betrachtung willkürlich gewählt ist und nichts über den Zustand der betroffenen Person
aussagt.

Im Vergleich zu Alkohol, bei dem es klare definierte und begründbare
Grenzwerte gibt, auch wenn sich hier theoretisch darüber debattieren ließe,
inwiefern es verantwortungsvoll ist, sich mit annähernd 0,5 Promille hinter
ein Steuer zu setzen. So scheint auch dieser Wert vielleicht ein wenig absurd,
zumal die Reaktionszeit bereits nach einem getrunkenen Bier erstaunlich leidet. Und manchmal entscheiden nun mal Sekundenbruchteile über Tod und
Leben im Straßenverkehr. Wir finden es jedenfalls unverantwortlich den anderen Verkehrsteilnehmern und Leben gegenüber, im wahrnehmungsbeein-

trächtigten Zustand Auto zu fahren. Genauso unverantwortlich finden wir es, dass gewisse Leute, die nüchtern fahren, der unfaire Prozess gemacht wird, während von ihnen eine viel geringere Gefahr von Leib und Leben ausgeht.

Die Absurdität hat hier verschiedene Gründe, aber das größte Problem liegt in der Ungleichbehandlung. Wenn ich als Cannabiskonsument generell von behördlicher Seite die Eignung zum Führen eines KFZ abgesprochen bekomme, obwohl ich meinen Rausch ausgeschlafen habe und faktisch nüchternen Geistes mein Fahrzeug steuere, ich aber als Alkoholkonsument völlig rechtens nach einem Bier noch am Verkehr teilnehmen darf, dann stimmt doch irgendwas nicht!? Wobei, je nach Konstitution, auch schon ein Bier zu viel sein kann. Bei einem Unfall hast du auch schon unter 0,5 Promille ein großes Problem.

Würde man morgens Alkoholkontrollen bei Autofahrern machen, wären mit Sicherheit viele dabei, bei denen der Restalkohol noch deutlich über 0,5 liegt (z. B. bei allen Alkoholikern).

Wenn ich nach einer ausschweifenden Nacht mit Alkohol in der Regel im Laufe des nächsten Tages wieder legal fahren darf bzw. nicht hinterfragt werde, wenn ich es tue, ich aber nach einer ausschweifenden Nacht mit Cannabis mehrere Tage auf das Autofahren verzichten muss, dann liegt hier ein vergleichsweise offensichtliches Ungleichgewicht vor. Zumal die Konsequenzen im Falle einer Überschreitung der jeweiligen Grenzwerte, die sowieso schon problematisch sind, auch noch völlig unterschiedliche, für den Kiffer deutlich nachteiligere Konsequenzen haben.

Während beim alkoholisierten Fahrer der Führerschein bei Erstauffälligkeit bis auf einen Monat Fahrverbot und Bußgeld nicht weiter gefährdet ist, muss der Cannabiskonsument seinen Lappen in der Regel zeitnah an die Behörden übergeben und zunächst eine langzeitige und kostenintensive MPU (Medizinisch-Psychologische-Untersuchung – Idiotentest) über sich ergehen lassen.

Nicht wenige Menschen wurden durch diese Schieflage schon um ihren Job gebracht, weil sie auf ihr Auto angewiesen sind oder das Fahren essenzieller Bestandteil ihres Jobs ist.

> Die Ungleichbehandlung der Konsumenten der jeweiligen Substanz ist nicht nur ungerechtfertigt, faktisch ist es schlicht eine Diskriminierung, wenn die Drogenkonsumenten trotz verantwortungsvollem Handeln unterschiedlich behandelt werden.

Nicht, dass es bei THC keine Auswirkungen gäbe. Jedoch ist es so, dass das härtere Bestrafen des Konsums der Droge mit den geringeren Auswirkungen schlicht unlogisch ist und sich auch nicht allein damit logisch einwandfrei begründen lässt, dass die eine Substanz illegal die andere legal ist.

Auch das Absprechen der Fahrtauglichkeit ist in diesem Bereich ein recht großes Thema. So wird regelmäßigen Cannabiskonsumenten eine MPU verordnet, obwohl sie überhaupt nicht am Straßenverkehr teilgenommen haben, sondern nur mit Gras im Besitz von der Polizei aufgegriffen wurden und diese eine Meldung an die Straßenverkehrs Behörde tätigt, welche daraufhin besagtes Gutachten anfordert.

Häufig stellt sich für Leute bei der momentanen Gesetzeslage einfach die Frage: Will ich Auto fahren – oder will ich kiffen? Beides zusammen ist vielen mit zu hohem Risiko einer Strafverfolgung verbunden. Auch wenn böse Zungen jetzt behaupten mögen, dass dadurch das Gesetz zumindest bei den potenziellen Kiffern wirken würde, so sei uns dennoch die provokative Frage gestattet, inwieweit rauschdrogenaffine Menschen dadurch aber auch verstärkt zu den legalen, nicht weniger schädlichen Rauschdrogen greifen?

Strafrecht

Obwohl es sich faktisch um eine Straftat handelt, wenn die Polizei bei jemandem Cannabis auffindet und in jedem Fall Ermittlungen und eine Anzeige nach sich zieht, einhergehend mit viel bürokratischem Aufwand, werden die meisten der Anzeigen wegen Geringfügigkeit eingestellt.

Dies wird allerdings nur gemacht, sofern sich die aufgefundene Menge im Bereich der sogenannten „geringen Menge" befindet. Größere Funde landen normalerweise auch vor Gericht und ziehen potenziell bis zu 5 Jahre Gefängnis nach sich.

Häufig gehen solche Prozesse aber auch mit Bewährungsstrafen und Auflagen aus. Die sogenannte geringe Menge ist in Deutschland nicht einheitlich definiert. So kommt es, dass es bundesweit je nach Region der Anklageerhebung große Unterschiede gibt, was die Härte der Strafe angeht. Während Berlin als vergleichsweise milde gilt, werden besonders im Süden Deutschlands BTMG-Verstöße gewöhnlich deutlich härter bestraft als im Rest der Republik.

Homegrowing

Für jemanden, der sich als Außenstehender mit der Cannabiskultur in Deutschland beschäftigt, wäre es möglicherweise schwer vorstellbar, wie viele Menschen im deutschsprachigen Raum sich mit Cannabis selbst versorgen, indem sie es in Wäldern, abgelegenen Stellen in Parks oder auf Feldern anbauen.

Genaue Zahlen sind logischerweise durch die Illegalität nicht verfügbar, aber es gibt in Deutschland eine nicht unbeträchtliche Menge von der Polizei aufgefundener und beschlagnahmter Pflanzen und Zuchtanlagen.

Und bedingt dadurch, dass in den meisten Fällen Fahrlässigkeit, Denunziation oder der pure Zufall die Selbstversorger auffliegen lässt, gibt es mit absoluter Sicherheit deutlich mehr Plantagen, als der Polizei lieb ist.

Wahrscheinlich wird nur ein sehr geringer Prozentsatz der Menschen hochgenommen, die sich in diese risikoreiche Situation wagen. Sie tun es aus ganz unterschiedlichen Gründen: seien es nun kostentechnische, weil beispielsweise eine Person nicht in der Lage ist, die Kosten für Cannabis aus der Apotheke zu bezahlen und die Krankenkasse sich weigert, diese zu übernehmen, oder weil ein schlichter Konsument sich seinen eigenen Konsum nur schwer mit seinen Einkünften finanzieren kann. Aber auch aus gesundheitlichen Gründen, weil Verunreinigungen auf der Straße ein zu hohes Risiko mit sich bringen, oder ganz simpel, weil der Schwarzmarkt die generellen Ansprüche, die das Individuum an sein Gras hat, nicht erfüllen kann.

> Viele Menschen entscheiden sich bewusst dazu, ihr eigenes Gras anzubauen, obwohl ihnen das Risiko der Strafverfolgung bewusst ist.

Cannabis ist vergleichsweise leicht anzubauen, sofern man sich an einige Grundregeln hält. Diese sind prinzipiell jedem verfügbar, und sofern man bereit ist, sich in die Thematik einzuarbeiten, ist es kein Problem, sich mit geringen Aufwand selbst zu versorgen.

Bis 1998 war es möglich, auch in Deutschland völlig legal Cannabissamen, die potente Blüten produzieren, zu erwerben. Heute ist der Markt durch die Gesetzeslage, die den Handel mit potenten Samen verbietet, scheinbar nicht mehr so leicht zugänglich. Faktisch werden jedoch in einigen unserer Nachbarländer und auch in anderen EU-Staaten bis heute Cannabissamen oder auch Pflanzen legal gehandelt und produziert und sind somit auch in Deutschland einfach zugänglich.

Das sonstige Equipment gibt es in Growshops, praktisch Gärtnereibedarfsläden für eine professionelle Pflanzenzucht. Durch den Heimanbau ist es mit etwas Übung möglich, sich hochwertiges und von Verunreinigungen freies

Gras zu ziehen und dem Schwarzmarkt zu entgehen sowie die Kontrolle über die Wirkung und Stärke des Endproduktes zu haben.

Strafrechtlich sind für Homegrower unter gewissen Umständen deutlich höhere Strafen zu erwarten. Es ist überaus unwahrscheinlich, dass eine Anklage wegen Eigenanbaus fallengelassen wird, zumal die Ertragsmengen eines Eigenanbaus für den Eigenbedarf, je nach Setup, den Rahmen der geringen Menge zu sprengen vermögen. Sollten die Gegebenheiten stimmen und die Anklage kann beispielsweise eine potenzielle Waffe in der Nähe der Anlage finden, kommt eine für den Beschuldigten möglicherweise sehr ungünstige Klage wegen bewaffneten Drogenhandels zustande.

Interessant ist, dass auch ohne eindeutige Beweise, dass wirklich gehandelt wurde, teils schon eine vage Annahme – also schlicht Indizien für den Handel – ausreicht, um eine Verurteilung zu bewirken, obwohl der Beschuldigte möglicherweise überhaupt keinen Handel getrieben hat.

Eigene Pflanzen besitzen zu dürfen, könnte maßgeblich zur Eindämmung des Schwarzmarkthandels beitragen. Wenn die Bundesregierung den Besitz von einigen Pflanzen pro Haushalt erlauben würde, gäbe es vielleicht eine Kultur kleiner Deals unter Nachbarn. Das wären dann allerdings keine größeren Strukturen von Kriminellen, denen man sein Geld da ließe. So wäre vorstellbar, dass der Homegrow-Preis sich weiterhin unter dem Straßenpreis bewegen würde, während der staatlich geprüfte Stoff im Fachgeschäft deutlich teurer wäre. Viele Konsumierende wären sicherlich eher bereit, neben Selbstanbau und Nachbarschaftsversorgung, ein paar Euro mehr im Coffeeshop zu lassen, als fremden Dealern für meist nur eine verfügbare Sorte die eigene Sucht oder gar einen Clan mitzufinanzieren.

Die medizinische Nutzung

Cannabis ist ein Jahrtausende altes Heilmittel. Schon alte chinesische Schriften berichten von den heilsamen Wirkungen der Hanfpflanze. Heutzutage finden die Blüten, Extrakte und Zubereitungen auf Cannabinoid-Basis in zahlreichen Bereichen ihre Anwendung.

Während die Wirksamkeit bei vielen Krankheiten und Symptomen, wie Spasmen (z. B. durch das Tourette-Syndrom), Appetitlosigkeit, Schmerzen und vielen anderen, klar nachweisbar ist und häufig mit deutlich weniger Nebenwirkungen einhergeht als viele konventionelle Arzneimittel, gibt es in Kreisen der Verfechter von Cannabis als Medizin auch Menschen, die Gras als

Allheilmittel für quasi alles anpreisen. Leider ist das wahrscheinlich eher nicht der Fall, und dennoch ist das Potenzial deutlich größer und breiter gefächert als bei vielen gängigen Arzneimitteln.

Glücklicherweise ist Deutschland dem Beispiel vieler anderer Länder gefolgt und hat Cannabisprodukte als Medizin freigegeben. Heute ist es möglich, in der Apotheke mit einem Rezept seine Medizin zu beziehen. Der Zugang für Patienten, welche wirklich auf Cannabisprodukte angewiesen sind, ist theoretisch damit gewährleistet. Praktisch gibt es allerdings Hürden, welche für einige, trotz ihres Sonderstatus als Patient, der ihnen sogar den Konsum in der Öffentlichkeit genehmigt, den Bezug vom Schwarzmarkt oder aus Eigenanbau nötig werden lässt.

Zum einen ist der Preis für die Blüten in Apotheken massiv höher als der Straßenpreis und im Vergleich zum Eigenanbau sowieso, während die Krankenkassen bis heute immer noch die Kostenübernahme vieler Patienten ablehnen und das, obwohl Ärzte nicht dazu neigen, voreilig und unbegründet ein Rezept auszustellen.

Als Nächstes gibt es seit der Freigabe massive Lieferengpässe, da bisher in Deutschland kein einziger Hersteller Cannabis produziert. Glücklicherweise wird sich zumindest dieser Punkt in Zukunft wahrscheinlich erledigt haben. Abzuwarten bleibt, ob die in Deutschland produzierte Menge für alle Patienten ausreichen wird oder ob es bei Lieferengpässen bleibt.

Interessant und amüsant war eine Ausschreibung für potenzielle Produzenten, welche als Vorgabe hatte, dass der zukünftige Produzent Erfahrung mit dem Anbau besitzen sollte – und damit war nicht der illegale Anbau gemeint, sodass es für Unternehmer aus dem Inland unmöglich war, sich zu bewerben, da es faktisch in Deutschland niemanden gab, der diese legale Erfahrung vorweisen konnte.

Weniger amüsant ist, dass trotz ihres legalen Status viele Patienten immer noch den Kontrollen der Polizei ausgesetzt sind, welche nicht selten die dringend benötigte Medizin beschlagnahmt und irgendwie zu Ungunsten der Beschuldigten auslegbare Konstrukte generiert.

Das Verbot – historisch gesehen

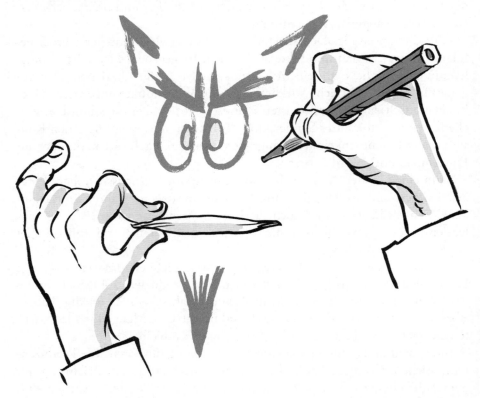

Die Geschichte der Cannabisprohibition ist eine Geschichte, die von Rassismus und wirtschaftlichen Interessen geprägt ist.

Warum überhaupt und seit wann ist das Cannabis verboten?
Grundsätzlich waren die Gründe dafür, dass Cannabis Anfang des 19. Jahrhunderts in den USA verboten wurde, nicht diejenigen, dass man die Gesellschaft vor Cannabis schützen wollte, sondern rein rassistische und wirtschaftliche Motive.

Zum einen hatten die Papierindustrie, die Ölindustrie und auch die Holzindustrie generell ein starkes Interesse daran, Cannabis loszuwerden, weil der Hanf die Eigenschaft hat, in einem Jahr auszureifen und sehr hochwertige Fasern zu produzieren. Auf einen Hektar Fläche voller Hanf kann man tatsächlich – wenn man es im Gesamten sieht – deutlich mehr Fasern und Cellulose gewinnen, als dies mit einen einem Hektar Wald möglich wäre. Ein Hektar Wald benötigt mehrere Jahrzehnte, um auszureifen. Cannabis hat also verschiedene Eigenschaften, die diesen Industrien ein Dorn im Auge waren.

Bei Hanf besteht die Möglichkeit, jedes Jahr zu ernten, was ihn demnach viel ertragreicher als die Holzindustrie macht. Im Gegenzug zur Forstwirtschaft stellt er eine echte wirtschaftliche Konkurrenz dar. Dies ist einer der Gründe, warum irgendwelche Lobbyisten sich schon damals für das Verbot eingesetzt haben, um sich selber retten und ihre Schäfchen ins Trockene bringen zu können.

Zum anderen hatte Amerika zu Beginn des 19. Jahrhunderts viele Probleme mit dem Rassismus gehabt und einflussreiche Weiße sahen im Cannabis eine Möglichkeit, die Bürgerrechtsbewegung der Schwarzen bzw. den gesellschaftlichen Freiheitskampf der Schwarzen nach ihrer Befreiung vom Sklaventum einzuschränken.

Die Politik hatte damals nach Möglichkeiten gesucht, diese Menschen in ihrer Freiheit zu beschränken und in irgendeiner Art und Weise zu stigmatisieren. Somit wurde Cannabis als Droge der Schwarzen, der Mexikaner und der vor sich hinsiechenden Wahnsinnigen dargestellt. Diese Personengruppen wurden in einer riesigen Propagandakampagne deformiert. Genauso wie die Menschen auch, die es damals gewöhnlich konsumiert haben.

Die eigentlichen Gründe waren also nicht darin begründet, die Menschheit vor einer gefährlichen Droge zu schützen, sondern rein rassistisch und wirtschaftlich geprägt. Dieses Verbot setzte sich dann global durch.

Auch hierzulande wird noch immer unter dem Vorwand argumentiert, die Menschen vor einer gefährlichen Droge schützen zu wollen, wobei Deutschland ursprünglich gar nicht dafür war, Cannabis zu verbieten. Erst nach dem Insistieren einiger anderer Staaten hatte Deutschland dem Ganzen zugestimmt und Cannabis verboten. Das war im Jahr 1929. Seitdem hat sich unsere Drogenpolitik zu dem entwickelt, was sie heute ist.

Cannabis-Verbot in Deutschland: Willkürlich erfolgt?
Warum überhaupt wurde Cannabis in Deutschland verboten? Zunächst gilt es festzustellen, dass das Cannabis-Verbot keine deutsche Erfindung ist, sondern der wahre Grund für das Verbot von Marihuana dem Mitläufertum in Deutschland geschuldet ist. Die deutsche Gesetzgebung ist damals einfach nur internationalen Entscheidungen gefolgt, wobei gesundheitliche oder medizinische Aspekte keine wirkliche Rolle spielten. Machen wir also einen kleinen Ausflug in die Geschichte des Cannabis-Verbots, um die wahren Gründe zu verstehen.

Die Geschichte des Cannabis-Verbots in Deutschland beginnt 1872
Der Konsum von Cannabis war in Deutschland bis zum Jahr 1872 komplett unreguliert, und Kiffen war völlig legal. Erst die „Verordnung, betreffend den

Verkehr mit Apothekerwaren", die vom Deutschen Kaiser Wilhelm I. erlassen wurde, brachte eine erste Regelung zu Cannabis in Deutschland.

„Drogen und chemische Präparate" durften ab diesem Zeitpunkt und nach dieser Verordnung ausschließlich in Apotheken verkauft werden. Unter diese Regel fiel damals auch der „Indische Hanf (Herba cannabis indicae)", eine Unterart der Cannabispflanze.

Im 19. Jahrhundert haben Ärzte die Pflanze vermehrt als Schmerzmittel eingesetzt. In Gesetzen und Verordnungen findet sich immer wieder die Bezeichnung „Indischer Hanf". Das heißt: Vor annähernd 150 Jahren kam erstmals überhaupt jemand in Deutschland auf die Idee, dass Cannabis gefährlich sein könnte. Von Gesetzen oder Strafen sprach damals jedoch (noch) niemand.

Internationale Opiumkonferenz will 1912 Handel von Hanf eindämmen
Am 1. Februar 1909 gründet sich die Internationale Opiumkommission in Shanghai. Neben den USA und Großbritannien waren auch Deutschland und elf weitere Länder vertreten. Zunächst ging es darum, das Rauschmittel Opium zu verbieten. Cannabis spielte dabei noch keine Rolle.

Erst zwei Jahre später nahm die Debatte über ein Cannabis-Verbot im niederländischen Den Haag seinen Lauf. Auf der ersten „Internationalen Opiumkonferenz" von 1911 bis 1912 diskutierten die beteiligten Länder neben Opium erstmals auch über Cannabis.

Ausschlaggebend dafür war ein Vorschlag der italienischen Regierung, die Cannabis einheitlich mit den Drogen Morphium, Opium sowie Kokain regulieren wollte. Anbau, Besitz und Handel dieser Substanzen sollte unter Strafe gestellt werden.

Noch bevor die Teilnehmer der Konferenz darüber abstimmen konnten, zog die italienische Regierung den Antrag zurück. Trotzdem schafft es Cannabis, damals als „indischer Hanf", in die Abschlusserklärung der Konferenz.

Am 23. Januar 1912 wurde beschlossen, „die Frage des indischen Hanfs […] durch die inländische Gesetzgebung oder ein internationales Abkommen einzudämmen." Das war zunächst einmal eine Absichtserklärung, noch kein Gesetz.

In Deutschland gab es weiterhin keine Bemühungen für eine gesetzliche Regelung. Das Rauchen von Cannabis war der damaligen kaiserlichen Regierung unbekannt, zumal Cannabis hauptsächlich als Medizin eingesetzt wurde.

Ein Ägypter sorgt 1925 für ein weltweites Verbot von Cannabis
Die Initiative für ein Verbot ging zunächst auf internationaler Ebene weiter. Erst knapp zwölf Jahre später auf der nächsten Internationalen Opiumkonferenz war es ein Ägypter, der die gesetzliche Regelung von Cannabis grundlegend reformierte.

Auf der Konferenz im schweizerischen Genf von 1924 bis 1925 drängte der ägyptische Delegationsleiter El Guindy auf ein Verbot von Cannabis, weil der Konsum von Cannabis in Ägypten und weiteren afrikanischen und arabischen Ländern, auch aus Tradition heraus, weit verbreitet war.

In einem dafür extra eingerichteten Ausschuss wurde im Dezember 1924 über das beantragte Cannabis-Verbot abgestimmt. Die beteiligten Länder Ägypten, Frankreich, Griechenland, Japan, Türkei und die USA stimmten für ein Verbot. Lediglich Großbritannien, die Niederlande und Indien stimmten dagegen. Deutschland war in diesem „Cannabis-Unterausschuss" gar nicht erst vertreten. Da der Cannabiskonsum in Europa zu dieser Zeit keine große Rolle spielte, wurden gesundheitliche Gefahren kaum diskutiert.

Diese Abstimmung war der erste große Schritt auf dem Weg zu einem weltweiten Cannabis-Verbot. Unter der Bezeichnung „Indischer Hanf" wurde die „getrocknete Spitze der blühenden oder fruchttragenden weiblichen Stauden der Cannabis" am 19. Februar 1925 in das „Internationale Abkommen über die Betäubungsmittel" aufgenommen.

In Deutschland ist Cannabis erst seit dem Jahr 1929 gesetzlich verboten
Durch dieses Abkommen wurde Deutschland gezwungen, wirksame Gesetze oder Vorschriften zu erlassen, um Herstellung, Einfuhr, Verkauf, Vertrieb, Ausfuhr und Verwendung der Stoffe usw. ausschließlich auf medizinische und wissenschaftliche Zwecke zu beschränken.

Es dauerte weitere vier Jahre, bis die Forderungen in Deutschland umgesetzt wurden. Am 10. Dezember 1929 beschloss der deutsche Reichstag das „Gesetz über den Verkehr mit Betäubungsmitteln (Opiumgesetz)", den Vorgänger des Betäubungsmittelgesetzes (BtMG). In diesem Gesetz wird Indischer Hanf zum ersten Mal in der deutschen Geschichte als strafbar erwähnt.

Dieser Tag kann als Beginn der deutschen Illegalisierung von Cannabis gesehen werden. Die heutigen Regelungen basieren im Wesentlichen auf diesem Gesetz, auf einer Regel, die über 80 Jahre alt ist.

Deutschland macht 1971 das Opiumgesetz zum Betäubungsmittelgesetz
Ganze 42 Jahre später gab es in Deutschland die erste gesetzliche Änderung bezüglich eines Cannabis-Verbots. Das „Opiumgesetz" wird am 22. Dezember 1971 zum heutigen „Betäubungsmittelgesetz" umbenannt.

Cannabis wurde nun auch wörtlich in das Gesetz aufgenommen und vollständig verboten. Das bedeutet: Erst 100 Jahre nach den ersten Regelungen zu Cannabis trat im Januar 1972 das Betäubungsmittelgesetz in Kraft.

Seitdem gab es immer wieder kleine Änderungen im Gesetz. Der Kernbestandteil gilt aber seit annähernd 50 Jahren unverändert – Anbau, Handel, Kauf und Besitz von Cannabis sind in Deutschland strafbar.

Cannabis auf Rezept: Seit 2017 in Deutschland nicht mehr verboten
Anfang 2017 wurde eine größere Änderung durch den Bundestag beschlossen. Seit 10. März 2017 können Schwerkranke Cannabis auf Rezept bekommen. Genau wie schon 1872 ist der Erwerb von Cannabis nach der Verschreibung durch einen Arzt in einer Apotheke nun straffrei möglich.

10

MDMA, Psychedelika, NPS, Amphetamin und andere Substanzen

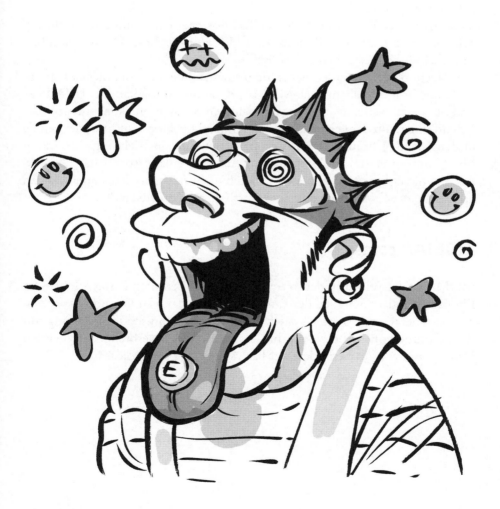

» Frei nach dem Motto: „Alles was der Markt so hergibt und verfügbar ist".

In diesem Kapitel sprechen wir über MDMA, DMT, LSD, Psilocybin, Phenylethylamin, Amphetamin, Ketamin, Crystal Meth, Opiate, Morphine, Heroin, Kokain, aber auch psychedelische Pilzen, Ayahuaska, Legal Highs, synthetische Cannabinoide sowie über Produkte der Pharmaindustrie.

Zum Einstieg ins Thema schauen wir uns dazu exemplarisch erst einmal das Konsumverhalten innerhalb der Clubkulturen der Techno- und Hip-Hop-Szenen an.

Was sind das für Menschen? Wie und was wird da konsumiert? Wer geht dahin? Was geht da ab?

Während der Trend innerhalb der Technoszene schon immer in Richtung Mischkonsum geht, galt die Rap- und Hip-Hop-Szene in Deutschland bislang eher als hauptsächlich cannabisaffin.

In Technokreisen werden neben dem sowieso überall vorhandenen Cannabis in der Regel vor allem auch MDMA, Ketamin, Amphetamine, LSD, Pilze und die vielen weiteren „neuen psychoaktiven Substanzen" konsumiert.

Und innerhalb der generell „nur" kiffenden Hip-Hop-Kultur findet gerade in den letzten Jahren auch ein Paradigmenwechsel in Richtung verstärkten Mischkonsum statt, den es in diesem Ausmaß bislang so noch nicht gab. Auch in dieser Szene ist ein neues, wirklich nicht zu unterschätzendes Maß an grundsätzlicher Nachfrage und auch Verfügbarkeiten entstanden.

MDMA/Ecstasy

MDMA ist der Wirkstoff der so ziemlich jedem bekannten Ecstasy-Tabletten. Ein psychoaktives Mitglied der Familie der Phenylethylamine und es wird zu den Amphetaminen gezählt – auch wenn es wirktechnisch relativ wenig mit der Wirkung von Speed zu tun hat. Es zählt zu den verbreitetsten illegalen Drogen und wird insbesondere auf Partys oder in Clubs konsumiert.

Techno-Kultur

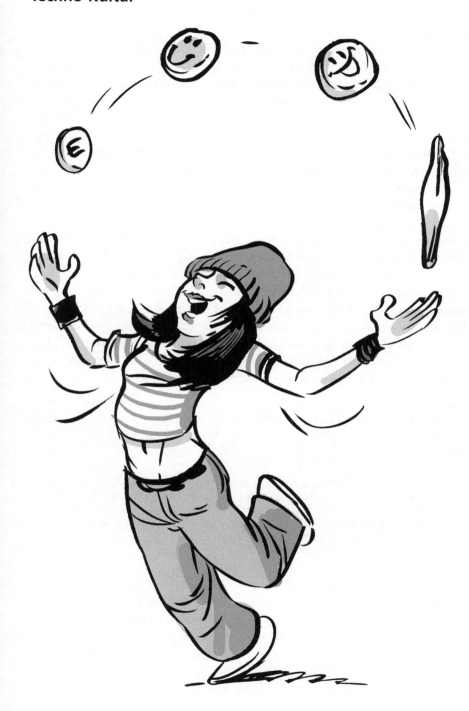

Die Clubkultur in Deutschland ist, gerade im Bereich der Technoszene, mit ihrem – teilweise wirklich exzessiven und absurden – Drogenkonsum ganz interessant zu betrachten.

Überspitzt könnte man sagen: Das, was in Holland die Coffeeshops für Cannabis sind, sind in Deutschland die Techno-, vor allem die Untergrund-Technoclubs. Oder auch illegale Raves, die in Deutschland massenweise veranstaltet werden, teilweise mit extra Locations, die dazu mit viel Liebe und viel Herz gebaut werden. Also nicht die Partymeilen, wo der Durchschnittsdeutsche am Wochenende hingeht und feiert, sondern die Szeneclubs, wo wirklich harter Szenetechno, Goa und Ähnliches läuft.

Wir wollen diese Szene gar nicht in ein schlechtes Licht rücken, aber die Art und Weise, wie dort mit gewissen Substanzen umgegangen wird, ist wenigstens fragwürdig, um es vorsichtig auszudrücken.

Auf der einen Seite gibt es Konsumenten, die dort relativ verantwortungsvoll konsumieren und ihren Abend mit einer gediegenen Dosis Drogen genießen. Und auf der anderen Seite haben wir einen großen Anteil von Konsumenten, die sich einen Dreck um Dosis und Ähnliches scheren, Menschen, die sich gerade Drogen wie Amphetamin und MDMA in völlig absurden Dosierungen im Mischkonsum mit anderen Drogen reinfahren.

Gerade MDMA wird immer reiner, die Pillen werden immer hochdosierter und dabei immer günstiger. Wir haben heute teilweise Tabletten auf dem Markt, die in der Spitze bis zu 300 mg MDMA haben, wobei das noch Einzelfälle sind, aber 200 mg ist schon keine Seltenheit mehr.

> Zur Wiederholung: Die empfohlene Dosierung für Ecstasy liegt für Männer bei ungefähr bei 1,5 (für Frauen bei 1,3) mg pro Kilogramm Körpergewicht, was beispielsweise bei einem erwachsenen Mann mit einem Körpergewicht von 80 kg dann 120 mg für eine „vollwertige" Dosis ausmacht.
>
> Bei allem, was darüber hinausgeht, entstehen bereits erhebliche Nebenwirkungen, bei denen potenzielle Langzeitfolgen auftreten können. Was das ganze exzessive Treiben mit der Hirnchemie und den Serotoninreserven mit dem Belohnungssystem des Gehirns macht, ist so eine Sache, die teilweise Besorgnis erregt – gerade bei jungen, noch nicht ausgereiften Gehirnen.

Dann, wenn das Gesicht nicht mehr das macht, was der Konsument gerne möchte, oder wenn spastische, teilweise so extreme Gesichtsverkrampfungen entstehen, dass das Zahnfleisch und die Zunge durch unwillkürliche Bewegung wundgekaut werden. Die Betrachtung dieser Konsumenten hat teilweise sogar etwas Amüsantes, wobei es ab gewissen Dosierungen wirklich beängstigend wirkt, wenn diese „Zombies" die Augen nach oben drehen und unwillkürlich kauen. Das hat schon etwas Seltsames.

Überdosierungen sind üblich und an der Tagesordnung. Dadurch, dass die Pillen so hochdosiert sind und die Leute häufig eben nicht erst einmal eine halbe oder ein Viertel Pille nehmen, sondern gleich eine ganze, die dann potenziell 200 mg hat, nimmt dieses Treiben seltsame Ausmaße an. Vor allem dann, wenn im Laufe des Abends noch weitere Pillen und/oder auch andere Rauschdrogen nachgelegt werden.

» Das kann nicht im Sinne eines verantwortungsvollen Konsums oder auch Genusses sein.

Wenn wir davon sprechen wollen, dass man Drogen in einem kulturell bestimmten Rahmen einnimmt, nämlich um zu feiern, dann sollten die Drogen mit Verantwortung genossen werden, vor allem auch mit der Verantwortung sich selbst gegenüber. Das wird häufig nicht getan und ist extrem besorgniserregend.

Im Vergleich zu vielen anderen Drogen hat MDMA zwar ein sehr geringes Schadenspotenzial, es ist aber auch nicht völlig harmlos. Bei einem verantwortungsbewussteren Umgang wären auch hier die Gefahren abschätzbarer.

Gerade wenn MDMA jedes Wochenende konsumiert wird, führt das sehr schnell und fast unweigerlich zu Depressionen. MDMA sollte man eigentlich maximal alle 3 Monate einmal konsumieren. Schon die von vielen praktizierte 4-Wochen-Pause sorgt allerdings bereits für eine hohe Entlastung und Gefahrenreduktion des Konsums, denn nur dann, wenn man Pausen einhält, die wirklich groß genug sind, entfaltet es seine eigentliche Wirkung und nur dann erfüllt es auch den Zweck, der von den meisten Konsumenten angestrebt wird. Nämlich die Euphorie und die empathogene (d. h. das Gemeinschaftsgefühl verstärkende) und entaktogene (d. h. die Wahrnehmung der eigenen Emotionen intensivierende) Wirkung.

Der übliche Mischkonsum von MDMA mit Alkohol und Cannabis und/oder auch Ketamin und Amphetamin ist tatsächlich sehr gängig und schwer fragwürdig. Gerade die Mischung von „Uppers" und „Downers", also Ketamin und MDMA oder Amphetamin und Ketamin.

Beides sind hochpotente psychoaktive Substanzen, die intensive Rauschzustände hervorrufen und deren Wechselwirkungen für unerfahrene Konsumenten nur sehr schwierig einzuschätzen sind.

> Mischkonsum ist generell nicht einfach kontrollierbar und birgt, je nachdem, welche Substanzen vermischt werden, extreme gesundheitliche Risiken – bis hin zum Organversagen.

Obwohl viele Konsumenten sehr wohl darauf achten, welche Drogen miteinander vermischt werden können, ohne potenziell lebensgefährliche Nebenwirkungen hervorzurufen. Leichtsinn, Selbstüberschätzung und Übermut können hier aber sehr gefährlich werden!

Gerade dann, wenn eine oder alle Substanzen exorbitant hochdosiert sind, wird es wirklich gefährlich. Nicht nur für den Körper. Auch für das seelische Gleichgewicht und die Motivation im Laufe der Arbeitswoche bzw. der darauffolgenden Tage. Und langfristig eben auch fürs Gehirn.

> Es gibt genug Leute, die tatsächlich so viel MDMA genommen haben, dass sie irgendwann kognitiv leistungsmäßig dauerhaft eingeschränkt sind.

Wir möchten hier in keiner Weise Konsumenten in ein schlechtes Licht rücken. Es gibt auch viele Leute, die in den Club gehen und einen sehr bewussten Umgang mit den Substanzen praktizieren. Dennoch wird man auf jeder Party Leute sehen, die offensichtliche Nebenwirkungen haben und diese auch in Kauf nehmen. Das ist völlige Normalität. In geringem Maße mag das alles in Ordnung sein, aber es nimmt eben auch Ausmaße an, die nicht mehr in Ordnung sind.

Auch hierbei stellt sich uns wieder die Frage des „Warum". Warum schießen sich Menschen ein komplettes Wochenende, oder noch länger, total ab? Was findet dabei in den Köpfen der Konsumenten statt? Wie fühlt sich der Konsum von Ecstasy an?

»Ist es, überspitzt gesagt, nicht furchtbar traurig, dass ein schönes Gefühl, ein euphorischer Zustand der Lebensfreude und Liebe nur noch im Rausch möglich ist?

Die empathogenen und entaktogenen (d. h. die Wahrnehmung der eigenen Emotionen intensivierenden) Wirkungen des MDMA sorgen für eine extreme Hochstimmung, die gepaart ist mit sehr viel Liebe für seine Mitmenschen, für sein Umfeld, für die Atmosphäre und für sich selbst. Das ist etwas wirklich Besonderes, das im Gegenzug zu gängigen Drogen heraussticht.

»Der Konsum ist eine Flucht aus dem Alltag.

Viele Menschen sind mit dem, was sie in ihrer Freizeit genauso wie in ihrem Arbeitsalltag tun, nicht glücklich und schaffen es, durch den Konsum am Wochenende in Sphären einzutauchen, die wirklich schön sind und aus denen sie teilweise sogar noch etwas Positives mitnehmen.

Aber je öfter man konsumiert und je höher man dosiert, desto größer sind auch die Kosten, die die Menschen bezahlen müssen. MDMA macht für Konsumenten, die mit den Drogen zurechtkommen, das muss man auch klar sagen, einen Höllenspaß. Man wird nicht wirklich müde, und so eine Party kann sich problemlos über mehrere Tage ziehen.

Für Leute, die noch keinen Kontakt zu solchen Substanzen hatten, mag das absurd klingen, aber die Zeit vergeht im Rausch einfach anders und es kommt einem gar nicht mehr so vor. Das Problem dabei ist, dass viele Leute einfach nicht gelernt haben, dass jede Party irgendwann vorbei ist. Die setzen den Punkt nicht, sondern wissen, dass, wenn ich noch eine Pille nehme, der Abend noch länger geht und dieses schöne Gefühl noch länger anhält.

Dennoch verändert sich der Rausch. Je länger er da ist und je höher dosiert wird und je öfter nachgelegt wird. Der anfängliche Empathie- und Euphorie-Moment und die subjektiv schön empfundenen Aspekte des MDMAs treten irgendwann in den Hintergrund und die reine Euphorie überwiegt.

Viele Leute wissen einfach nicht, wann der Punkt erreicht ist, aufzuhören – wann genug ist! Es ist oftmals nicht leicht zu sagen, dass es ein schöner Abend war, man zwar noch Energie durch die Droge hat, das Ganze jetzt auslaufen lässt, den Rest des Abends genießt und so langsam runterkommt. Viele Menschen gehen dabei leider bis ans Äußerste, so wie es andere mit Alkohol tun. Ein Kontrollverlust liegt sehr nahe!

»Diese intensive Wahrnehmung, das Gefühlserleben „zurück in Mutters Schoß, alles voller Liebe, alles schön" usw. ist für viele eine äußerst angenehme Bewältigungsstrategie zum Ausgleich des stressigen Alltags geworden.

Zum Runterkommen und/oder zum „Chill-out" aus der gesteigerten Euphorie bietet es sich der Einfachheit halber für viele ab einem gewissen Punkt X an, dann eine Tüte Gras zu rauchen oder sich Benzos, Ketamin oder sonstige Tranquilizer reinzuhauen.

»Der Konsument versucht durch den Mischkonsum seinen Rausch selbst in die Richtung zu steuern, die er gerne haben möchte.

Zum Teil steckt bei den Konsumenten eine bewusste „Rauschdrogen-Mischkonsum-Selbststeuerungs-Agenda" dahinter, um sich von Donnerstag bis Sonntagnacht „gepflegt" abzuschießen, um dann am Montag wieder funktionieren zu können und einen ganz normalen Job zu machen. Aber am Wochenende wird sich komplett weggebügelt.

Das ist relativ gängig. Es gibt das Phänomen, dass Menschen von Baden-Württemberg nach Köln, Berlin, Frankfurt usw. reisen, die dieses „Wegsprengen in andere Realitäten" wirklich, mehr oder weniger, mit einem intensiven Urlaubserlebnis verbinden.

Oder auch Menschen, die sich beispielsweise zwei Wochen lang in einem Ferienhaus auf Ibiza einbunkern, mit dem Fokus, sich in der Clubkultur der Insel komplett wegzuballern. Ganz normale Leute, also Leute, die sich das leisten können.

Menschen, die total funktionieren, die sonst nie auffällig sind. „Otto-Normal" würde gar nicht glauben wollen, wer genau da alles im Club steht und Drogen nimmt. Das ist ein Querschnitt durch die Gesellschaft. Vom Klischeebild entarteter Durchgeknallter, bis hin zum Jurastudenten, Pädagogen, Unternehmer etc. So oder so, die Substanzen sind allgegenwärtig!

Gerade Ecstasy ist eine Droge, die in wirklich breiten Kreisen der Gesellschaft konsumiert wird. Die Leute sind teilweise sehr seriös und haben wichtige Jobs. Es ist eine gewisse Normalität in Deutschland eingekehrt. Der Ecstasy-Konsum ist auch in unserer Kultur, gerade in der Nachtkultur, in der Clubkultur, völlig normal und schon länger nichts Besonderes mehr.

»Techno-Partys ohne MDMA sind nicht vorstellbar. Das gehört zusammen und bildet eine Einheit, so befremdlich das vielleicht für manche klingen mag.

Es ist eine Lebensrealität in Deutschland. Und ob das Zeug nun frei erhältlich und legal ist oder auch nicht, interessiert nur die Wenigsten. Es ist verfügbar!

Tatsache ist, dass die Konsumenten wegen fehlender Kontrolle der Substanzen auch den unerwünschten Beimengungen ausgeliefert sind. Meist wissen sie nicht, wie viel Milligramm an Ingredienzien von welcher Substanz pro Dosis, pro Pille enthalten ist, und auch die Qualität des Syntheseprodukts ist durch diesen Schwarzmarkt nicht sichergestellt.

MDMA ist relativ billig zu produzieren, aber die Rohstoffbeschaffung ist je nach Syntheseweg gar nicht so einfach, weil der Zugang zu Sassafras mittlerweile relativ kompliziert geworden ist. Aus gewissen Pfefferarten ist es noch möglich, die Basisstoffe zu extrahieren. Auf jeden Fall ist Ecstasy in Massen verfügbar, in wirklich rauen Mengen, in einer Bandbreite, die man sich gar nicht vorstellen kann.

Ein Blick auf die Hip-Hop-Kultur

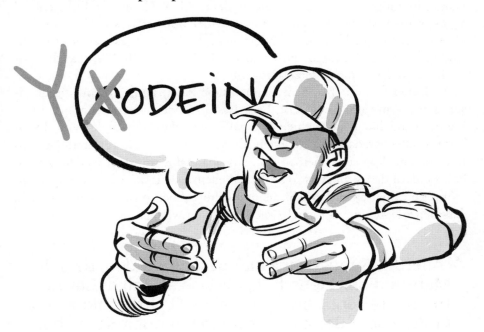

Leute, die auf Techno-Raves und teilweise auch auf Hip-Hop-Partys oder Festivals und Konzerte gehen, sind nicht immer klar zu trennen. Der Umgang mit den Substanzen ist, auch in Bezug auf den äußeren Rahmen, häufig ein völlig anderer.

Auf Hip-Hop-Festivals im besonderen Falle wird man MDMA, genau wie so ziemlich jede andere Droge definitiv antreffen. Früher war es dort relativ harmlos, es wurde hauptsächlich Cannabis konsumiert, vereinzelt schon mal Ecstasy oder Psychedelika, also LSD und Pilze.

Im Laufe der letzten Jahre hat sich auch hier einiges geändert. Aktuell ist es in der Hip-Hop-Szene immer weiter verbreitet, Rauschdrogen wie Codein und Benzodiazepine oder verwandte Substanzen zu konsumieren und zu missbrauchen.

Dieser Fakt ist durch die Opioid-Krise in den USA mitbedingt, wobei der Hip-Hop in seinen Texten stets auch Teile der Lebensrealität dieser US-amerikanischen Künstler widerspiegelt. In der Szene tummelt sich eine große Bandbreite an Künstlern, die durch die Opioid-Krise aus den Südstaaten heraus in gewissen Kreisen groß und bekannt geworden sind. Ihre Texte handeln sehr oft von Drogen und beziehen sich hauptsächlich auf Opiate wie Codein. Daraus ist ein gewisser Hype geworden, der mittlerweile auch in Deutschland angekommen ist. Mittlerweile wird auch hier importiertes Codein aus den USA in der Originalform konsumiert – ein Produkt, was es hier in Deutschland gar nicht gibt, ein Codein-Promethazin-Mischmasch. Wenn auch nicht in einem Maß wie die anderen Drogen.

Auch hier findet neben dem Cannabis ein Zusatzkonsum, ein Mischkonsum statt. Man kann davon ausgehen, dass ein Codein-Konsument mit hoher Wahrscheinlichkeit auch einen Cannabis-Mischkonsum praktiziert. Es ist kaum vorstellbar, dass jemand einen Abend dasitzt, Codein trinkt und keinen Joint raucht. Was nicht heißen soll, dass Cannabis mit dem Codein zu tun hat, sondern dass Cannabis so sehr zur Lebensrealität der meisten Hip-Hop-Hörer und Menschen dieser Szene dazugehört. Ebenso ist es nicht unüblich, dass Benzodiazepine zu Rauschzwecken genutzt werden.

» Allerdings muss ganz klar gesagt werden, dass die Mehrheit der Menschen, die sich als Teil dieser Kultur begreifen, kein generelles Suchtproblem mit Codein oder Benzodiazepinen hat oder diese überhaupt konsumiert.

In der gesamten Szene hat sich in den letzten Jahren ein Trend hin zur offenen Darstellung des Drogenkonsums in den Texten ergeben. So gibt es reihenweise Texte, auch auf Deutsch, welche sich mit Themen wie Kokain und Opioiden auseinandersetzen. Es existieren allerdings auch viele kritische Texte, die sich im Kontrast mit den teils unreflektierten Aussagen und Handlungen anderer auseinandersetzen und die Verherrlichung von Drogen verurteilen.

Generell ist Rap eine sehr lebhafte Auseinandersetzung mit vielen Themen, die die Hörer und Musiker beschäftigen.

» Hört da einfach einmal vorurteilsfrei in die Texte rein, ihr lieben Eltern, Lehrer und Pädagogen – es lohnt sich!

Drug-Checking und Safer Use

In den vergangenen Abschnitten und Kapiteln haben wir bereits auf die fehlenden Qualitätsstandards, die Unkontrollierbarkeit der Inhaltsstoffe, die Beimengungen auf dem Schwarzmarkt usw. hingewiesen. Wir stellen weiter fest, dass es da draußen bereits sehr viel Erfahrungswerte im Umgang mit den verschiedensten chemischen Substanzen gibt.

Bekanntermaßen ist das Nichtwissen über die Inhaltsstoffe und Beimengungen der verschiedenen Drogen eines der Kernprobleme, mit denen sich Konsumenten konfrontiert sehen, solange der Vertrieb über illegale Wege verläuft. Solange es nicht möglich ist, Drogen von geschultem Fachpersonal mit klarer Inhaltsangabe zu erwerben, gibt es nur einen sicheren Weg, um wenigstens die Möglichkeit zur Überprüfung dessen, was konsumiert wird, zu verschaffen.

Dieser Weg nennt sich Drug-Checking. In der Schweiz und den Niederlanden ist dies heute schon übliche Praxis, um Leib und Leben derjenigen zu schützen, die trotz der Illegalität zu Drogen greifen. Im Gegensatz zu diesem sinnvollen Vorgehen wird das Drug-Checking in Deutschland auf zynische und menschenverachtende Art und Weise von den konservativen Parteien blockiert.

Die Bundesregierungen argumentieren seit Jahren dagegen an, weil sie behaupten, dass damit der Drogenkonsum toleriert, oder wenigstens akzeptiert würde. Obwohl bekannt ist, dass nirgends auf der Welt Menschen durch die Prohibition davon abgehalten werden, Drogen zu gebrauchen. Wäre es nicht ein erster Schritt, die Realität an sich anzuerkennen und somit eine gewisse Sicherheit für die Konsumenten herzustellen?

Auch die aktuelle Bundesregierung entzieht sich ihrer Verantwortung. Die Realität ist, wie sie ist, und setzt die Konsumenten unnötigen Risiken aus. Damit zu argumentieren, dass Drogen illegal sind und die Leute ja schließlich keine Drogen nehmen müssten, ist einfach nur realitätsfremd.

Sofern Drug-Checking freigegeben würde, könnten die gängigen Schwarzmarktprodukte nicht nur analysiert und an das Individuum gegeben werden, sondern es könnten im Internet Listen veröffentlicht werden, auf denen die Testresultate einsehbar sind.

Beispielsweise bei, „E"s, die durch ihre Pillenprägung gut zu identifizieren sind. Wenn auch nicht perfekt, da häufig Pillen von anderen Herstellern nachproduziert werden. Man könnte klar vor gefährlich hohen Dosierungen oder falsch deklarierten Pillen, in denen andere Stoffe auftauchen, warnen, sodass es nicht zu versehentlichen Überdosen und Problemen durch gefährlichere Substanzen als MDMA entstehen.

Schließlich hört man regelmäßig von Menschen, die beispielsweise durch viel zu potente E's gestorben sind. Die zynische und empathielose Verachtung jener, die „versehentlich" an einer Überdosis sterben, spiegelt sich auf bedrückende Art und Weise in der heutigen Politik wider. Allerdings gibt es diesbezüglich auch gute Nachrichten. In Berlin soll bald legales Drug-Checking praktiziert werden dürfen, es bleibt abzuwarten, wie sich die Situation dort entwickelt.

Als deutscher Konsument hast du bisher lediglich die Möglichkeit, dich anhand von Listen, Bildern und Fotos aus unseren Nachbarländern im Internet zu informieren. Das ist jedoch relativ ungenau, weil Pillen wie gesagt häufig kopiert werden, von verschiedenen Lieferanten kommen und somit die Dosierungen trotz gleichen Aussehens und gleicher Färbung oder minimalen Unterschieden nicht identisch sind. Das ist nur begrenzt sicher.

> Auch ein legal garantiertes Drug-Checking ist nur dann sicher, wenn die Konsumenten die bereitgestellten Informationen nutzen und sich darüber hinaus verantwortungsvoll verhalten.

Außerdem wird man bei der Bandbreite von Tabletten niemals alle Pillen in einer Liste finden. Vieles wird im Blindflug konsumiert. Das kann man verantwortungslos nennen, in gewissem Maße ist es das auch, aber auch da gibt es als Konsument Möglichkeiten, sich heranzutasten. Szeneintern wird geraten, zunächst nur eine Viertel oder eine halbe Pille zu konsumieren.

Insofern man mit einigermaßen Hirn und Verstand an die ganze Sache herangeht, tut man dies auch und schaut, wann und wie die Wirkung bei einer minimalen Dosierung einsetzt. Danach lässt sich bestenfalls abschätzen, ob es sich wenigstens um MDMA handelt und wie es bei welcher Dosierung wirkt bzw. was für einen Rausch ich bei welchem Anteil der Pille erwarten kann. Das ist heute vielfältig schon normale Herangehensweise, und das machen auch die meisten erfahrenen und verantwortungsbewussten Konsumenten so, wenn sie eine Pille (noch) nicht kennen.

Eine Vielzahl jedoch wirft sich das Zeug dennoch einfach nur blöde rein und schaut, was passiert. In den seltensten Fällen haut dich eine Pille reines MDMA derart aus den Socken, dass du lebensbedrohliche gesundheitliche Probleme bekommst. Das Risiko ist dann besonders hoch, wenn andere Stoffe als diejenigen enthalten sind, die man sich erwünscht. Wobei dort und generell die größten Gefahren im verfrühtem Nachlegen bestehen.

> Abschließend lässt sich auch hier sagen, dass es finale Sicherheit auf dem Schwarzmarkt nicht gibt.

Selbstschutz und Selbsterziehung

Gerade bei jungen, pubertierenden Menschen, die sehr oft durch die (Neu-) Gier nach maximalem Lustgewinn in ihrem Verhalten geprägt sind, ist die Frage nach Rationalität und Vernunft echt schwierig zu beantworten. Der Anspruch für einen jungen Menschen, wirklich reflektiert und bedacht an die Sache heranzugehen, ist ziemlich hoch.

Egal wie gut man informiert ist, der jugendliche Leichtsinn, Gruppenzwang oder auch Überschätzung seiner selbst sind häufig Gründe für eine Herangehensweise, bei der ein „Auf-die-Schnauze-Fallen" quasi vorprogrammiert ist. Sehr oft lernt man in der Regel leider erst am eigenen Leibe oder durch die Veränderungen der konsumierenden Freunde, was der Stoff mit einem Hirn (auch dauerhaft) anstellen kann.

So ist es zwar bereits zu einer gewisse Normalität geworden, sich vor dem Konsum zu erkundigen, ob die Pillen erstens „gut" sind, und sich zweitens, beim Konsum von unbekannten Tabletten, langsam an die Wirkung heranzutasten.

» Aber, wenn man crasht, crasht man ,und man merkt's erst, wenn's zu spät ist!

Letztlich sind die Menschen, nur weil sie Drogen konsumieren, ja auch nicht völlig unvernünftig. Auch hier findet eine gewisse Selbsterziehung zum Selbstschutz statt.

Gerade bei höherem Drogenkonsum spielt häufig eine gewisse Unvernunft mit. Aber auch in den unvernünftigen Menschen steckt im nüchternen Zustand vielleicht ein Hauch mehr Vernunft als im völlig berauschten. Und im nüchternen Zustand sehen die Dinge häufig anders aus. Insgesamt betrachtet scheint ein einigermaßen verantwortungsbewusster Umgang von MDMA zu funktionieren.

Auch durch das generelle Erfahrungslernen sind die Konsumenten etwas vorsichtiger geworden. Spätestens seit man vor einigen Jahren mit Stoffen wie PMA und PMMA in der Szene zu tun hatte, die wirklich neurotoxisch sind und bei zu hoher Dosierung stark lebensgefährdend sind.

Für PMA und PMMA gibt es zwar keine wirkliche „Szene", aber das sind typische Stoffe, die in unsauberen Pillen vorhanden sind. PMA und PMMA haben zwar eine ähnliche Wirkung wie MDMA, wobei die Wirkung deutlich später einsetzt und auch nicht als so warm und herzlich empfunden wird wie die des MDMA.

> Ein Bewusstsein ist in den Köpfen vieler Konsumenten zwar vorhanden, aber die Kontrolle darüber, was in den Tabletten wirklich enthalten ist, fehlt. Die Unwissenheit über die Ingredienzien allein hält die Leute aber nicht vom Konsum ab.

Was wäre, wenn Konsumenten einen legalen und kontrollierten Zugang zu sauberem Material hätten?

Bei diesem vagen Gedanken eines offen zugänglichen Umgangs in Verbindung mit sauberem Material bräuchte es, unserer Meinung nach, viel stringentere Kontrollen der Stoffe. Die Drogen sind eine Realität, die nicht zu leugnen ist. Wenn man heute in die Clubs oder auf Raves geht, stellt man fest, wie viele Menschen überhaupt konsumieren. Es gibt Veranstaltungen, wo mindestens 80 % der Teilnehmer auf irgendwelchen Rauschdrogen unterwegs sind (siehe auch Alkohol bei Volksfesten).

Wenn das Zeug erlaubt wäre, würde man wenigstens aufhören zu heucheln und sich die Welt schönzureden. Und die Verantwortlichen könnten sich mit ihren haltlosen Sprüchen, wie: „Das Zeug ist illegal, das soll niemand konsumieren. Wer es doch tut, ist selber schuld", nicht mehr aus ihrer Verantwortung stehlen.

Ein weiterer Fakt ist es auch, dass die Clubs ihrer Existenzgrundlage beraubt würden und leer wären, wenn wirklich dafür gesorgt werden würde, dass keine Droge und kein Mensch auf Droge in die Clubs kämen. Das würde der gesamten Subkultur – und es ist eine Kultur, Techno ist in Deutschland riesengroß – den kompletten Nährboden klauen. Sicherlich gibt es auch Leute, die nüchtern sind oder nur trinken, einige kiffen vielleicht auch nur, aber sehr viele nehmen Pillen, um das mal ganz klar zu sagen.

Erstrebenswert wäre also die Kontrolle der Substanzen einerseits und ein offener, aber verantwortungsvoller Umgang andererseits. Wobei die äußere Kontrolle an sich immer auch eine Beschneidung der Eigenverantwortlichkeit und Freiheit des Menschen, der Selbstbestimmung bedeutet.

Die äußeren Rahmenbedingungen könnte man – ein wirklich berechtigtes Interesse vorausgesetzt – ja stecken, aber bei dem, was die Leute sich durch den Konsum so alles antun, geht die Freiheit und die Selbstbestimmung, also auch das viel diskutierte Recht auf Rausch eben mit einer knallharten und selbstermächtigten Übernahme der Eigenverantwortung einher.

» Das Stichwort heißt ehrliche und transparente Aufklärung!

Um dem Schwarzmarkt die Grundlage zu entziehen und Kontrolle zu gewinnen, müsste man die Leute nur ehrlich aufklären und eigenverantwortlich handeln lassen. Die Kontrolle der Pillen soll doch nur sicherstellen, dass nichts Falsches drin ist oder sie zu hochdosiert sind. Wir tun es bei Alkohol ja auch. Alkohol ist kontrolliert, und das, was in den Läden zu kaufen ist, macht auf jeden Fall nicht blind wie Schwarzgebranntes oder Ähnliches. In manchen Teilen Deutschlands ist Alkoholismus keine Krankheit, sondern Normalität, um es einmal überspitzt zu sagen.

» Nicht jeder Bayer ist Alkoholiker, und der Alkoholkonsum ist, beispielsweise auch hier im Ruhrgebiet, überdurchschnittlich hoch. Die Leute sind eigenverantwortliche Konsumenten.

Wir haben Alkoholwerbung auf offener Straße. Wir haben überall Clubs und Bars, die die ganze Nacht geöffnet haben. In denen man Alkohol in exorbitanten Mengen konsumieren kann. In Mengen, bei denen die Leute wirklich reihenweise abstürzen.

Und wir haben Supermärkte, Kioske, wo du an jeder Ecke, 24/7, Alkohol in Dosen, die dich potenziell umbringen können, erhältst. Alkohol gilt als eine der schädlichsten Drogen, die überhaupt auf dem Markt sind. Vom Schädlichkeitspotenzial her ist er auf eine Stufe mit Kokain und Heroin oder wenigstens nicht weit davon entfernt zu stellen. Dann sollte auch die provokative Frage gestattet sein, inwieweit man auch bei Drogen wie

MDMA den Konsumenten selbst die Entscheidung darüber überlassen sollte, was sie sich damit antun, oder?

> Ein kultureller und gepflegterer Umgang wäre tatsächlich erstrebenswert, wie wir es ja auch bei Alkohol sehen. Die Auflösung der Alkoholprohibition hat nicht dazu geführt, dass die Gesellschaft komplett alkoholkrank wurde, sondern die breite Masse einen angemessenen Umgang mit dem Alkohol pflegt.

Und trotzdem haben wir Menschen mit Problemen. Wir sprechen dabei von 10 % der deutschen Bevölkerung, die ein Alkoholproblem hat. Ungeachtet der Dunkelziffer!

Weiter gilt es zu bedenken, dass das Suchtpotenzial von Alkohol, im Gegensatz zu MDMA und Marihuana, enorm hoch ist.

> Das wirkliche Problem ist der verantwortungslose und unaufgeklärte Umgang mit vielen Rauschdrogen. Dieser könnte in einem legalen Umfeld viel leichter angelernt werden.

Es gilt also, wie bereits mehrfach angedeutet, dass jeder, der konsumieren will, auch konsumieren wird. Der Schwarzmarkt birgt seine viel diskutierten Gefahren, die die Konsumenten bereit sind, für einen Rausch auf sich zu nehmen. Die allermeisten wünschen sich jedoch sauberen Stoff und würden dafür auch mehr Geld ausgeben.

Drogenführerschein?
Das kann man diskutieren. Wie sollte das aussehen? Und, wie könnte so etwas umgesetzt werden? Ein Typ, der dir erzählt, was du in welchem Falle, mit welcher Dosierung, in welchem Setting, bei welchem inneren Gefühlszustand zu tun hast und was nicht?

» Grundsätzlich geht es beim Drogenführerschein doch um eine kulturelle Frage.

Eine Kultur entwickelt sich, vereinfacht gesagt, mit dem, was sie macht, durch ihr eigenes Handeln. Dadurch wird Wissen gesammelt und weitergegeben. Die Fähigkeit, Erfahrungen zu sammeln und diese Erfahrungen bestenfalls weiterzugeben, ist es doch, was uns Menschen zu Menschen macht. Das nennt man Entwicklung. Dazu gehört auch das Lernen aus Fehlern.

Wo wären wir denn heute, wenn dem Neandertaler früher nicht aus Versehen ein Stück Fleisch ins Feuer gefallen wäre? Zunächst hatte er sich bestimmt geärgert, um dann aber im Laufe der folgenden Generationen festzustellen, dass gebratenes Fleisch besser verdaulich ist und den Menschen in seiner Gehirnentwicklung nach vorne katapultiert hat.

Extremfälle im Umgang mit Rauschdrogen wird es mit Sicherheit immer geben. Und zu denken, dass wir nie wieder jemanden haben werden, der zu viel konsumiert und stirbt, ist illusorisch.

> Wenn die Wirkung einer Rauschdroge zumindest absehbar wäre und kontrolliert würde, was da alles drin ist, dann fielen auf jeden Fall einige der versehentlichen, auch tödlichen, Überdosierungen weg. Das heißt, wir würden sogar Leben damit retten.

Das Potenzial von MDMA

MDMA ist eine Droge, die man in der öffentlichen Wahrnehmung nur mit Feiern und völlig verstrahlten Leuten assoziiert. Auch in Ecstasy schlummert ein gewisses Potenzial, das heutzutage nicht genutzt wird. MDMA kann auch andere Perspektiven eröffnen und hat viele positive Aspekte, die durch die Illegalität in den Hintergrund rücken.

Studien zeigen, dass MDMA potenziell bei Patienten mit PTBS (Posttraumatischer Belastungsstörung) eine enorme Wirksamkeit zeigt. Außerdem wurde es vor dem Verbot, ähnlich wie LSD, von vielen Psychologen untersucht und eingesetzt.

Szenenintern ist es wegen seiner Wirkung sehr beliebt, aber einige Leute haben den gepflegten Umgang damit einfach nicht immer im Blick und weisen einen riskanten Konsum oder eine gewisse psychische Abhängigkeitssymptomatik auf. Trotz der besten Vorsätze gelingt es vielen nicht, es kontrolliert und mit großen Abständen/Pausen dazwischen zu konsumieren.

Erstrebenswert wäre, wenn jede einzelne Droge für sich alleine gehandhabt würde. Die Mischung von Substanzen erhöht immer die Risiken. Die Wechselwirkungen sind dann individuell nicht mehr abschätzbar. Viele rauchen spätestens auf der sogenannten „After-Hour" Cannabis, um den Abend ausklingen zu lassen oder mischen grundsätzlich schon auf der Party beispielsweise Speed, MDMA und Cannabis.

Wie dies alles seitens der Gesetzgebung bestmöglich geregelt werden könnte, wie die bestehenden Probleme mindestens abgemildert oder sogar gelöst werden können, ist hier weder unser Anspruch noch unsere Aufgabe. Aber uns stellt sich die Frage:

» Wo und wie genau können Brücken zwischen Entscheidungsträgern, Betroffenen und der Wissenschaft gebaut werden?

Ketamin

Ketamin ist ein in der Humanmedizin unverzichtbarer Stoff, der hauptsächlich in der Anästhesie Anwendung findet. Außerdem wird es ebenso häufig in der Tiermedizin angewendet. Der Ketamin-Rausch ist kaum mit der Wirkung einer anderen Droge zu vergleichen. Es kann zu Pseudohalluzinationen kommen, der Geruchs- und Geschmacksinn kann sich ausschalten. Es können Gefühle der Schwerelosigkeit und des Schwebens auftreten.

Ketamin gehört zu den Stoffen mit dissoziativer Wirkung.

Typisch für dissoziativ wirkende Drogen sind Rauscherlebnisse mit dem Gefühl einer Aufspaltung der Realität, Umwelt und/oder der Persönlichkeit bis hin zur kompletten Ich-Auflösung und/oder der Persönlichkeit.

Manche User berichten von einem Gefühl, aus dem eigenen Körper ausgetreten zu sein (Ich-Entgrenzung, Ich-Auflösung) oder einer Verschmelzung mit der Umwelt. Andere wiederum erleben den Rausch wie eine Reise durch einen düsteren Tunnel oder als Nahtoderlebnis.

Auftretende Halluzinationen können potenziell ins Negative abdriften und beim Konsumenten große Angst, sogar Panikattacken erzeugen.

Während des Rausches kann es zu optischen und akustischen Halluzinationen, zum Verlust des Zeitgefühls, einer gestörten Bewegungskoordination und einem eingeschränkten Sprachvermögen kommen, Sich-Fortbewegen und Sprechen kann schwer fallen!

Der dissoziative Rauschzustand kann von Person zu Person sehr unterschiedlich erlebt werden und dauert etwa 30 Minuten. Er wird von Konsumenten auch als **„K-Hole"** bezeichnet. Von außen betrachtet, gleicht der Zustand häufig einer Bewusstlosigkeit. Die richtige Einschätzung, ob eine lebensbedrohliche Ketamin-Überdosierung vorliegt, ist für Laien nicht immer einfach.

Musik und Stimmen können verzerrt wahrgenommen werden, Rededrang und Emotionen abnehmen. Die Handlungsfähigkeit kann sehr stark eingeschränkt und die Wahrnehmung stark verändert sein. Das Schmerzempfinden wird stark gemildert oder gar ganz abgeschaltet.

Kommunikation ist nur bedingt möglich, da Gedanken leicht abreißen und so der Faden verloren geht. Der User weiß dann nicht mehr, wer und wo er ist.

Als Rauschdroge wird Ketamin schon recht lange genutzt. Etwa seit den 1960er-Jahren. In den Fokus für den Konsum zu Rauschzwecken haben ihn Phänomene wie außerkörperliche Erfahrungen und Pseudohalluzinationen gemacht. Auch von Nahtoderfahrungen wird berichtet, welche im Zusammenhang mit dem sogenannten K-Hole auftreten.

Das K-Hole ist ein Zustand, welcher für Außenstehende und thematisch nicht bewanderte Beobachter echt verstörend wirken kann. Der Konsument ist währenddessen bewegungsunfähig und nicht in der Lage, mit der Außenwelt zu kommunizieren – zumindest nicht mit Worten oder Handlungen.

Die Zeit scheint für den User häufig unfassbar langsam zu vergehen und er kann nichts tun, außer den sehr intensiven Trip zu erleben und zu warten, bis die Wirkung des Ketamins sich abmildert.

Ketamin wird jedoch auch häufig bei „After-Hours" oder in Clubs konsumiert und mit anderen Drogen kombiniert. Normalerweise wird im Clubkontext nicht derart hoch dosiert, dass der User in ein K-Hole gelangt.

Stattdessen werden die in niedrigeren Dosen auftretenden Rauschzustände angestrebt, welche sich auf Pseudohalluzinationen, intensive Farbwahrnehmung, Leichtigkeit und weitere sehr individuelle Wahrnehmungen beschränkt. In den letzten Jahren hat die Popularität von Ketamin stark zugenommen und es gehört in drogenaffinen Kreisen heutzutage zu einer der am häufigsten anzutreffenden Substanzen – neben MDMA, Amphetamin und natürlich Cannabis.

Das Suchtpotenzial ist generell recht gering, jedoch sind theoretisch psychische Abhängigkeiten bei Dauerkonsum möglich. Die Gefahren, die von Ketamin ausgehen, sind vor allem psychischer Natur, insofern nicht massiv überdosiert wird.

Problematisch sind aber Ketaminderivate, welche aus Großproduktionen in beispielsweise China für den Schwarzmarkt stammen, da diese aufgrund ihrer leicht abgewandelten Strukturformel häufig potenter sind. Insbesondere bei Konsumenten, welche handelsübliches Ketamin erwarten und dann durch unerwartet starke Rauschwirkungen negativ überrascht werden.

Viele Konsumenten tasten sich aber vergleichsweise behutsam an den erworbenen oder überlassenen Stoff heran. Die Verfügbarkeit auf dem Schwarzmarkt ist geringer als bei Amphetamin, Ecstasy und Kokain, aber dennoch recht groß.

Neben dem Gebrauch als reguläres Medikament oder als Rauschmittel wird Ketamin von einigen Menschen auch zur Behandlung von Depressionen verwendet. Diese Menschen berichten von erstaunlichen Besserungen, schon durch einmaligen Konsum. In Deutschland müssen diese Leute sich Ketamin auf dem Schwarzmarkt besorgen, in den USA hingegen wurde Ketamin neuerdings zur Behandlung von Depressionen zugelassen.

Psychedelika

Psychedelika findet man auf jeder Techno-Party und im Dark-Web in absoluten Massen. Das ist alles relativ leicht verfügbar, gängig und normal. Gerade bei drogenaffinen Menschen ist das Interesse an Psychedelika häufig sehr stark gegeben.

Als Psychedelika werden halluzinogen wirksame psychotrope Substanzen bezeichnet, die in höheren Dosierungen einen psychedelischen Rauschzustand, einen „Trip" auslösen können.

Besonders in der Anfangsphase der Wirkung kann es zu Atembeschwerden, Herzrasen, verändertem Blutdruck und Schweißausbrüchen kommen. Vor allem durch die optischen Effekte können Orientierungsschwierigkeiten entstehen.

Die Risiken beim Gebrauch von Psychedelika liegen deutlich im psychischen Bereich und sind vor allem abhängig von der Persönlichkeitsstruktur der Konsumenten. Während Menschen ohne größere psychische Probleme vielfach von sehr positiven Erfahrungen und einmaligen Erkenntnissen berichten, finden sich Menschen, die ihre unbewältigten Probleme vor sich herschieben, oder Menschen mit der Anlage zu einer Psychose manchmal bereits nach einmaliger Anwendung in der Psychiatrie wieder.

Vor allem bei Nichtbeachtung von Set und Setting kann es durch Selbstüberschätzung zu Fehlreaktionen, heftigen Panikanfällen, Angstepisoden (Horrortrips) sowie zur Auslösung von verdeckten, substanzinduzierten Psychosen kommen. Weitere psychische Störungen wie der generelle Missbrauch und/oder fortbestehende Wahrnehmungsstörung sind durchaus möglich.

Bei noch unerfahrenen Konsumenten sollte immer eine erfahrene Begleitperson den Trip begleiten.

In aller Regel aber lassen auch schlechte Trips mit dem Abklingen des Rausches nach.

DMT

DMT ist eins der stärksten, wenn nicht das stärkste Psychedelikum, das es auf unserem Planeten gibt. DMT ist in unfassbar vielen Pflanzen und auch Lebewesen vorhanden. Sogar im Menschen wurde DMT als natürlicher körpereigener Stoff festgestellt. Wir scheinen DMT selber zu produzieren.

DMT ist eine mächtige Substanz, deren Behandlung wir hier relativ knapp-
halten wollen. DMT gibt Stoff für ganze Bücher her. „DMT – The Spirit
Molecule" ist beispielsweise ein Buch, das sich ausschließlich mit dem Thema
DMT befasst.

Der Rausch von DMT ist sehr kurz und wirkt ca. eine Viertelstunde lang.
Rauchen ist die übliche Konsumform von reinem DMT. Andernfalls muss
man das Zeug zusammen mit MAO-Hemmern einnehmen, was man dann
Ayahuasca nennt. Ayahuasca ist die traditionelle Rauschdroge, die von vielen
indigenen Völkern im Bereich des Amazonas in Südamerika konsumiert wird.
Sie wird schon seit Jahrtausenden als rituelle Droge eingesetzt und heutzutage
sogar in irgendwelchen Selbsterfahrungs-Retreats mitten im Urwald an Suchtkranke, Sinnsuchende und abenteuerlustige Menschen verabreicht, die damit
ihre eigenen bewusstseinserweiternden Erfahrung machen wollen.

DMT kann extrem starke Pseudohalluzinationen auslösen. Einen ganz
charakteristischen psychedelischen Rausch in extrem hoher Intensität. Dafür,
dass es eine Substanz ist, die in fast allem vorkommt, was lebt, sogar im Rohr-
glanzgras, einem popeligen Gras, das jeder Mensch mit einem Teich in seinem
Garten stehen hat. Oder auch im Krötenschleim ist es relativ wenig erforscht.
Sogar in Orangen und anderen Zitrusfrüchten ist kürzlich DMT entdeckt
worden. Der Mensch baut keinerlei Toleranz zu DMT auf. Das heißt, ich
kann nach dem Rausch sofort wieder konsumieren und der Rausch ist wieder
genauso intensiv wie beim letzten Mal.

Bei anderen gängigen Psychedelika ist das nicht der Fall. Wenn ich beispielsweise LSD genommen habe, kann ich danach nicht direkt wieder dieselbe Dosis einnehmen und denselben Rausch erwarten, sondern muss in
etwa immer die doppelte Dosis nehmen, um dieselbe Wirkung zu erreichen.

> Auch ohne den Aufbau einer Toleranz birgt DMT dieselben Risiken wie alle an-
> deren Psychedelika auch! Insgesamt lässt sich sagen, dass DMT eine viel stärkere
> Wirkung als LSD hat und viel kürzer wirkt.

LSD

Somit sind wir schon bei dem Thema LSD angekommen, welches wir auch
nicht weiter explizit erklären wollen. Zu LSD gibt es viel Literatur. Jeder, der
interessiert ist, muss nur auf YouTube gehen und kann sich bei Leuten, die
wirklich eine Ahnung davon haben, näher informieren. Im Notfall greift man
auf die Informationen von Albert Hofmann zurück, dem Entdecker, nicht
dem Erfinder, von Lysergsäurediethylamid.

Bis vor Kurzem waren viele LSD-Derivate wie ALD-52, AL-LAD, ETH-LAD und 1p-LSD in Deutschland im Internet völlig legal erhältlich.

Mittlerweile haben wir das Stoffgruppenverbot, das dafür gesorgt hat, dass die meisten Substanzen, die früher als „Legal Highs" erhältlich waren, heute faktisch illegal sind. Das hat sie zwar eingedämmt, aber nicht verbannt. Noch immer werden die sich stets neu erfindenden Stoffzusammensetzungen im Internet vertrieben und die Leute bestellen sie. Durch das Stoffgruppenverbot alleine sind die Substanzen damit nicht verschwunden. Es scheint noch viel zu viele Lücken im System zu geben.

Erst neulich hatte ein Reporter Legal Highs geordert. In den erhaltenen sogenannten Magic-Mushroom-Kapseln war anstelle von Psilocybin tatsächlich 1P-LSD enthalten.

Ein unerfahrener Konsument merkt den Unterschied wahrscheinlich nicht einmal. Es wirkt halt länger. Zwölf Stunden statt vier bis sieben Stunden. Und dennoch ist es offensichtlich absurd, dass solche Stoffe wie Magic Mushrooms legal und auch ohne Gefahr von Strafe bestellt werden können und diejenigen Stoffe, die viel besser erforscht sind, wie beispielsweise LSD, verboten sind.

Pilze

Auf der ganzen Welt sind unabhängig voneinander Wandmalereien und Relikte mit den typischen Formen und Darstellungen der psilocyben Familie entdeckt worden. Anscheinend haben Kulturen, die niemals Kontakt zueinander hatten, psychedelische Substanzen schon vor Urzeiten für sich entdeckt. Die Pilze haben demzufolge seit jeher eine wichtige Rolle innerhalb der sozialen Gemeinschaften eingenommen.

Psilocybin-Pilze sind in Holland noch immer in Form von Trüffeln legal erhältlich. Sie sind in ihrer Wirkung in der Regel etwas schwächer als LSD, wobei die Wirkung des Rausches nicht unbedingt als weniger intensiv zu beschreiben wäre. Die Wirkung dieser „Magic Mushrooms" hat ihre Eigenarten, ist dem LSD aber sehr ähnlich. Auch hierzu kann man auf ausführliche Quellen im Internet und Literatur zurückgreifen und sich weiter informieren. Die Pilze sind grundsätzlich nicht giftig. Der enthaltene Wirkstoff nennt sich Psilocybin, eine dem Serotonin verwandte Substanz, genauso wie das LSD.

Die 2c-Stoffgruppe

Nach LSD, Pilzen und DMT ist die gängigste der weiteren Psychedelika die 2c-Stoffgruppe, welche zu den Phenylethylaminen zählt. Phenylethylamine sind eine Stoffgruppe, zu denen auch Amphetamine und körpereigene Stoffe wie Adrenalin gehören. Die 2c-Stoffgruppe ist von der Wirkung her ein klassisches Psychedelikum, aber mit einer anderen, vielleicht nicht ganz so extremen Tiefe wie LSD oder Psilocybin. Im Prinzip ist es ein Meskalinderivat.

Vom Körpergefühl her ist es dem euphorisierenden Ecstasy nicht unähnlich, aber MDMA wartet nicht in dem Ausmaß mit den typischen psychedelischen Erscheinungen auf. Die Gefahren bei Psychedelika sind immer dieselben, um es mal ganz klar zu sagen. Aber von der Wirkung her ist die 2c-Stoffgruppe von allen Psychedelika wahrscheinlich dem Meskalin wirkungstechnisch auch am ähnlichsten.

Meskalin ist der Stoff, der in denjenigen Kakteen enthalten ist, die für psychedelische Erlebnisse genutzt werden. Der Peyote-Kaktus und auch der San-Pedro-Kaktus sind, hauptsächlich in Mexiko, traditionelle Rauschdrogen, die seit Jahrtausenden zu rituellen Zwecken eingesetzt werden.

2c ist die häufigste Beimengung bzw. der häufigste Stoff, der neben MDMA in Ecstasy-Tabletten auftaucht. Gerade für User ohne Erfahrung mit psychedelischen Erlebnissen ist es möglicherweise unangenehm, solch einen Zustand zu durchleben.

Natürlich gibt es auch hierbei ganz viele Spielweisen. Die 2c-Stoffgruppe und ihre Verwandten, gerade die psychedelischen Phenylethylamine, sind ganz breit gefächert. Das sind dann jedoch eher Substanzen, die zwar immer häufiger auftauchen, aber derzeit eher noch im Nischenbereich beheimatet sind, wobei jedoch 2c-b eine Sonderstellung hat, da es deutlich häufiger auftaucht als die anderen.

Andererseits sind viele davon bereits seit Ewigkeiten auf dem Markt und es kommen auch regelmäßig neue dazu. Spitzenreiter ist Bromo Dragon Fly und ein paar, die sehr ähnliche Namen haben.

In der Spitze beträgt die Wirkungsdauer bei einer Mikrogramm-Dosierung angeblich bis zu 72 Stunden. Wir reden hier also nicht von Milligramm, sondern von einem Tausendstel eines Milligramms, nämlich einem Mikrogramm! Wenn man statt LSD versehentlich eine psychedelische Substanz erwischt, die 72 Stunden wirkt, dann kann das grade für unerfahrene Konsumenten sehr unangenehm werden. Und die Gefahren des Konsums steigen potenziell.

Was nicht heißt, dass diese Substanzen nicht auch handhabbar wären. Das Problem ist die Dosierung. Die psychedelischen Phenylethylamine, die so eine extreme Wirkungsdauer haben, sind bei zu hoher Dosierung potenziell tödlich. Wenn auch selten – es wurde bereits von derartigen Todesfällen berichtet.

» Die Gefahr besteht vor allem darin, dass es falsch deklariert wird. 2c-b ist im Milligramm-Bereich wirksam und das andere im Mikrogramm-Bereich. Das kann sehr gefährlich werden, wenn man die beiden verwechselt.

Dieses Buch hier soll ja auch kein Drogenlexikon im klassischen Sinne sein, sondern einen kleinen Überblick darüber darstellen, was alles und mit welchen Wirkstoffen verbunden auf dem Markt ist.

Ergänzend muss hinzugefügt werden, dass die 2c-Stoffgruppe wirklich viele weitere Substanzen beinhaltet, was gerade auch bei den psychedelischen Phenylethylaminen in zu hoher Dosierung eine der Hauptgefahren ist.

Dabei können bei hoher Dosierung von 2c-Stoffen auch körperliche Nebenwirkungen wie Krampfanfälle hinzukommen, wie sie bei psychedelischen Tryptaminen, dem Psilocybin, dem LSD und den vielen weiteren LSD-verwandten Stoffen eben nicht auftauchen. Die Wirkung ist meist sehr ähnlich, jedoch nicht identisch. Die Stoffe unterscheiden sich in ihrer Wirkung tatsächlich nur durch kleine Veränderungen der Moleküle.

Wenn ich schon Drogen konsumiere, dann sollte ich grundsätzlich schon wissen, was ich da konsumiere! Nur so kann ich die genaue Dosierung einschätzen und schauen, dass ich auch das bekomme, was ich mir wünsche.

Wir denken, dass niemand einen unerwartet starken Drogenrausch erfahren möchte, aber mit einem unerwartet schwachen Rausch können wir alle leben. Weswegen es sich generell empfiehlt, sich immer erst einmal langsam heranzutasten.

Wenn man dann weiß, wie genau die Substanz bei der jeweiligen Dosierung wirkt, dann kann man sie, wenn es sein muss, auch steigern, bis man das Ergebnis ungefähr einschätzen kann.

Alles andere, neben dem generellen Konsumverzicht, halten wir für relativ unverantwortlich. Es sei denn, man ist sich sicher, was man genau in den Händen hat.

Auch hier wieder die Brücke zum Alkohol. „Hey, du knallst dir doch auch keinen Strohrum oder Franzbranntwein rein, wenn du zu einem Sektempfang gehst?" – Aber das sind ja auch ganz andere Dimensionen und Relationen, oder?

Liquid Ecstasy (GHB/GBL/BDO – „KO-Tropfen")

Diese Stoffe gehören auch zu den dissoziativen Drogen. Wirkungstechnisch sind sie aber nicht wirklich vergleichbar mit beispielsweise Ketamin. Durch die Verwendung als „KO-Tropfen" haben sie in den letzten Jahrzehnten traurigen Ruhm erlangt.

Seit 2002 ist GHB in Deutschland illegal, allerdings sind die beiden anderen Stoffe GBL und BDO weiterhin leicht zugänglich, sie werden vom menschlichen Körper recht schnell zu GHB umgewandelt.

GBL wird beispielsweise von der Pharmaindustrie häufig genutzt und dadurch ist es ziemlich weit verbreitet. Aufgrund der Nutzung in der Industrie ist der Zugang sehr simpel. Mit wenig Aufwand ist es möglich, über das Internet die gewünschte Menge zu ordern. Gleichwohl versucht der Staat, über scheinbare Kontrolle der Substanz die Verbreitung auf die gewerbliche Nutzung zu beschränken.

Der Name „Liquid Ecstasy" ist eigentlich absolut irreführend, da zum herkömmlichen Ecstasy keinerlei chemische Verwandtschaft besteht, und auch die Wirkungen liegen Welten voneinander entfernt.

Die Wirkung ähnelt bei leichter Dosierung zunächst der von Alkohol – enthemmend, angstlösend, euphorisierend, aphrodisierend und das Mitteilungsbedürfnis steigernd – um nur einige der Empfindungen zu nennen.

Bei höherer Dosierung können die durch die Medien bekannten Wirkungen sogenannter KO-Tropfen eintreten. Die Nebenwirkungen können ziemlich ernst werden und reichen je nach Dosis und Person von Bewusstlosigkeit bis hin zu möglicher Atemdepression, Krämpfen und epileptischen Anfällen.

> Langfristig konsumiert, macht Liquid Ecstasy einfach nur die Birne hohl – genauso wie der Alk!

Das Suchtpotenzial ist relativ hoch, aber im Vergleich mit anderen Substanzen ist diese Substanzgruppe eine der seltener konsumierten.

Legal Highs und Konsorten – synthetische Cannabinoide – Badesalze

Legal Highs & Co. (Designerdrogen, Research Chemicals) sind psychoaktive Substanzen, die als Kräutermischungen, Badesalze, Lufterfrischer, Reinigungsmittel oder Ecstasy angeboten werden.

Um es gleich einmal ganz klar vorwegzunehmen: Wir hätten das Problem, das wir aktuell mit diesen „neuen psychoaktiven Substanzen" (NPS) und dabei gerade mit den synthetischen Cannabinoiden haben, nicht, wenn wir mehr Liberalisierung und somit mehr Transparenz und Kontrolle über die Märkte hätten.

Meist werden diese Produkte offen im Internet, in Smartshops oder Headshops oder verdeckt im Darkweb, beispielsweise unter dem Namen Spice vertrieben. Sie dienen ganz klar zu Rauschzwecken. Die Zahl neu entdeckter Substanzen wächst seit Jahren.

Am 26. November 2016 ist das Neue-psychoaktive-Stoffe-Gesetz (NpSG) in Kraft getreten, um eine bis dahin bestehende Gesetzeslücke zu schließen, wobei einige der als NPS vermarkteten Stoffe in Deutschland inzwischen dem Betäubungsmittelgesetz (BtMG) unterstellt wurden. Immer wieder werden neue Stoffe auf den Markt geworfen, um das Betäubungsmittelgesetz zu umgehen. Für Konsumenten sind die gesundheitlichen Folgen und deren Wirkung nicht absehbar.

Synthetische Cannabinoide

Synthetische Cannabinoide sind ein wirklich großes Problem und brandgefährlich. Da sind Stoffe dabei, die bis zu einhundert Mal potenter sind als THC, der Stoff, dem sie nachempfunden sind und dessen Wirkung sie angeblich imitieren sollen. In ihrer Wirkung haben diese Stoffe kaum noch Parallelen zum THC.

Wenn man noch tiefer in die Chemie einsteigt und sich darüber informiert, mit welchen Substanzen die Stoffmoleküle des THC-Moleküls nachgebaut werden, ist alleine schon die Idee, aber auch das Endergebnis der Wirkung schwer besorgniserregend.

Weder die genaue Wirkweise noch eventuelle Kurz- und Langzeitfolgen sind in irgendeiner Weise ausreichend dokumentiert. Der Reinheitsgrad der chemischen Wirkbestandteile ist nicht sichergestellt und teils wirklich giftige Verunreinigungen können enthalten sein.

Konsumenten berichten über übelste Nebenwirkungen wie Angstzustände, Kopfschmerzen, Herzrasen, Kreislaufprobleme, Kreislaufversagen und Ohnmacht sowie über Vergiftungen, Wahnvorstellungen und Psychosen. In den vergangenen Jahren starben nachweislich bereits mehrere Menschen nach dem (Misch-)Konsum von NPS.

Schwerste psychotische Angst- und Verwirrtheitszustände mit unmittelbarer Selbst- und Umweltgefährdung sowie lebensbedrohliche Organschäden sind bekannt.

>> Es stellt sich die ernsthafte Frage, auf welcher Droge noch mehr Leute abschmieren als auf den synthetischen Cannabinoiden. Diese Substanzen machen definitiv eines der Hauptprobleme aus, die wir aktuell in Deutschland haben.

Das Interesse daran wäre definitiv nicht so hoch, wenn wir Cannabis freigeben würden.

Wann und warum greifen Menschen zu synthetischen Cannabinoiden? Wenn Cannabis nicht verfügbar ist oder weil diverse Stoffe nicht in den Urinproben eines Drogen-Screenings nachweisbar sind und sie weiter kiffen wollen? Oder einfach nur, weil diese nicht wirklich verboten sind und nicht unter Strafverfolgung stehen?

Man muss klar sagen, dass auch hierbei der Staat irgendwo eine Art Mitverantwortung dafür trägt, dass diese Stoffe so ein Problem sind. Es würden nicht so viele Menschen damit herumexperimentieren, wenn wir in jeder größeren Stadt einen Coffeeshop hätten, wo wirklich hochwertiges und sauberes Marihuana gekauft werden könnte.

Von synthetischen Cannabinoiden, das kann und muss man ganz klar sagen, sollte man tunlichst die Finger lassen. Auch hier gilt, dass jeder für sich selber verantwortlich ist. Wer sich bewusst dazu entscheidet, irgendetwas zu konsumieren, und sich anständig über die Gefahren informiert hat, ist ein freier Mensch und sollte das tun, was er für richtig hält.

Glücklicherweise ist die Verfügbarkeit durch den Einsatz der Bundesregierung, aber auch durch die massiven Negativerfahrungen der Konsumenten in den letzten Jahren tatsächlich zurückgegangen.

Letztlich aber ist es nicht dem generellen Stoffgruppenverbot zu verdanken, sondern unseres Erachtens der hohen Medienpräsenz zu diesem Thema geschuldet. Weiterhin ist die Tatsache, dass es für gewöhnlich sogar leichter ist, an reguläres Cannabis zu gelangen als an synthetische Ersatzstoffe, ein Faktor, der dem Konsum dieser Chemikalien entgegenwirkt. Außerdem ist wohl mittlerweile jedem Kiffer durchaus bewusst, wie brandgefährlich diese Stoffe sind.

Das Thema synthetische Cannabinoide zeigt, wie wichtig eine gezielte Informationspolitik und funktionierende staatliche Kontrolle im Umgang mit wirklich gefährlichen Substanzen ist. Dass die Nutzung eingedämmt werden konnte, ist als kleiner Erfolg zu sehen. Die Freigabe von Cannabis wäre ein großer Schritt in Richtung Lösung dieses Problems.

Spice

Seit mehr als 15 Jahren ist Spice, die Verkaufsbezeichnung für eine Rauschdroge, die aus synthetischen Cannabinoiden sowie verschiedenen getrockneten Pflanzenteilen besteht, in Deutschland verboten. Verwendung findet Spice insbesondere als Ersatz für Cannabisprodukte. Die berauschende Wirkung soll auf der Kombination bestimmter natürlicher Inhaltsstoffe beruhen. In verschiedenen Analysen konnten jedoch mehrere synthetische cannabinoidmimetische Wirkstoffe nachgewiesen werden.

Damals konnte man Spice noch von unverantwortlichen Headshops-Betreibern und in Tankstellen kaufen. Offen über der Ladentheke und als offizielle Räuchermischung deklariert.

Das Zeug wird in Untergrundlaboren, in Hinterhofwerkstätten und in China produziert. Überall dort, wo Leute das große Geld wittern. Teilweise beschaffen sich manche die Rohstoffe und rühren diese Mischungen selber im Betonmischer an, wodurch die Dosis komplett ungleichmäßig über die tragenden Kräuter verteilt wird und die Konsumenten gar nicht wissen, welche Dosierung sie sich dann mit einer Tüte oder mit einem Pfeifenkopf reintun. Die Wirkung ist völlig unberechenbar.

Synthetische Cannabinoide sind ein künstlich generiertes Problem, für das der Staat sich aus der Verantwortung zieht und den Schwarzen Peter zu den Konsumenten schiebt. Die synthetischen Cannabinoide werden auf die gleiche Ebene wie natürliches Cannabis gestellt, generalisiert betrachtet und mit der Schädlichkeit von Marihuana direkt in Verbindung gebracht. Also völlig absurde Geschichten, bei denen Birnen mit Äpfeln verglichen werden.

> Ohne hier den Rahmen sprengen zu wollen, sei darauf hingewiesen, dass es durch die laufenden Gesetzesveränderungen und Verbote gewisser Stoffe immer wieder minimale Veränderungen an den Stoffen gegeben hat, damit sie wieder verkauft werden dürfen.

Letztlich sollte und muss man sich als Konsument mit jedem dieser Stoffe einzeln beschäftigen und auch Todesfälle aus der Szene heranziehen oder Konsumenten, die schwere Schäden davongetragen haben, körperlich und psychisch.

»Wenn du ein Unkraut rausreißt, dann wächst das nächste nach.

Und dass man dem nicht Herr werden kann, ist allen klar. Umso stärker und umso wichtiger ist es demzufolge, ein Bewusstsein in den Köpfen der Gesellschaft zu schaffen, was da wirklich los ist.

Glücklicherweise hat das Stoffgruppenverbot zumindest in begrenztem Rahmen für das Verbot vieler der genutzten Stoffe gesorgt.

Badesalze

Badesalze – eine irreführende Bezeichnung, die lediglich dazu genutzt wird, um das Gesetz zu umgehen und einen legalen Vertriebsweg zu schaffen – sind auch ein Oberbegriff für eine ganze Art von Stoffgruppen, die in der Wirkungsweise häufig den Amphetaminen nachempfunden sind. Meistens sind es sogenannte Cathinone, die mit ihren Wirkungsweisen von relativ gut händelbar bis sehr schwer abschätzbar zu erachten sind. Darin ist eigentlich alles vertreten, was irgendwie nach Euphorie klingt.

Die Langzeitschäden sind nicht abschätzbar und die Schädlichkeit ist nicht ausreichend untersucht. Solange es nicht viel besser erforschte Alternativen zu den Badesalzen gibt, die fast identisch wirken und auch in ihren Risiken abschätzbarer sind, sollte man dann doch lieber auf sauberes MDMA oder Amphetamin zurückzugreifen.

Zwei dieser Badesalze sind das Methylon, und das Mephedron, welche als eine der wenigen Substanzen nach der Illegalisierung szeneintern noch immer weiter auf dem Markt verfügbar sind.

Cloud Nine & Flakka

… sind sehr intensiv wirkende Drogen, die auch als sogenannte Badesalze verkauft wurden/werden.

Der Wirkstoff Methylendioxypyrovaleron (MDPV) ist ein Stimulans aus der Klasse der Cathinone und wirkt als potenter Noradrenalin-Dopamin-Wiederaufnahmehemmer mit kokainähnlicher Charakteristik. MDPV ist unter den Szenenamen Flakka (USA), Cloud Nine, Monkey Dust, MTV bekannt.

Mit seiner stark aufputschenden Wirkung, ähnlich auch wie ein Amphetamin, wird es in den Medien als die Zombie-Droge stilisiert. Laut Medienberichten soll ein schwer durchgeknallter Typ bei einem starken psychotischen Schub einem anderen Menschen das Gesicht angefressen haben.

Flakka ist eine Rauschdroge, um die es viele Gerüchte und Mythen gibt. Vieles davon wird, wie so oft, wahrscheinlich auch medial aufbereitet und ziemlich überspitzt dargestellt.

Fälle mit extremen psychischen Problemen und schweren Störungen, die nach dem Konsum akut oder auch langfristig aufgetreten sind, sind bekannt. Ob das jetzt die Droge zu 100 % repräsentiert, kann nicht gesagt werden. Auch gilt es stets zu hinterfragen, was die Medien daraus machen. Gerade von den „Gatekeepern der Meinungsmache" hört man leider nur noch von den Extremfällen.

Letztlich wird auch von solchen Substanzen dringend abgeraten. Wenn man schon aufputschende Drogen konsumieren möchte, ist es vielleicht sinnvoller, auf die gängigen, abschätzbareren Drogen zurückzugreifen.

Als relativ abschätzbare Alternative, auch mit vielen Risiken, aber besser kontrollierbar, wäre da das reine Amphetamin zu nennen. Wobei wir auch gar nicht wissen, ob für den geneigten Flakka-Konsumenten, falls es sowas überhaupt gibt, Amphetamin die richtige Wahl, das richtige Substitut wäre.

Dennoch sollte man das Ganze niemals nur schwarz/weiß betrachten. Flakka ist eine relativ neue Droge, deren Langzeitschäden kaum bekannt sind.

> Letztlich ist dies auch wieder nur ein weiterer Stoff, der nur dadurch entstanden ist und Verbreitung gefunden hat, genauso wie viele weitere Stoffe, dass das Verbot der gängigen, meist berechenbaren Stoffe den kreativen Geist und Einfallsreichtum des Menschen weiter fördert.

Wer braucht den Dreck?

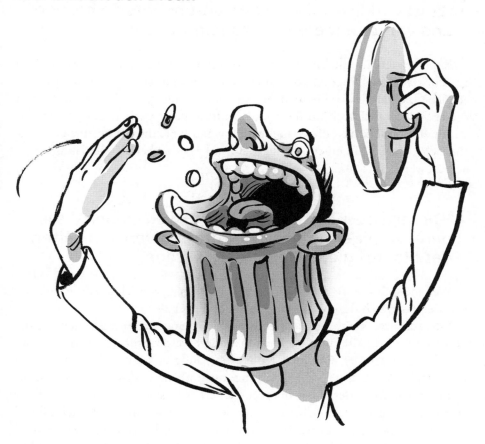

Nicht die Frage, warum dieser soeben beschriebene chemische Dreck auf dem Markt ist, sollten wir uns stellen, sondern warum wir es zulassen, dass das Zeug überhaupt auf dem Markt ist. Warum machen wir die Probleme größer als sie sind?

Zu behaupten, dass dieses ganze Gebaren der generellen Verbotspolitik von Rauschdrogen dem Namen der Volksgesundheit geschuldet sei, grenzt an eine mächtige Absurdität. Insofern man diese ignorante Ironie und arrogante Idiotie überhaupt in Worte fassen kann. Man könnte, wenn man wollte, die Probleme verringern und dabei vieles aus der Welt schaffen, wenn man anders darangehen würde als bisher. Deutschland ist dabei kein Einzelfall.

»Es ist wirklich vollkommen absurd, was da passiert und was den Menschen zugemutet wird.

Es geht auch um die Eigenverantwortung des Individuums. Wer sich dazu entscheidet, eine Droge zu konsumieren, der muss auch mit den Konsequenzen leben. Über diese sollte man dann auch informiert sein. Wenn wir hier an dieser Stelle von „Dreck" in Bezug auf Stoffgruppen sprechen, dann hängt das damit zusammen, dass dieses meist total verantwortungslos produzierte synthetische Material in einem regulierten Markt wohl eher als rückläufig zu erachten wäre!

»Dieser Dreck wird produziert, weil andere, saubere, weniger gefährliche Alternativen von Seiten des Staates gleich behandelt werden.

Wer mehr Interesse an den ganzen Cathinonen wie Mephedron etc. pp. hat, der muss sich dazu weiterer Quellen bedienen.

Interessantes, wie z. B. die Chemie und Wirkungsweisen und auch wie die Stoffe entstanden sind und wie sie konsumiert werden, bis hin zu verschiedenen Szenenamen der einzelnen Stoffe, die häufig verfügbar sind, gibt es im Netz nachzulesen. Eine Menge an Literatur und zur Verfügung stehende Informationen findet derjenige, der recherchiert. Wer sucht, der findet, und wer eigenverantwortlich und selbstbestimmt leben möchte, muss sich auch bilden!

Die Gängigkeit der Badesalze fällt uns schwer zu beurteilen. Das am häufigsten als Badesalz verkaufte Produkt ist Methylon. Das MDMA-verwandte Methylon wird häufig denjenigen Konsumenten vertickt, die anstatt MDMA in Pillenform MDMA in Kristallform kaufen wollen, also als reine kristalline Substanz.

Aus irgendeinem Grund glauben viele Konsumenten, dass sie reines MDMA bekommen, wenn sie MDMA in kristalliner Form kaufen, was abseits der Pillenform durchaus in hohen Maßen verfügbar. Aufgrund des (schlechten) Images einer Pille, die unkontrollierbar ist, und bei der man nie genau weiß, was drin ist. Abgesehen davon, dass der Trend zu sehr reinen Pillen sich in den letzten Jahren stetig fortsetzt, sind die meisten getesteten Pillen zwar viel zu hoch dosiert, jedoch ist der Wirkstoff meisten nur MDMA.

Bei kristallinem MDMA dagegen ist die Wahrscheinlichkeit enorm groß, dass man kein MDMA, sondern ein Cathinon erhält, das auch viel billiger ist. Viel, viel billiger.

Die Substanzen werden in China massenhaft produziert und hier herüber-geschifft. Diese kosten teilweise nur Centbeträge pro Gramm. Wenn man also danach sucht, bekommt man ein Kilo Methylon hinterhergeworfen. Das kann sich sogar ein Jugendlicher von seinem Taschengeld kaufen.

Drogen werden sowieso immer billiger. Bei Amphetamin ist dabei noch ganz interessant, dass man exorbitant hohe Mengen für einen sehr geringen Preis erhält. Wirklich absurd hohe Mengen. Der Preis für Amphetamin war niemals so gering, war wie er es aktuell ist – durchschnittlich etwa zwischen fünf und zehn Euro pro Gramm!

Amphetamine

Amphetamin ist nicht nur als das klassische Amphetamin erhältlich, sondern auch in der Extremform, dem nächstverwandten Stoff Meth. Die beiden sind ein Komplex, den man erst einmal getrennt betrachten, und dann in Beziehung zueinander bringen kann.

Amphetamin ist eine Rauschdroge, die, seit sie entdeckt wurde, bis heute in unserer Kultur auch medizinisch eingesetzt wird. In Deutschland vielleicht nicht ganz so verbreitet, aber in den USA ist es das gängige ADHS-Medikament.

Als Adderall wird das klassische Amphetamin, was wir hier auf der Straße als Speed oder Pep kennen, als Medikament in den USA sogar an Kinder aus-gegeben. Was ganz amüsant ist, wenn man das Ganze einmal näher betrach-tet. Auf der einen Seite kriminalisieren wir erwachsene Konsumenten, die sich bewusst dazu entscheiden, und auf der anderen Seite schütten wir das Zeug unseren Kids tonnenweise in den Hals. Adderall ist von der Wirkweise her mit dem hier in Deutschland verschriebenen ADHS-Mittel Methylphenidat/Ritalin gleichzusetzen.

Wir möchten ADHS nicht kleinreden, aber setzen das „Krankheitsbild" immer in gewisse Anführungszeichen.

Weil es vielleicht auch häufig einfach nur auf bestimmten Charaktereigen-schaften beruht, auf kritischen Entwicklungsstadien, Reizüberflutung, einem nicht wirklich kindgerechten Tagesablauf oder Eltern/Erziehern/Lehrern, die mit dem „schwierigen" Kind nicht umgehen können. Und weil es bequemer ist, so eine Diagnose zu haben und etwas verschrieben zu bekommen als das eigene Handeln zu hinterfragen.

Auf jeden Fall wird dort Kindern Amphetamin verabreicht, die noch gar nicht wissen, was sie da eigentlich von ihren Eltern kriegen. Die Pillen, die ihnen ihr Arzt verschrieben hat. Das heißt, die Kinder können noch gar nicht abschätzen, was sie da tun und was genau in ihnen und ihren Gehirnen passiert, welche Folgen daraus resultieren könnten.

Gerade Amphetamin ist eine der am häufigsten konsumierten und gängigsten Drogen unserer Gesellschaft. Der Szenename ist Pep oder Speed und auch dieses Material ist extrem verbreitet.

Amphetamine sind Stimulanzien mit wachmachender, aufputschender Wirkung, bei denen die eigenen körperlichen und psychischen Grenzen verschoben werden. Geistige wie körperliche Erschöpfung wird nicht mehr so intensiv wahrgenommen und man ist dadurch gefühlt deutlich leistungs- und aufnahmefähiger.

Das macht die Substanz zu einer Droge, die viele Menschen dazu nehmen, um in ihren alltäglichen Aufgaben funktionell zu bleiben und sich selber quasi zu dopen. Andererseits wird es häufig zum Freizeitgebrauch, bis hin zu sehr hohen Dosierungen missbraucht. Siehe auch Levamisol! Und/oder Kokain!

Amphetamin und Kokain sind sich zwar nur oberflächlich relativ ähnlich, aber beides sind Stimulanzien mit gewissen Parallelen. Jeder, der schon einmal Kokain und Amphetamin separat konsumiert hat, wird ganz klar sagen, dass es hierbei glasklare Unterschiede im Rauschzustand gibt. Kokain hat nochmal völlig andere Aspekte.

» Viele Konsumenten berichten über Kokain, dass es sie in einer beängstigenden Art und Weise negativ verändert hat. Sowohl im Umgang mit sich selbst als auch im Umgang mit dem eigenen Umfeld.

Beim Amphetamin an sich, als einzelnen Stoff betrachtet, sind die Wirkweisen relativ klar. Das Suchtpotenzial bei Amphetaminen ist definitiv gegeben.

Sicherlich gibt es viele Menschen, die sich die Amphetamine derart reinknallen, dass sie diese Substanzen eben auch nicht mehr im Griff haben. Und genauso gibt es Leute, die das, um sie selbst zu zitieren, in „homöopathischen" Dosen konsumieren, wenn beispielsweise viel Arbeit oder eine Party ansteht. Nicht um sich zu berauschen, sondern einfach nur, um wach zu bleiben, um einen gewissen Nutzen daraus zu ziehen. Ritalin wird in „stressigen" Lernphasen zum besseren Funktionieren auch gerne von Studierenden etc. eingenommen.

Viele Leute haben mit ihrem Amphetaminkonsum ein großes Problem. Es wird einfach viel zu viel konsumiert, was auch der schnellen und süchtig machenden Wirkung dieser Rauschdroge geschuldet ist.

Die Abhängigkeit an sich ist relativ einfach zu durchbrechen, aber die Rückfallquote ist extrem hoch. Viele der Amphetaminkonsumenten schaffen es, eigenständig auszusteigen, aber häufig nicht auf Dauer. Nach einigen Wochen oder Monaten, vielleicht auch Jahren Abstinenz geht es zurück in den Konsum.

Die Gier und auch die positiven Bestätigungen, die man dadurch erlebt hat, bleiben ein Leben lang im Gedächtnis und schreien nach einer Wiederholung, die meist weit über das Thema einer gewissen Affinität zu diesen Substanzen hinausgeht.

Methamphetamin

Während die Engländer eher die Amphetamin-Typen waren, haben die Deutschen vor allem mit Methamphetamin geforscht. Dabei hatten sich die Kriegsparteien einen Wettstreit geliefert, wem es gelingt, seine Soldaten besser zu dopen. Mit dem Einsatz von Crystal Meth, so wie es heute genannt wird, hat das Dritte Reich damals eine echte Vorreiterrolle eingenommen, um das einmal etwas bitterböse zu bemerken.

Es scheint absurd, dass die Wehrmacht aus Crystal-Meth-Junkies bestand. Die gesamte Wehrmacht hat sogenannte „Panzer-Schokolade" gefressen und Pervitin-Tabletten geschmissen: Sie war auf Crystal Meth, um es faktisch zu sagen.

Crystal Meth wirkt deutlich länger und viel intensiver als Amphetamin und löst einen Rausch aus, der, was die Stimulanzienwirkung anbelangt, von der Intensität her schwer zu übertreffen ist.

Wir alle kennen die Bilder von Menschen, denen z. B. die Zähne ausfallen, die völlig verwahrlost sind und Ähnliches, was wiederum aber auch der einfachen und oft sehr unsauberen Synthese im Endprodukt geschuldet ist.

Methamphetamin ist sehr einfach herzustellen, man braucht nur Ephedrin-Tabletten und ein paar andere Zutaten. Wir wollen hier keine Anleitung liefern, aber jeder könnte das Zeug quasi in Eigenregie zu Hause selbstständig herstellen.

Ab in die Drogerie oder in die Apotheke, sich apothekenpflichtige Erkältungsmedikamente kaufen, und minderwertiges Crystal herstellen. Wobei gerade in diesem einfachen Syntheseweg zur Herstellung aber auch die größten Risiken liegen.

Ganz abgesehen davon, dass allein schon durch die extreme Wachheit und Aktivität, durch völlige Überbeanspruchung der Psyche und des Körpers im

Rausch auch massive Schäden ausgelöst werden können. Wenn man eine Woche lang ohne zu schlafen wach ist und nicht isst, nicht genug trinkt, schädigt das den Körper immens. Aber die unsaubere Synthetisierung sorgt bei vielen der Meth-User für die typischen Symptome wie ausfallende Zähne und Ähnliches, bis hin zum totalen körperlichen Zerfall.

Crystal Meth ist eine Droge, die ein unfassbares Gefahrenpotenzial hat und wenn wir betrachten, dass das Wirkungsspektrum deckungsgleich mit dem der Amphetamine ist, dann ist es auch hier absurd, dass wir die Überflutung des Markts mit einer unglaublich schädlichen Droge zulassen. Obwohl es im Verhältnis eine Droge gibt, die denselben Zweck erfüllt, aber vergleichsweise wenig schädlich ist.

> Die Gefahren von Amphetaminen sind groß und reell. Aber alle Rauschdrogen sind in ihren Gefahren auch immer im Verhältnis zu anderen Drogen zu betrachten.

Wenn wir die Amphetamine mit Alkohol vergleichen, ist die Gefahr von Amphetaminen deutlich geringer als die von Alkohol, der legalen Volksdroge Nummer 1 in Deutschland. Amphetamin ist zwar nicht harmlos, aber im Verhältnis bei Weitem nicht so schlimm wie das von Crystal Meth. Crystal Meth ist eine sehr harsche und harte Geschichte.

Viele der Crystal-Meth-User müssten sich bei legalem Amphetamin das Zeug auch nicht mehr selber im Hinterhof kochen geschweige denn überhaupt konsumieren, solange sie wüssten, dass sie die Alternative sauber und legal erhielten und dabei nicht von der Gesellschaft ausgeschlossen würden.

Auch hier könnte man den Schwarzmarkt mit Sicherheit bekämpfen, indem man das Amphetamin kontrolliert freigibt.

> Crystal Meth verballert dir deine Birne bleibend und nachhaltig – potenziell irreparabel!

Heroin und Kokain

Was wir bisher kaum behandelt haben, ist das Thema Heroin. Die Droge, die früher zum größten Gegenstand der Debatten rund um den Rauschdrogenkonsum in Deutschland geführt hat, nimmt heute immer mehr ab. Das heißt nicht, dass wir keine Heroinsüchtigen mehr haben. Heroinsüchtige sind nach wie vor vorhanden, und es gibt auch immer neue Leute, die Heroin konsumieren werden. Das Problem werden wir auch wahrscheinlich nicht so schnell dauerhaft loswerden.

Interessant zu wissen ist, dass Heroin innerhalb der Drogenszene nicht mehr die Gängigkeit wie früher hat. Heroin hat in den diversen „Jugendkulturen" kaum bis gar keine Bedeutung mehr. Es ist nicht mehr so, wie es früher einmal war. Da scheinen die „Kinder vom Bahnhof Zoo" tatsächlich etwas bewirkt zu haben.

Dafür ist Kokain weiterhin extrem auf dem Vormarsch, und in allen möglichen Gesellschaftsschichten, Lebenslagen und Altersklassen enorm präsent. Dabei ist Kokain eine der härtesten und eine der fragwürdigsten Drogen überhaupt. Sowohl was die Produktion als auch was die Wirkweise und die Schädlichkeit und auch das Suchtpotenzial angeht. Kokain ist definitiv eine der Substanzen, die heute ganz enorm prägend sind. Vielleicht auch durch die enorme Schwemme und wachsende Clan-Kriminalität innerhalb Deutschlands und die dadurch besseren Vertriebswege.

»Kokain ist allgegenwärtig!

Weg vom Heroin, hin zum Kokain, und natürlich auch zu den ganzen Opiaten der Pharmaindustrie, die heute auf legalem Weg extrem einfach verfügbar sind. Vor allem sind hier Opiate, Schmerz- und Schlafmittel ein riesengroßes Thema.

Die Benzos gewinnen immer mehr an Popularität. Diazepam und Lorazepam sowie die ganze weitere Bandbreite der verschreibungspflichtigen Arzneimittel der Pharmaindustrie werden sehr häufig zu Rauschzwecken missbraucht, und deren Verfügbarkeit ist enorm. Gerade durchs Internet ist es kinderleicht möglich an gefälschte, oder leichtfertig ausgestellte Rezepte heranzukommen um sich die gewünschten Drogen aus der Apotheke zu besorgen. Zwar auf halblegalem Weg, aber wenigstens in einem legalen Verkauf.

Ob Codein, Tramadol oder die Benzodiazepine: Das ist eine sehr fragwürdige Entwicklung, zumal der Medikamentenmissbrauch und die Arzneidrogen ein gewaltiges Suchtpotenzial und auch ein enormes soziales Schädigungspotenzial haben.

»Letztlich ist alles nur alter Wein in neuen Schläuchen!

11

Show-down: Schutz – Prävention – Kriminalisierung

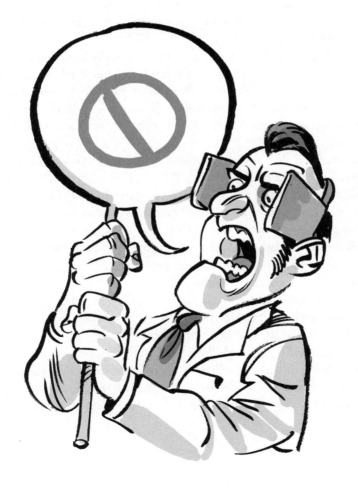

R. Biesinger, M. Klute, *Toxisch*, https://doi.org/10.1007/978-3-662-60678-0_11

Inzwischen sind wir mit unserem Buch genau da angekommen, wo es sich lohnt, in den Showdown überzugehen.

Nach den vorangegangenen Einblicken dürfte nun auch dem letzten, noch eigenständig denkenden und hinterfragenden Menschen zweifelsfrei klar geworden sein, dass uns die generelle Verbotspolitik künftig nicht weiterbringt.

Wie kann es sein, dass der Gesetzgeber einerseits kaum einen Millimeter von seiner Position abrückt, die enorm wichtige Aufklärungs- und Präventionsarbeit mit stark begrenzten finanziellen Mitteln weitestgehend nur durch sich selbstlegitimierende Institutionen und Organisationen – die in ihrer Nachweispflicht ebenfalls am Geldhahn der Obrigkeit hängen – oder/und andererseits ausschließlich durch ihr eigenes Herz berufene „Ehrenamtliche" durchgeführt wird?

Ist dies nicht ein fragwürdiges, gewissermaßen lediglich dem offiziellen Alibi und der Schadensbegrenzung dienendes Treiben, das hier unter Aufsicht der Sucht- und Pharma-Lobbyisten zur Wahrung ihrer eigenen Daseinsberechtigung instrumentalisiert wird?

Seltsam ist es weiterhin, dass die öffentlich dafür bereitgestellten Gelder, genauso wie in vielen anderen öffentlichen Bereichen auch, nicht direkt dort ankommen, wo sie wirklich hingehören, nämlich direkt beim „Endkunden/ Bedürftigen". Sondern meist zu großen Teilen bereits in den aufgeblasenen Verwaltungswasserköpfen dieser Institutionen und Organisationen verbraten werden.

Was dann, nach den eigenen Personalkosten und teils erheblichen Marketingbudgets, finanziell noch für die Arbeit am Bedürftigen selbst übrig bleibt, wird, sofern geduldet, durch flexible und meist freiberufliche, größtenteils ehrenamtliche und/oder massiv unterbezahlte Menschen aus dem Bereich des Niedriglohnsegmentes der Trainer-, Coach- und Berater-Szene abgedeckt.

Was diese Rahmenbedingungen grundsätzlich mit der Motivation und der damit verbundenen Qualität im Umgang mit den „Schutzbefohlenen" macht, darf gerne weiter diskutiert werden.

Ergänzend kommt hinzu, dass sich beispielsweise die Mitarbeiter einer Suchtberatungsstelle täglich darüber sorgen müssen, ob sie ihren Job auch im nächsten halben Jahr noch durchführen können.

Auch stellt sich die Frage, wie Polizisten in ihrem Amt eine vertrauensvolle Arbeitsbeziehung mit potenziellen Konsumenten herstellen sollen …? Oder auch wie der Lehrkörper als „Autorität" ernsthafte, offene und vertrauensvolle Präventionsarbeit leisten soll und kann? Da läuft doch etwas schief!

Persönliches Statement Rainer Biesinger:
Erfahrungswerte und Sichtweisen zur Praxis

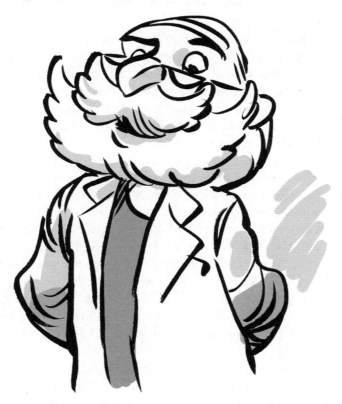

Um mich 2005 nach den Kollateralschäden meiner Vergangenheit, zum Start der Selbstständigkeit aus dem Nichts heraus, überhaupt refinanzieren zu können, jobbte ich für alle möglichen durch die Regierung und sonstigen öffentlichen Träger gesponserten Vereine, Verbände und Institutionen, Bildungsträger, Agenturen usw. Dennoch musste ich, um in diesem Niedriglohnsegment der freiberuflich freiwilden Trainer-, Berater- und Coaching-Szene – trotz Vollauslastung – wirtschaftlich überleben zu können, beinahe selbst den Putz von den eigenen vier Wänden fressen.

Wenn es irgendwo in Süddeutschland darum ging, sich mit „verhaltensoriginellen" Menschen „herumzuschlagen", auf die sonst niemand wirklich Bock hatte, stand der Name Rainer Biesinger stets ganz oben auf der Liste der zu buchenden externen Trainer.

Ich „prostituierte" mich jahrelang für Organisationen, die mit den Menschen am Rande der Gesellschaft regelrecht zocken und sehr oft nur, in den seltensten Fällen, wirklich das Bedürfnis des einzelnen Teilnehmers am Ende der Nahrungskette auf dem Schirm haben. Für Auftraggeber, die aufgrund irgendwelcher ausgepokerter ESF-Ausschreibungen oder staatlicher Bezuschussungen nun in der Pflicht stehen, irgendeine „Beschäftigungsmaßnahme" zur Betreuung ihres „Klientels" aus dem Boden zu stampfen. Für immens aufgeblasene Verwaltungswasserköpfe, denen es an erster Stelle um die eigene Legitimation und politische Daseinsberechtigung geht – für Investorengesellschaften, die letztlich auch nur einem knallharten wirtschaftlich orientierten Business unterliegen usw.

Ob als Jugendcoach für nicht ganz gesellschaftlich konforme, schwer erziehbare, bereits schon in jungen Jahren mächtig stigmatisierte und durchs Raster gefallene Jugendliche oder als „Aktivierungshelfer" für unter 25-Jährige ohne bisher wirklich erfahrene gesellschaftliche Sozialisation oder als „Transfercoach" für über 50-Jährige langjährige Konzernmitarbeiter, die beispielsweise im Rahmen eines Sozialplans plötzlich und unerwartet auf der Straße standen. Liebenswerte, am System gescheiterte Menschen. Unwissende, die es einfach nie anders gelernt hatten. Stigmatisierte, vorverurteilte, abgestempelte Kranke, die in ihrem bisherigen Leben nie wirkliches Vertrauen, Wertschätzung und Zuneigung erfahren hatten, um nur einige dieser perversen gesellschaftlichen Defizite und Auswüchse zu nennen.

Von und mit den Menschen am Rande der Gesellschaft und auch von den tiefen Einblicken in die über- und untergeordneten Systeme dieser „Züchter des Menschenfleisches" durfte ich für mich und mein heutiges Wirken und Weltbild sehr viel lernen. Dafür bin ich extrem dankbar!

»Da draußen laufen so viele Menschen mit einem Wahnsinns-Potenzial herum, die einfach nur klein und unwissend gehalten werden.

Diese tiefen, in der Öffentlichkeit so gut wie nie kommunizierten Einblicke in eine Schattenwelt der Bildungsindustrie bedurften dringend einer Zeit des Umdenkens. Ich beschloss 2012 konsequent, mich nicht mehr weiter von der Willkür staatlicher und politischer Geldgeber abhängig zu machen und als Heavy Metal Coach®, Vortragsredner und Buchautor nur noch Jobs anzunehmen, auf die ich wirklich Bock habe und hinter denen ich auch stehe!

Bei der aktuellen Drogenpolitik hat der Staat mit seinen hoheitlichen Aufgaben in der Praxis weitgehend und gnadenlos versagt! Er ist ganz platt gesagt an sich selbst und den aufgeblasenen Verwaltungsvorschriften und nicht mehr zeitgemäßen, unflexiblen konservativen Strukturen mit ihrer in mangelhafter Entscheidungs- und Handlungskompetenz gefangenen, halbherzigen, angeblichen politischen Korrektheit gescheitert.

Die Planpause der deutschen Tafeln lässt grüßen. Dahingehend, wie sich der Staat durch die Ehrenämter massiv aus der Verantwortung stiehlt. Hilfe zur Selbsthilfe kann und muss in einem der reichsten Länder der Welt wirklich anders aussehen!

Konsequenz: Das ganze Treiben der Gesundheits-, Bildungs- und Sozialpolitik hat weder Stil noch Ehre und bewegt sich auf absolut unterstem und menschenverachtendem Niveau! Wer sich alleine darauf verlässt, ist im wahrsten Sinne des Wortes verlassen!

» Selbstermächtigung ist angesagt!

Ist der Schutz des Individuums sinnlos?

Wenn wir davon sprechen wollen, die Menschen vor Drogen zu schützen, dann stellt sich hier ganz klar die Frage, warum der Staat kein begründetes Interesse daran haben könnte, an diesen potenten, milliardenschweren, (noch) unkontrollierten Märkten mitzuspielen?

Oder auch, ob die politischen Entscheidungsträger an sich überhaupt jemanden vor sich selbst schützen können!?

In puncto Rauschdrogenkonsum gilt es knallhart zu differenzieren, ob wir es mit Minderjährigen bis zum vollendeten 18. bzw. 21. Lebensjahr oder mit vollverantwortlichen, rechts- und geschäftsfähigen Erwachsenen zu tun haben.

> Außer Frage steht, dass einerseits ein knallharter, aber zeitgemäßer Jugendschutz angesagt sein muss, der andererseits durch die Obrigkeit alleine nicht gewährleistet werden kann. Das muss eine gesamtgesellschaftliche Aufgabe unter direkter Einbindung aller Beteiligten sein! Mit und ohne Erziehungsauftrag!

Die Art und Weise, wie dieser zeitgemäß, praktikabel und anwendbar umgesetzt werden kann, darf und muss hier gerne zur weiteren Diskussion freigestellt werden.

Auch der Auftrag, den „Erwachsenen" zu „schützen", kann nur durch einen liberalen, transparenten, verantwortungsvollen und aufgeklärten, vorurteils-
freien Umgang mit ausgewählten und „sauberen" Substanzen erfolgen und
bestenfalls sichergestellt werden.

Jedenfalls nicht durch die Strafverfolgung von Konsumenten! Zumal die
Strafverfolgung bei „kleinen", für den Eigengebrauch gedachten „Delikten"
sowieso nur unnötige Arbeit macht, und in Anbetracht der daraus resultierenden gesellschaftlichen Ausgrenzung und Stigmatisierung der Konsumenten
nichts bringt, aber auch gar nichts besser macht. Im Knast lernst du das „richtige" Leben in der Regel erst kennen.

Um uns dann in Anschluss über anschließende staatliche Resozialisierungs-
programme und Integrationshilfen Gedanken machen zu müssen!? Darüber
brauchen wir gar nicht erst nachdenken, denn dann ist das Kind meistens
sowieso schon in den Brunnen gefallen. Das ist ein weiterer Indikator dafür,
dass die derzeitige, mangelhafte, unzeitgemäße Präventionsarbeit weitgehend
versagt hat!

» Unwissenheit, Unaufgeklärtheit, Abschreckung und Verteufelung bringt nichts!

Die Kontrollorgane des Jugendschutzes, genauso wie die familiären Systeme versagen weitgehend und in allen Bereichen. Sie sind der Komplexität
der gesamtgesellschaftlichen Anforderungen und Aufgaben überhaupt nicht
mehr gewachsen. Das ist Fakt!

Das ganze Thema ist an eine mächtig durchgeknallte de-personalisierte
Welt gebunden, in der das einzelne, sich meist meilenweit von sich selbst ent-
fernte Individuum derart mit sich selbst und den Anforderungen seines Alltags beschäftigt ist, dass kein Platz mehr dafür vorhanden ist, sich selbst zu
erkunden, kennenzulernen und positiv zu entwickeln.

Permanente, ungefilterte, unreflektierte Reizüberflutung, bei der sich die
jungen Menschen komplett selbst überlassen sind und es perspektivisch betrachtet auch bleiben werden.

Hilflosigkeit, Existenzängste, Überforderungen, Unwissenheit, mediale
Propaganda, politische Unruhen und Skandale, gesellschaftliche zunehmende
Spaltung, kulturelle und finanzielle Krisen und Herausforderungen etc. pp.
sowie die damit logischerweise verbundenen subjektiv gefühlten Unsicherheiten des Selbst tragen kräftig ihre Anteile dazu bei.

Das Problem sind die fehlenden Rahmenbedingungen!

* Wie also könnte eine zeitgemäße Prävention, wie eine schonungslos ehrliche und kompetente Aufklärung, aussehen?
* Was hat das ganze Thema mit lebenswerten Rahmenbedingungen zu tun?
* Inwieweit könnten weitere Klarheit, Berechenbarkeit, Transparenz und eine aktive, kontrollierte Liberalisierung umgesetzt werden?
* Inwieweit ist es möglich, sich als Bürger ohne Bildungs- und Erziehungsauftrag, gesellschaftlich aktiv und nachhaltig für eine starke, aufgeklärte und selbstermächtigte Jugend einzusetzen? Ist dies überhaupt gewünscht?
* Besteht überhaupt ein gesellschaftliches Interesse daran, sich wirklich in die Lebenswelten der Jugend – wertfrei – hineinzudenken, oder prinzipiell nur daran, die Jugend so zu nehmen wie sie nun einmal ist?!

» Der Schutz des Individuums vor Rauschdrogen ist vollkommen sinnlos!

Grundsätzlich ist es sinnlos, und da sind wir uns hier auch in Hinblick auf die vorangegangenen Kapitel, inzwischen absolut einig, das Individuum vor Drogenkonsum schützen zu wollen. Das ist einfach nur realitätsfremd!

Die Fragestellung muss daher eine andere sein, nämlich: Wie kann der Schutz des Individuums vor den Nebenwirkungen einer Substanz gewährleistet werden? Das wäre sinnvoll! Wie können wir Schutz liefern, indem wir für Qualitätssicherung sorgen und dafür, dass gewisse Standards eingehalten werden?

Menschen haben schon immer Drogen konsumiert und werden auch immer Drogen nehmen. Nach einer jahrzehntelangen gescheiterten Verbotspolitik gilt es festzustellen, dass die Konsumentenzahlen stets kontinuierlich gestiegen sind und die Vielfalt der Drogen immens gewachsen ist.

> Wir sind davon überzeugt: Wenn wir dem Individuum klare Konsumanleitungen und dadurch einen kulturell umsorgten Umgang anbieten würden, wird dadurch mittel- bis langfristig grundsätzlich eine Art gepflegter Drogenkultur entstehen. Wodurch die Drogen anders, jedenfalls verantwortungsbewusster konsumiert würden als heute. Nicht sofort – höchstwahrscheinlich wäre sogar mit einer Erstverschlimmerung zu rechnen – jedoch mittel- und langfristig!

Viele, gerade junge Einstiegskonsumenten, haben nur ihre Peergroups, ihren kleinen Kreis, der zusammen Drogen konsumiert und sich untereinander „erzieht", zur Verfügung. Dort werden sich gegenseitig Tipps und Erfahrungen im Umgang mit Drogen weitergegeben.

Bestenfalls informieren sich die Kids im Internet weiter. Wem sollten die jungen Menschen auch sonst vertrauen bzw. wen genau sollten sie auch sonst fragen, solange sie stets einen auf den „Deckel" kriegen und mit Sanktionen rechnen müssen?

Wenn es darum geht, ihrem Kind bei Auffälligkeiten adäquate Hilfen anzubieten, haben auch die Eltern Ängste und massive Unsicherheiten beim Thema. Sehr oft wissen sie selbst gar nicht, an wen genau sie sich wenden und wem genau sie bei diesem schambesetzten und gesellschaftlich geächteten Thema vertrauen sollen! Auch hierbei spielt sehr oft eine große Angst der Eltern vor Strafverfolgung oder Stigmatisierung ihrer Kids bzw. vor weiterer staatlicher Einmischung der Jugendämter und Strafverfolgungsbehörden eine massive Rolle!

❱❱Stichwort Vertrauen! Die Kids sind absolut auf sich alleine gestellt und rennen oftmals ins offene Messer! Das ist keine Basis!

Die den jungen Menschen zur Verfügung stehenden Informationen und Erfahrungswerte im Umgang mit den diversen am Markt befindlichen „Angeboten" entstehen meist durch „Hören und Sagen". Dieses Wissen ist in der Regel meist sehr unreflektiert und es kursieren Gerüchte. Immerhin besser als überhaupt nichts.

❱❱Solange ein Blinder einen Blinden führt, kommt dabei selten etwas Konstruktives oder Produktives raus.

In einer Gesellschaft, in der ein offener Umgang mit Drogen gepflegt würde, ähnlich wie beim Umgang mit dem Alkohol, käme es wahrscheinlich zu einem gediegeneren Konsum. Vielleicht würden einige dieser Konsumenten dennoch hin und wieder einmal eskalieren, aber nicht mehr derart, dass es zu einer absoluten Normalität wird.

Wenn der Anreiz des Verbotes nicht mehr gegeben ist und dass das Zeug legal verfügbar wäre, entstünde auch nicht die Denke: „Ich habe hier gerade zwar nur dreckiges Scheißmaterial zur Verfügung, aber egal! Das hauen wir uns jetzt einfach mal gnadenlos in die Birne! Wer weiß, wer wann wieder etwas zum Ballern hat!?"

>> Sicherlich werden (einige) Jugendliche in ihrem pubertierenden Leichtsinn dennoch immer wieder zu Grenzüberschreitungen neigen, und ganz bestimmt besteht bei einer Liberalisierung vielleicht auch die Gefahr einer Erstverschlimmerung, aber wie lange soll der „dreckige" Schwarzmarkt noch regieren?

Gerade bei jungen, unerfahrenen und unaufgeklärten Konsumenten ist dieser unregulierte Umstand extrem lebensgefährlich! Das Thema erinnert ganz stark an die russischen, einst in Deutschland stationierten Soldaten, die sich mit Petroleum und Kühlflüssigkeiten blind und schwachsinnig gesoffen haben. Nur weil alles andere unter Prügelstrafe verboten war!

Bei einem offenen, transparenten Umgang ließe sich die Reinheit der Stoffe garantieren. Es ließe sich kontrollieren, was überhaupt und in welcher Dosis und Konzentration konsumiert wird. Dem Schwarzmarkt ließe sich ein Riegel vorschieben.

Ganz abgesehen von den daraus resultierenden staatlichen Einnahmequellen, die weiterhin einem gesamtgesellschaftlichen Nutzen für intensive, präventive Aufklärungsarbeit und auch zum Schaffen lebenswerter Rahmenbedingungen für junge Menschen eingesetzt werden könnten. Was wiederum sehr viele Fragen aufwerfen würde, was die allgemeine staatliche Finanzpolitik angeht.

Dies wäre ein nach-denkens-werter Ansatz zum Schutz des Individuums durch die Obrigkeit, höchstwahrscheinlich der einzig sinnvolle, bevor unsere Jugend, unsere Zukunft, wirklich komplett im Brunnen liegt!

Der Schutz vor sich selber ist total sinnlos!
Der Ansatz, potenzielle Konsumenten vor sich selbst schützen zu wollen, ist absoluter Schwachsinn, es sei denn, man sperrt sie in die geschlossene Anstalt oder Einzelhaft. Und auch hierfür müsste im Vorfeld erst einmal eine richterliche Verfügung her – so wie das beispielsweise bei ausgeprägter Selbstgefährdung/Selbstmordversuchen oder bei Gefahr für die Allgemeinheit, etc. aussieht.

Wenn der Staat versucht, den Konsumenten vor sich selbst zu schützen, und ihn evtl. dafür als „erzieherische Maßnahme" dann auch noch ins Gefängnis steckt, dann hat das etwas extrem Absurdes und Perverses.

Was macht es denn mit einem Menschen, wenn man ihn ins Zuchthaus steckt oder ihn in einer Erziehungsanstalt in seiner Persönlichkeit total zerbricht? Nur um ihn dann im Anschluss versucht, gesellschaftlich wieder zurechtzubiegen? Was bringen derartige „Bootcamps" wirklich?

Nichts, außer gebrochene Menschen, die niemals mehr so etwas wie die Verantwortung für sich selbst übernehmen können. Gebrochene Menschen, die dann vielleicht „funktionieren", von denen jedoch am Ende nichts mehr übrig ist, das man als individuelle Persönlichkeit beschreiben könnte.

Nichts davon schützt ein Individuum in irgendeiner Art und Weise, kein Knast, kein Bootcamp und auch keine Klapsmühle! Nur weil der aus welchen Beweggründen auch immer heraus konsumierende Mensch sich selbst und keinem anderen schadet!?

> Wir sind für Suchthilfeangebote auf Augenhöhe, die ohne Stigmatisierung zwischen den Zeilen oder im Unterton daherkommen. Dafür muss sich auch etwas in der Denkweise vieler Therapeuten und Pädagogen ändern, die Drogen per se ablehnen oder eine zu radikale Linie der Suchtprävention verfolgen.

Es stellt sich die interessante Frage, wie viele der inhaftierten Konsumenten nur deshalb einsitzen, weil ihre Urteile im direkten oder indirekten Zusammenhang mit der Verbotspolitik des Betäubungsmittelgesetzes (BtMG) stehen und standen? Die reinen Konsumenten, die mit relativ kleinen Mengen zum Eigengebrauch, meist wiederholt, erwischt wurden und deswegen einsitzen.

Nicht diejenigen, die unter dem Einfluss von Drogen eine Straftat durchgeführt haben und deswegen verurteilt wurden. Dann macht Strafverfolgung im Interesse der Allgemeinheit natürlich Sinn, zumal jeder selbst für seine Taten nach außen verantwortlich ist.

In den Knästen sitzen viel zu viele, die überhaupt kein kriminelles Potenzial haben! Wie krank ist es also, damit zu argumentieren, dass man durch die Inhaftierung von Konsumenten meint, ein gesellschaftliches Exempel statuieren zu können, welches den Nachahmungseffekt unterbinden solle? Oder das Ganze auch als abschreckende Machtdemonstration zu deklarieren? Darauf hat inzwischen bestimmt kein einzelner Polizist, Staatsanwalt oder Richter mehr Bock! Haben wir denn keine anderen Probleme?

Es gibt immer noch sehr viele Staatsanwälte, Richter und Polizisten, die meinen, etwas Gutes zu tun, indem sie mit harten Reaktionen die Volksgesundheit retten wollen. Ihre Anzahl verringert sich täglich, aber es sind noch viel zu viele. Bestimmt schämen sie sich bereits heimlich für ihr Tun. Es gilt eine Drogenmündigkeit anzustreben! Denn Sucht ist ein Scheißspiel!

>> Ein Knast oder selbst die Todesstrafe schreckt niemanden davon ab, zu konsumieren, der dieser Gier nach Drogen ausgeliefert ist!

Die Drogen sind da und momentan haben kriminelle Organisationen die Kontrolle, das ist Fakt! Das liegt ganz klar an der Profitgier des Menschen. Die freie Wirtschaft hat in vielen Aspekten dieselbe Eigenart, jedoch wird diese bestenfalls durch hoheitliche Kontrollinstanzen beaufsichtigt, reguliert und reglementiert.

>> Profitgierige Menschen und Organisationen, die im Dunkeln operieren und keinerlei Kontrollinstanzen ausgesetzt sind, sind extrem gefährlich.

Auch in der freien Wirtschaft gibt es gewisse Standards, die eingehalten werden müssen. Wer sich nicht daran hält, der disqualifiziert sich eben selbst. Solange wir das Material verbieten, kann es auch keine Kontrollinstanz geben. Logisch, oder!?

Das Individuum durch Vater Staat vor sich selbst schützen zu wollen, ist Augenwischerei. Jeder, der daran glaubt, dass man etwas besser macht, indem man die Drogen bekämpft, der belügt sich selbst. Vor allem schadet er damit seinen Mitmenschen und macht sich massiv unglaubwürdig. Erreicht wird dadurch nur das genaue Gegenteil von dem, was er sich selbst erzählt und schönredet. Für viele junge Menschen spielt es heutzutage einfach keine Rolle mehr, ob ein Stoff nun illegal ist oder nicht.

>> Der klassische Spruch „legal, illegal, scheißegal" greift aktuell mehr denn je!

Die junge Generation lässt sich – spätestens seit Inkrafttreten der antiautoritären Erziehungsmethoden – tatsächlich sowieso nichts mehr, oder nicht mehr viel, vorschreiben. Viele haben für sich sehr früh erkannt, dass diese

BTM-Gesetze einfach nicht sinnvoll und auch nicht ausgewogen sind, wenn man es damit vergleicht, was legal bezogen werden kann.

Vielen ist es auch einfach nur relativ egal, um ehrlich zu sein. Dabei geht es gar nicht unbedingt allein um den Reiz des Verbotenen an sich, damit lässt sich heutzutage kaum jemand mehr aus der Reserve locken.

Beim exemplarischen Blick in die Niederlande lässt sich relativ schnell feststellen, dass es so schlimm gar nicht ist, wenn Drogen liberaler behandelt werden. Die dortige Gesellschaft in den Niederlanden ist jetzt nicht großartig zersetzt, nur weil man viele Stoffgruppen in der einen oder anderen Form legal erhält. Auch zeigen Langzeitstudien zu Drogenfreigaben, dass die Zahl der Konsumenten nur anfänglich steigt, jedoch in Ländern wie den Niederlanden prozentual nicht unbedingt mehr Kiffer leben als überall sonst auf der Welt.

> Drogen hatten schon immer etwas Außergewöhnliches, etwas Besonders an sich.

Ein weiter zunehmender gesellschaftlicher Tenor besteht darin, dass mehr und mehr junge und auch zunehmend ältere Menschen die Gesetzgebung an sich hinterfragen und ganz individuell, nach ihrem Gutdünken für sich und ihre ganz persönlichen Vorteile interpretieren. Dadurch ist überhaupt nicht mehr ganz klar getrennt ist, wer genau sich an welche Rechte und Pflichten zu halten hat oder eben auch nicht. Von daher denken und wissen wir, dass sehr viel in den Köpfen der Menschen passiert ist und das Rechtssystem in puncto Strafverfolgung nach dem deutschen Betäubungsmittelgesetz in vielen Augen nur noch lächerlich wirkt. Dabei lässt sich vieles auch mit inkonsequenter Strafverfolgung erklären. Manche Leute verstehen das Rechtssystem überhaupt nicht mehr.

> Schwarzmarkt eindämmen! – Knallharter, präventiver Jugendschutz ist dringend angesagt!

Wie könnte ein effektiver Jugendschutz aussehen?

Das Thema: „Kein Verkauf an Jugendliche" steht für uns dabei also ganz klar außer Debatte!

Ob dabei als Altersgrenze bei 16, 18 oder vielleicht sogar erst bei 21 Jahren angesetzt wird, muss noch diskutiert werden. Einerseits ist ein spätes Einstiegsalter wünschenswert, andererseits ist es problematisch, gerade wenn Jugendliche weiter einem Schwarzmarkt ausgesetzt sind, auf dem sie weder Qualität noch Beratung erwarten können.

Durch eine Liberalisierung würde ein effektiver Jugendschutz zum Thema überhaupt erst möglich gemacht werden. Auch wenn, genauso wie beim Alkohol und Tabak, nicht mit völliger Sicherheit ausgeschlossen werden kann, dass die Jugendlichen auch über Dritte an das Material rankommen werden, so wird es dennoch zu einer deutlich besseren Regelung kommen als im völlig unkontrollierbaren Schwarzmarkt. Es wäre stark zu hoffen, dass der Trend zum immer früheren Einstieg in den Rauschdrogenkonsum zu stoppen und umzukehren ist.

> Nahezu alle im Moment diskutierten Regulierungsmodelle sehen vor, dass ein Verkauf von Cannabis erst ab dem 18. Lebensjahr erfolgen darf. Neben dem Umstand, dass eine Regulierung für unter 18-Jährige gesellschaftlich nicht durchsetzbar wäre, gibt es auch weitere fachlich gute Gründe, wie u. a. eine stärkere kognitive Beeinträchtigung, ein größeres Abhängigkeitsrisiko sowie die gravierenden negativen Einflüsse des Konsums auf das sich entwickelnde Gehirn im Jugendalter.

Darüber hinaus führt regelmäßiger und intensiver Konsum meist auch zu Vernachlässigung anstehender Entwicklungsnotwendigkeiten. Die Pubertät zeichnet sich durch eine Vielzahl solcher Entwicklungsnotwendigkeiten aus. Hierzu gehören unter anderem die schrittweise Lösung aus dem Elternhaus, die Ausbildung einer Geschlechtsidentität, die Aufnahme intimer Kontakte, die Findung der Rolle innerhalb der Familie und in der Gesellschaft, der Schulabschluss, die Entwicklung einer beruflichen Perspektive und die Entwicklung eines Umgangs mit Alkohol und Drogen.

Viele dieser Entwicklungen haben einen entscheidenden Einfluss auf das weitere Leben des Menschen. Es ist dennoch und mit Sicherheit davon auszugehen, dass auch selbst nach einer Regulierung auch Jugendliche unter 18 Jahren Rauschdrogen konsumieren werden.

Das Einstiegsalter, beispielsweise beim Cannabiskonsum, liegt derzeit bei ca. 15–16 Jahren. Auch der weitaus größte Teil erwachsener Cannabiskonsumenten hat seine ersten Erfahrungen bereits vor dem 18. Lebensjahr gemacht.

Was also hat ein aktiver Jugendschutz unter der Prämisse des Einstiegsalters zu bedeuten?

Jugendschutz wird in den aktuellen Diskussionen viel zu stark aus der strafrechtlichen Perspektive heraus sowie auch durch die verdreckte Brille der zweifelsfrei gescheiterten Kriminalisierung betrachtet. Es wird ein Lebensalter festgelegt und Maßnahmen vorgeschlagen, die verhindern sollen, dass Jugendliche in den Besitz von Rauschdrogen kommen.

Darüber hinaus wird diskutiert, welche Strafen es geben sollte, wenn Erwachsene Cannabis an Jugendliche weitergeben. Diese Überlegungen sind sicherlich sinnvoll, greifen allerdings viel zu kurz. Nicht wenige Jugendliche halten sich einfach nicht an die Verbote. Sie fühlen sich eher bevormundet als geschützt.

Die auf die Verhinderung des Erwerbs abzielenden Strategien kranken daran, dass die Jugendlichen hierbei nicht als individuelle Subjekte in ihren jeweiligen Lebenswelten wahrgenommen werden. Jugendschutz muss die Jugendlichen als Personen wahrnehmen, die für sich selbst riskante Entscheidungen treffen und sie deshalb dabei unterstützen, diese Entscheidungen gut zu treffen. Wir können dabei aktuell auch nicht davon ausgehen, dass der größte Teil konsumierender Jugendlicher bereits heute risikokompetent mit Rauschdrogen umgeht.

> Aktiver Jugendschutz muss darauf abzielen, Jugendliche und deren Eltern massiv dabei zu unterstützen, dass sie diese Entscheidungen in Zweifelsfall gut informiert und sauber aufgeklärt treffen. Stichwort: Starke und selbstermächtigte Jugend!

Nicht nur für junge Menschen, deren Konsum problematisch geworden ist, müssen altersadäquate „niederschwellige" Hilfsangebote zur Verfügung stehen.

Aktuell ist der Besitz von illegalen Rauschdrogen durch das BtMG verboten und wird strafrechtlich verfolgt. Im Hinblick auf die Konsumentenzahlen wird allerdings offensichtlich, dass der generalpräventive Ansatz des Betäubungsmittelgesetzes total versagt hat.

Cannabis, Amphetamine und Ecstasy haben als Probier-, Freizeit- und Alltagsdrogen eine dauerhafte Präsenz in der Gesellschaft entwickelt. Alters- und milieuübergreifend. Diese Entwicklung ist europaweit und weitgehend unabhängig von der jeweiligen Ausgestaltung der Drogenpolitik der Nationen zu beobachten.

Gerade Cannabis zeichnet sich bei Erwachsenen zwischen dem 18. und dem 64. Lebensjahr als die am häufigsten konsumierte illegale Substanz aus. Dieses Verhalten sollte auch vor dem Hintergrund betrachtet werden, dass insbesondere Jugendliche, die sehr früh mit dem Konsum beginnen, einem erhöhten Risiko unterliegen, Folgeschäden zu erleiden. Die Wahrscheinlichkeit, eine Abhängigkeit von Cannabis zu entwickeln, liegt, allgemein betrachtet, unter 10 %. Auch wenn wir wissen, dass diese Annahme, wenn der Beginn des Konsums vor dem 18. Lebensjahr liegt, auf knapp 20 % ansteigt, so zeigen immer noch 80 % der Konsumenten, dass sie längerfristig zu einem risikoarmen Konsum in der Lage sind.

> Jugendliche müssen ungeschminkt und wertfrei über die realen Gefahren des generellen Konsums aufgeklärt werden, aber auch dahingehend „erzogen" werden, dass diese potenziellen Gefahren des frühzeitigen Rauschdrogenkonsums durch eine gewisse Form der „Drogenmündigkeit" bereits im Vorfeld und somit im Rahmen der „Erziehung zu einer selbstbestimmten und starken Persönlichkeit/Jugend" ausgehebelt werden.

Verharmlosung und/oder Verteufelung bringen absolut gar nichts, da eine eigenständige Motivation der Verhaltensänderung in diesem Alter noch viel zu gering ausgeprägt ist. Eine besondere Herausforderung besteht also darin, die Wissensbestände, Botschaften, Erfahrungswerte und Haltungen zum Konsumverhalten nicht nur den Jugendlichen, sondern für alle Zielgruppen, also für Jugendliche, Eltern, Erwachsene, Führungskräfte, Pädagogen, Ärzte, usw. – und somit letztlich allen Menschen angemessen und spezifisch zu vermitteln.

> Eine einseitige, nur auf Risiken abzielende Informationsvermittlung und Aufklärung muss durch eine Perspektive abgelöst werden, die viel stärker auf Konsummuster und Konsumkontexte sowie auf die Ursachen zum Konsum in den jeweiligen Lebenswelten der Menschen fokussiert ist. Das heißt: Es benötigt dringendst und präventiv noch viel mehr Therapie- und Hilfeangebote für die oftmals dahinterliegenden persönlichen Probleme in den Lebenswelten junger Menschen!

Durch drohende strafrechtliche Maßnahmen wird auch eine notwendige präventive, beratende und therapeutische Bearbeitung problematischer Konsummuster erschwert und teilweise sogar verhindert. Die Illegalität und Strafverfolgung jedweden Umgangs mit Rauschdrogen zieht zusätzliche, substanz- und wirkungsunabhängige, soziale und juristische Risiken für konsumierende Personen nach sich. Schwierigkeiten im Umgang mit dem Substanzkonsum werden tabuisiert bzw. sind sehr stark angst- und schambesetzt. Sowohl für die Konsumenten als auch für deren Angehörige.

Eltern bleiben auch in der Ablösungsphase der Pubertät weiterhin wichtige Bezugspersonen für ihre Kinder. Neben der zunehmenden Bedeutung der

Peergroup sowie Schule/Ausbildung ist die Familie ein Ankerpunkt jugendlichen Lebens. Der Einfluss der Eltern ist auch in dieser Entwicklungsphase groß und stärker, als die meisten Eltern denken. Dabei schätzen nicht nur Eltern ihren Einfluss als zu gering ein, auch in der Beratung/Behandlung ist der Blick oft zu stark auf das konsumierende Individuum und zu wenig auf das Familiensystem gerichtet.

> Eine Stärkung der Elternkompetenz, die adäquat und altersangemessen auf den potenziellen Konsum der Kinder eingeht, wäre in dieser Hinsicht der beste „Jugendschutz", der in den bestehenden Beratungsangeboten aber stark vernachlässigt wird.

Eltern und weitere Bezugspersonen aus dem direkten Umfeld müssen dabei aktiv und intensiv einbezogen werden, sodass die Motivation für Verhaltensänderung an unterschiedlichen Stellen gestärkt und wirksam werden kann.

> Die Regulierung des Rauschdrogenmarktes hat nicht nur unter Wahrung des Jugendschutzes zu erfolgen, sondern wird letztlich auch die Rahmenbedingungen für den Jugendschutz nachhaltig verbessern. Auf die Kriminalisierung jugendlicher Konsumenten ist daher zu verzichten.

Ist die Präventionsarbeit als gescheitert zu erachten?

Da draußen gibt es einerseits sehr viele Menschen, die sich, aus welchen Gründen auch immer, dazu berufen fühlen, sich für eine gute, ehrliche, transparente und nachhaltige Präventionsarbeit einzusetzen, und andererseits auch sehr viele Menschen, die von sich behaupten, das Rad im Umgang mit Rauschdrogen jeder Art für sich neu erfunden zu haben.

Irgendwie macht hier jeder, was er will. Das ist bei der Komplexität des Themas generell nicht zu werten, solange wir hierbei nicht von Selbstdarstellung und Selbstinszenierung, von Verteufelung oder Verherrlichung sprechen.

Innerhalb der Präventionsarbeit wäre es wirklich wünschenswert, dass der Blick aufs Wesentliche behalten und auch dass das Ganze zeitgemäß, verständlich, vertrauensvoll und auf Augenhöhe rübergebracht wird. Und zwar so, dass bestmöglich kein oder nur wenig theoretisches Gelaber enthalten ist und sachlich, transparent und praxisnah erklärt und beleuchtet wird. Ehrlich, klar und schonungslos.

Ohne die Neugierde darauf zusätzlich zu wecken! – Leider findet die derzeitige Präventionsarbeit weitgehend sehr unaufgeklärt, verblendet und teilweise auch von Unwahrheiten gespickt, statt.

Unberücksichtigt bleibt dabei in den meisten Fällen leider auch, was Menschen wirklich dazu bewegt, Drogen zu konsumieren, bzw. was die möglichen Ursachen für den Konsum sind.

Das eigenverantwortlich handelnde, selbstbestimmte und autonome Individuum bleibt bei den vorbereitenden Überlegungen zur Etablierung einer sauberen Präventionsarbeit in den meisten Fällen leider meist außen vor.

Die Frage sei gestattet, inwieweit eine aktive Präventionsarbeit auch die Stärkung der Jugend im Umgang mit ihren persönlichen und gesellschaftlichen, alltäglichen Herausforderungen in ihren individuellen, subjektiv gelebten Lebenswelten berücksichtigt.

Zur unpräzisen Aufklärung gehört beispielsweise die Argumentation, dass die Neugierde auf keinen Fall geweckt werden sollte, indem erst gar nicht eröffnet wird, was da draußen, neben Zigaretten, Alkohol, Ecstasy, Haschisch und Heroin, noch so abgeht.

Zeitgemäße und aufgeklärte Drogenarbeit kann nur dann etwas bewirken, wenn wir objektiv über die Gefahren aufklären und alle Seiten einer Substanz beleuchten, ohne neugierig zu machen, zu verherrlichen oder jemanden zum Selbstversuch anzustiften. Was wiederum eine gewisse Glaubwürdigkeit des Trainers/Lehrenden und vor allem einen authentischen, wertfreien, vorurteilslosen Zugang auf Augenhöhe zu den Kids voraussetzt.

Drogen sind nichts für jeden, und nicht jeder Mensch kommt mit Drogen zurecht, wie auch immer man es betrachten möchte. Um nachhaltige und gute Präventionsarbeit durchführen zu können, sollten wir jedoch nicht den Anspruch haben, alle Menschen vom Drogenkonsum abbringen zu können oder zu verhindern, dass jemand jemals wieder zu Drogen greift. Das ist realitätsfremd und die absolut falsche Herangehensweise.

Es gibt durchaus Beispiele gelungener und nachhaltiger Präventionsarbeit, aber das sind die wenigsten. Auch die Beratungsstellen fangen an umzudenken. Sie nehmen die Menschen eher „niederschwellig" auf, bevor sie diese verurteilen. Da sind einige Prozesse im Gange, die aber noch lange nicht ausreichen und deutliches Potenzial nach oben haben.

Wie sinnvoll ist die derzeitige Rechtsprechung?

Die nächste Frage, die wir uns jetzt zwangsläufig stellen müssen, ist, inwieweit es Sinn ergibt, konsumierende Menschen zu kriminalisieren.

Das Betäubungsmittelgesetz (BtMG), ehemals Opiumgesetz, ist ein deutsches Bundesgesetz, das den generellen Umgang mit Betäubungsmitteln regelt. Es wird im genauen Wortlaut als das „Gesetz über den Verkehr mit Betäubungsmitteln" bezeichnet. Es ist ein Gesetzbuch, das alle rechtlichen Fragen regelt, die im Zusammenhang mit Betäubungsmitteln auftreten. Demnach macht sich strafbar, wer ohne Erlaubnis des Bundesinstituts für Arzneimittelsicherheit und Medizinprodukte Betäubungsmittel: anbaut, herstellt, mit ihnen Handel treibt, sie, ohne mit ihnen Handel zu treiben: einführt, ausführt, abgibt, veräußert, sonst in den Verkehr bringt, erwirbt oder in sonstiger Weise verschafft.

Ein Verstoß gegen die aufgeführten Bestimmungen kann mit einer Freiheitsstrafe bis zu fünf Jahren oder mit Geldstrafe geahndet werden. Der Eigenkonsum von Betäubungsmitteln hingegen ist nicht strafbar, wohl aber der Besitz und die Weitergabe. Wenn beispielsweise in einer Runde ein Cannabis-Joint herumgereicht wird, so kann unter Umständen die Weitergabe des Joints als strafbares Abgeben von Betäubungsmitteln geahndet werden.

Generell gilt: Der Besitz einer auch nur verschwindend geringen Menge an Betäubungsmitteln wie beispielsweise Cannabis, ist grundsätzlich strafbar. Bei Vorliegen einer geringen Menge von Betäubungsmitteln, die nur dem Eigenverbrauch dienen, kann die Staatsanwaltschaft aber von der Strafverfolgung absehen. Sie ist allerdings nicht dazu verpflichtet. Wie viel eine geringe Menge ist, ist abhängig von der Art des Betäubungsmittels sowie von der Praxis der Staatsanwaltschaften in den Bundesländern.

Haben wir es beim alleinigen Konsum überhaupt mit einer kriminellen Handlung zu tun? Wir leben in einer Gesellschaft, in der jeder das Recht und die Freiheit hat, mit seinem Körper anzustellen, was er will, oder!?

» Wenn sich jemand dazu entscheidet, sich irgendwelche Substanzen reinzuhauen, sich tätowieren zu lassen oder what else, hat das auf jeden Fall nichts mit Kriminalität zu tun – solange das Individuum keinem anderen damit schadet.

Der Erwerb und der Besitz sowie die Weitergabe von illegalen Substanzen ist strafbar. Der Konsum erst einmal nicht! Es gibt gewisse Standards und wer gegen geltendes Recht verstößt, macht sich strafbar und gilt als kriminell.

Jeder moralisch denkende Mensch, also fast jeder, der nicht an Psychopathie leidet, hat eine Form von Rechtsbewusstsein in sich. Keiner von uns toleriert Raub, Mord, Vergewaltigung oder Ähnliches. Die meisten von uns haben auch ein gewisses natürliches Unrechtsbewusstsein in sich. Der eine mehr, der andere weniger.

Konsumenten jedoch in die gleiche Ecke mit Menschen zu stellen, die wirkliche Gewaltverbrechen begehen oder sich an anderen Menschen vergehen und ihnen schwere psychische und physische Schäden zufügen, ist absolut nicht hinnehmbar und etwas völlig anderes.

Die meisten Straftaten sind Straftaten zwischen zwei Parteien. In der Regel gibt es bei einer Straftat ein Opfer und einen Täter, in welcher Hinsicht auch immer.

Selbst bei Musikpiraterie gibt es den Urheber als Opfer und den Menschen, der sich etwas aus dem Netz herunterlädt, als Täter. Beim Drogenkonsum ist dieser Sachverhalt sehr häufig nicht gegeben. Bei einer gewöhnlichen Straftat ist es dem Opfer nicht möglich, sich dem Täter zu entziehen.

Den Konsumenten, der sein Material aufgrund zweier übereinstimmender Willenserklärungen bei einem Dealer kauft, als Opfer zu bezeichnen, ist gerade dann schwierig, wenn er sich eigenverantwortlich dazu entscheidet, diesen Stoff zu erwerben und zu konsumieren.

Nicht jeder Dealer verkauft bewusst schädliche Ware. Viele, die sich schon relativ lange erfolgreich am Markt behaupten, haben durchaus hohe Qualitätsansprüche. Auch Produzenten von Drogen haben häufig den Anspruch, hochwertige Ware herzustellen, sowohl bei Cannabis als auch bei harten Drogen. Ein ganz normales Gesetz der Marktwirtschaft.

> Innerhalb dieser logistischen Ketten gibt es mit Sicherheit, und analog zur freien Wirtschaft, genügend betrügerische schwarze Schafe. Wer bewusst mit schädlicher Ware handelt, der ist ebenso in der Wirtschaft, selbst wenn das Material legal wäre, als Straftäter einzuordnen.

Die meisten Klein- und Kleinst-Dealer sind im Allgemeinen keine wirklich kriminellen Menschen. Diese nutzen einfach nur die Gelegenheit auf einem Weg, der ihnen offensteht, weil sie die nötigen Kontakte haben. Diese Kontakte werden häufig nicht durch gezielte Akquise aufgebaut, sondern ergeben sich sehr oft aus einem „Freundschaftsdienst" heraus.

Diejenigen, die gnadenlos Massenmorde begehen, um das einmal ganz klar zu sagen, sind die eindeutigen Verbrecher in diesem Spiel. Aber Drogen(ver)kauf im Peanuts-Bereich zum Eigenbedarf macht einen nicht zum Kriminellen und der Konsument an sich ist grundsätzlich kein Verbrecher, da er in erster Linie – wenn überhaupt – selbst Schaden nimmt.

Was Drogenkonsum im persönlichen Umfeld für Folgen hat, steht auf einem ganz anderen Blatt. Wir stecken ja auch keinen Alkoholiker, der seiner Familie schadet, ins Gefängnis. Das sind dieselben Konsum- und Suchtmuster wie bei anderen Drogen.

» Hierbei wird mit zweierlei Maß gemessen, welches nicht gerecht sein kann.

Hier gehen Menschen für den Eigenanbau ins Gefängnis. In Sachen Cannabis beispielsweise dafür, weil sie mehr produzieren als für den Eigenbedarf zugelassen ist. In NRW liegt der Eigenbedarf derzeit bei zehn Gramm. In einigen Bundesländern ist nicht einmal dieses Thema klar definiert! Als Konsument, der für sich selbst zu Hause anbaut, ist man wirklich schnell darüber, wenn man bedenkt, dass bei der Ernte einer Pflanze schnell einmal 50–100 Gramm abfallen. Jemand, der dann an seine engsten Freunde etwas abgibt, betreibt automatisch Handel, egal in welcher Menge. Er begeht offiziell eine Straftat.

Im Falle des Eigenanbaus sichert er häufig sogar noch höhere Qualitätsstandards und schützt sein Umfeld eher, als dass er ihm schadet. Wir bestrafen Menschen (Hobbygärtner) für Dinge, die keinerlei kriminelle Energie haben.

» Eine juristische Sache, die zu krimineller Energie aufgeblasen wird!?

Wahre kriminelle Energie sieht anders aus. Wirklich böswillig ist kaum jemand von denen, die wegen Konsum, Eigenanbau oder Delikten wie der Weitergabe im Freundes- oder Bekanntenkreis im Gefängnis sitzen.

Die Konsumenten werden dort an einen Ort gesteckt, der wirklich voll mit echten Verbrechern ist und an dem sie einem sozialen Umfeld ausgesetzt sind, das nicht gerade dafür sorgt, dass sie im Anschluss an die Haftstrafe besser in die Gesellschaft einzufügen wären.

Häufig waren viele dieser Menschen zuvor super in die Gesellschaft integriert. Bis zu dem Punkt, als sie in Konflikt mit dem System kamen, stigmatisiert wurden, und nun ihr Leben lang dafür bezahlen müssen. Die psychischen Schäden von Gefängnisaufenthalten sind immens, das ist definitiv Fakt.

> Kein Mensch bessert sich durch einen Gefängnisaufenthalt. Wirklich Kriminelle werden nicht weniger kriminell durch Gefängnisaufenthalte, obwohl der Schutz der Allgemeinheit die Inhaftierung verdient hat.

Für wirkliche Verbrechen müssen wir einen Maßstab haben, um Menschen für ihre Vergehen zu bestrafen, ganz klar. Aber Drogenkonsumenten, die keine wahre kriminelle Energie haben und nicht mutwillig, also vorsätzlich, irgendjemandem wirklich geschadet haben, einzulochen, ist nicht gerechtfertigt, moralisch verwerflich und höchst fragwürdig.

Damit schädigen wir die Menschen lebenslang und berauben sie ihrer sozialen Grundlage. Viele Leute verlieren ihren Job, viele werden in ihrem sozialen Umfeld nie wieder so wahrgenommen wie vorher. Ganz abgesehen davon, dass ein Knastaufenthalt die gesamte Persönlichkeit nachhaltig verändert und nicht unbedingt positiv prägt.

»Das Kriminelle und moralisch Verwerfliche daran ist, dass man diese Menschen ins Gefängnis steckt.

Jedem gesunden Menschen sollte ein Licht aufgehen und jeder gesunde Mensch sollte erkennen, dass dieses Vorgehen der Kriminalisierung von Konsumenten absolut nicht okay ist.

»Der Maßstab der Kriminalisierung und die Verhältnismäßigkeiten sind vollkommen unklar.

Wie wird millionenschwere Steuerhinterziehung und wie wird ein banales Drogendelikt geahndet? Wie wird Kinderpornografie oder Missbrauch an Kindern und Vergewaltigung bestraft?

»Wie auch immer? Zwei bis drei Jahre auf alles, oder was!? Und der Rest auf Bewährung …?

Wenn man also mit einem Eigenanbau in der eigenen Wohnung erwischt wird – je nachdem, in welchem Ausmaß –, kann das sehr wohl noch für den eigenen Bedarf und für den Freundeskreis und/oder gewesen sein, aber man hat mit einer ähnlichen oder höheren Strafe als ein Vergewaltiger oder einer, der mit Kinderpornos erwischt wurde, zu rechnen? Da ist etwas schwer aus dem Gleichgewicht geraten, da stimmt was nicht am System!

»Das Strafgesetzbuch muss überarbeitet werden. Schleunigst!

Abgesehen davon, dass ein unerwünschtes Verhalten nicht durch Bestrafung ausgetrieben werden wird. Das hat noch nie funktioniert.

Ein Jugendlicher, der Scheiße baut, darf von seinem Vater auch nicht mehr verprügelt werden. Was Vater Staat mit seinen Bürgern macht, ist genau das Gleiche. Ein im Moment gesellschaftlich unerwünschtes Verhalten wird unter Bestrafung gestellt und sozial geächtet, das Individuum wird ausgestoßen. Das kommt seelischer und physischer Gewaltausübung nahe. Das funktioniert nicht, so erziehen wir niemanden um.

Alkohol ist erlaubt – alle anderen Rauschdrogen eben nicht. Das sorgt bei Vielen nicht nur für Frust und das Gefühl, ungerecht behandelt zu werden, sondern vor allem bei noch unreifen Personen für Trotzreaktionen, die zum Motto: „jetzt erst recht!" anregen. Aber auch bei erwachsenen, „reifen" Personen entsteht diese Emotion der gefühlten Ungleichbehandlung, die nur schwer zu kontrollieren ist.

> Betrachtet man die ganzen „kriminellen" Hintergründe, die erst durch das Verbot der Rauschdrogen entstanden sind, dann wird allein durch diese Erkenntnis glasklar, dass ein liberalerer Umgang mit verschiedenen Rauschdrogen auch die Kriminalität insgesamt mindern würde. Im Moment einer transparenteren, liberaleren Handhabung würden auch die Schwarzmärkte und die dahinter verborgenen „kriminellen" Energien abnehmen.

Wie könnte ein effektiver Verbraucherschutz aussehen?

Neben einem eigenverantwortlich und verantwortungsbewusst, sauber aufgeklärten und kultiviert handelnden Individuum als Grundvoraussetzung für den Zugang muss bei der staatlich kontrollierten und liberalisierten Abgabe vereinzelter, ausgewählter Rauschdrogen auch, genauso wie bei anderen Lebensmitteln – besser noch viel deutlicher und für jedermann verständlicher – eine klare Produktdeklaration gegeben sein. Zu jeder Verkaufseinheit gehört eine Gebrauchsanweisung, in der Informationen über Pharmakologie, Wirkungen, Dosierung, Nebenwirkungen und Risiken usw. der jeweiligen Substanz stehen müssen.

Weitere Informationen zum Produktionsjahr, zur Sorte, zu Preis und Gewicht, zum Substanz-Gehalt, zur Anbau- und Produktionsweise und Herkunft gewährleisten weiterhin, dass nur saubere Produkte auf den Markt kommen. Produkte, die weiterhin frei von zusätzlichen gesundheitsschädlichen Rückständen und Streckmitteln sind.

Weitere ausführliche Informationen und fachkompetent geschultes Personal sowie auch ausführliche Präventionsbotschaften in jeder Verkaufsstelle müssen gegeben sein, um einen problematischen Konsum möglichst zu verhindern.

Für den Shop selbst und auch für die gesamte mögliche Produktpalette darf nicht geworben werden!

Mit solchen Regelungen würde der Verbraucherschutz im Vergleich zur jetzigen Situation erheblich aufgewertet werden.

Durch diese „Rauschdrogen-Fachgeschäfte" würde der Handel dem unkontrollierbaren Schwarzmarkt wirksam entzogen werden. Der Konsument käme nicht mehr mit einer kriminellen Szene in Berührung und die Begleitkriminalität des Schwarzmarktes (Gewalt, Geldwäsche) würde gegen Null gehen.

Um diese Ziele zu erreichen, wird es weiter notwendig sein, die Rahmenbedingungen so zu gestalten, dass die Preise bei legaler Abgabe nicht wesentlich über den jetzigen Schwarzmarktpreisen liegen.

> Bei einer Regulierung hätten wir weiterhin eine viel bessere Kontrolle und auch knallharte Handhabe gegen die „Schwarzhändler".

Wir tolerieren schließlich auch niemanden, der nicht zertifizierte und unkontrollierte Tabakprodukte ins Land bringt. Bei Alkohol ist es das Gleiche, Schwarzbrennerei ist in Deutschland ebenfalls illegal. Durch eine gesellschaftliche Kontrolle und Steuerung hätten wir viel mehr Einflussmöglichkeiten, auch gerecht zu bestrafen. Dabei sind diejenigen herauszufiltern, die sich wirklich strafbar machen – und das mit aller Härte!

Diejenigen Rauschdrogen-affinen Menschen, und das ist ganz bestimmt eine Vielzahl Bürger unserer Gesellschaft, die sich an den moralischen Anspruch, an Recht und Gesetz halten, hätten auf dem freien, liberalisierten Markt dann immer noch die Möglichkeit, sich, bezogen auf das Thema Cannabis zumindest, unter bestimmten Auflagen als „Legal Dealer" selbstständig zu machen.

> Der Markt würde sich selbst kontrollieren und regulieren. Die schwarzen Schafe, also diejenigen mit wirklich krimineller Energie, könnten gerechterweise dann auch eindeutig und gnadenlos bestraft werden.

12

Zusammenfassung: Unser Beitrag zur Debatte

Ist ein liberalisierter Umgang mit Rauschdrogen möglich?

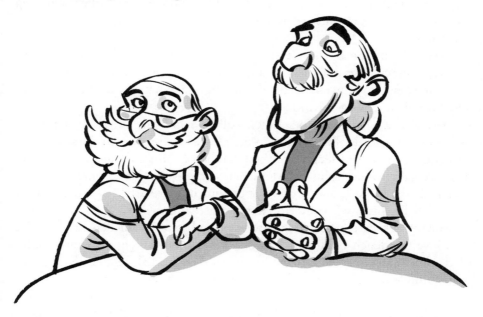

Wenn man alle hier erwähnten und unerwähnten, teils auch nur angekratzten Faktoren einbezieht, dann wird es in vielen Bereichen deutlich mehr Argumente für den Versuch, Drogen auf legalem Wege in unsere Gesellschaft zu integrieren, geben als gegenteilige.

Das soll nicht heißen, dass alle Drogen zu 100 % restlos freigegeben werden sollten. Auch bringt es nichts, pauschalisiert zu sagen, dass man sich über die „weiche" Rauschdroge Cannabis gerne einmal unterhalten könnte, um im gleichen Atemzug alle anderen als „harte" Drogen zu beurteilen, nur um diese dann wieder in einen gemeinsamen Topf zu schmeißen.

> Das ganze Thema muss differenziert betrachtet werden – jede Droge mit ihrem aktuellen Sachstand für sich!

Prinzipiell wünschten wir uns persönlich wie viele andere auch eine Gesellschaft, in der jeder machen kann, was er für richtig hält, solange es niemand anderem schadet. Eine Gesellschaft, in der jeder die Droge nehmen kann, die er möchte.

Ist Kokain sozial integrierbar?

Praktisch gesehen sind wir uns dabei total bewusst, dass es ziemlich schwierig bis unmöglich erscheint, gewisse Drogen legal in die Gesellschaft zu integrieren.

Wie sollte beispielsweise Crystal Meth in den sozialen Kontext integriert werden können? Das gilt auch für andere Drogen, wie Kokain, bei denen der Gedanke genauso schwerfällt; bei denen aber dennoch gewisse gesellschaftliche Vorteile überwiegen würden.

Beispielsweise sprechen bei Kokain allein schon die unglaubliche, weltweite Nachfrage aus allen Schichten der Gesellschaft sowie die Tatsache, dass es heutzutage nur auf illegalem Weg erhältlich ist, für eine staatlich kontrollierte Abgabe. Unendlich viele Menschen sterben jedes Jahr, nur damit dieses Zeug überhaupt auf dem Markt bleibt und immer verfügbar ist. Die Gier danach bekommen wir vom Erdball nicht verbannt.

Kokain gilt als eine der fragwürdigsten Substanzen auf dem Markt. Die damit verbundenen Gefahren, die wir sowieso schon haben, sind immens. Im Zusammenhang mit den Drogenkriegen sterben jährlich zehntausende Menschen und leiden unter menschenverachtendem Unrecht.

> Das Argument der vielen Toten reicht neben weiteren Abwägungen für uns persönlich aus, um zu sagen, dass Kokain zwar legalisiert, aber strengstens kontrolliert produziert, stark limitiert vertrieben und mit einer verpflichtenden Qualitätskontrolle versehen werden sollte.

Sicher gilt es diese Diskussion dann dahingehend weiterzuführen, wie sich die armen Kokabauern ihre Existenz zukünftig sichern sollen … etc. – aber auch das steht auf einem ganz anderen Blatt Papier.

Durch das illegale Kokain finanziert sich ein milliardenschwerer Großteil der weltweiten organisierten Kriminalität. Ganze Staatsformen und Regime bauen auf den Kokainhandel auf. Das Argument der wahren Förderung der Kriminalität durch die Prohibition reicht aus, dass das Kokain raus aus dem Schwarzmarkt und rein in den offiziellen Handel zu bringen ist. Trotz aller Probleme, die diese Substanz verursacht.

Das Suchtpotenzial von Kokain ist gewaltig. Für einen kulturell gepflegten und angemessenen Umgang bedarf es eines enormen, bisweilen unmenschlichen Maßes an Selbstdisziplin, eines enormen Maßes an gesellschaftlicher Entwicklung und eines absolut enormen Maßes an psychischer Kraft des Einzelnen, diese Droge überhaupt handhaben zu können. In unserer westlichen, dem schnöden Mammon geschuldeten Kultur wäre eine unbedachte und leichtfertige Abgabe keineswegs als realistisch und praktikabel durchführbar zu erachten.

Kokain in der Gesellschaft zu kultivieren ist extrem schwer vorstellbar, zumal die Gier danach viel zu mörderisch ist, als dass sie durch geistige Reife, einen verantwortungsvollen Umgang oder Ähnliches zu regulieren wäre.

Sobald die Wirkung von Kokain im Gehirn angeflutet ist und unmittelbar danach leicht abschwächt, hat man eine unglaubliche Gier nach mehr. Dabei ziehst du dir das Zeug in der Regel so lange durch die Nase, meist gegen jegliche Vernunft, bis nichts mehr da ist. Paranoia und paranoide Momente sind ganz enorm. Man schiebt sich Filme der Gier mit extrem überhöhten Allmacht-Fantasien, die sich „Otto-Normal" gar nicht vorstellen kann. Das Gehirn bastelt sich Konstrukte zusammen, die völlig absurd sind. Kokain triggert bei sehr vielen Menschen eine starke seelische Kälte und Gnadenlosigkeit, die extrem enthemmt und potenziell einen sehr gewaltbereiten und manischen, größenwahnsinnigen Zustand erzeugt.

Nichtsdestotrotz gibt es auch hier sehr erfahrene Konsumenten, die mit Kokain gut zurechtkommen. Menschen mit einem guten Selbstbewusstsein im eigentlichen Wortsinn, die durchaus in der Lage sind, auch Kokain gepflegt zu handhaben. Diese Reife zu erreichen, ist brutalste Arbeit am eigenen Ego und am Selbst.

Wenn man allerdings schon vorher ein Suchtproblem mit Kokain hatte, genauso wie beim Alkohol, halten wir es für extrem schwierig und unrealistisch bis unmöglich, sich trotz dieser sich im Nachhinein erarbeiteten „vermeintlichen" Persönlichkeitsentwicklung und Reife jemals wieder in seinem Leben auf diese Substanzen einlassen zu können.

» Das emotionale Suchtgedächtnis vergisst und vergibt dir nichts!

Kokain war nicht immer illegal. Es war auch hier in Deutschland sehr lange Zeit, bis Mitte der 1920er-Jahre, frei erhältlich und viele große deutsche Namen, die heute noch mit absoluter Hochachtung betrachtet werden, haben damals Kokain sowohl für den Freizeitgebrauch als auch für private Studien genutzt. Es ist also nicht unmöglich, dass man Kokain kontrollieren kann.

Wir denken nicht, wie bei allen anderen Rauschdrogen auch, dass es alleine dem Charakter der Substanz anzulasten ist, dass wir sie verbieten, oder auch nicht.

Das Verbot und der vermeintliche Schutz der Menschen vor gewissen Substanzen, die aufgrund der allgemein exorbitant zunehmenden Marktschwemme sowieso gescheitert ist, ist keine ausreichende Rechtfertigung für das Verbot von Rauschdrogen und das Opfern von zehntausenden Menschen. Auch wenn diese Menschen vielleicht nicht direkt vor unserer Haustür sterben, sondern irgendwo auf der anderen Seite der Welt. Diese Menschen sterben und keiner dieser Menschen ist weniger wert als du oder ich. Ist es nicht ziemlich arrogant zu behaupten, dass wir unsere Gesellschaft vor einem Problem schützen wollen, vor dem wir eigentlich schon lange kapituliert haben?!

» Das war jetzt ein sehr stark kokainlastiger Text. Was aber passiert, wenn wir das Thema jetzt einmal zunächst auf den kultivierten und geschulten Umgang mit Cannabisprodukten herunterbrechen?

Und wie steht es mit Cannabis?

Bei Cannabis wäre es, im Gegensatz zu Kokain, eine der leichteren Übungen, dieses Thema kulturell gepflegter zu betrachten. Cannabis als „weiche Droge" zu bezeichnen, ist zwar auch schon fragwürdig, allerdings ist es durch seine Eigenschaften als „weiche" Rauschdroge, im Gegensatz zu den „harten Drogen", kulturell relativ gut händelbar.

Ein Großteil der Konsumenten hat keine Probleme mit dem eigenen Cannabiskonsum. Viele haben ihre Kifferei jahrzehntelang voll im Griff und sogar süchtige „Rund-um-die-Uhr-Dauerdampfer" bleiben häufig weitgehend gesellschaftstauglich und leistungsfähig. Sie haben sich mit der Droge arrangiert, haben kaum Ausfallerscheinungen und entscheiden sich somit bewusst für ihre Sucht.

Auch bei den Marihuana- und Haschrauchern gibt es Extremfälle, bei denen Menschen ernsthafte psychische Probleme entwickeln. Aber nicht in einem Ausmaß, den zum Beispiel der legale Alkohol langfristig so anrichtet – und genau DAS kommt in immer mehr Köpfen an. Auch die psychischen Probleme, die vor allem durch den unregulierten und unaufgeklärten Cannabiskonsum entstehen und getriggert werden können, überwiegen insgesamt betrachtet im Vergleich zum Alkohol nicht so sehr, dass man behaupten könnte, Cannabis sei eine echte Gefahr für die Gesellschaft. Sofern dabei gewisse Standards eingehalten würden.

Wie bereits erwähnt: In den Ländern, in denen Cannabis erlaubt und der Konsum möglich gemacht worden ist, ist die Anzahl an Kiffern längerfristig, zugegeben nach einer kurzen Zeit der Erstverschlimmerung, nicht unverhältnismäßig größer geworden als zuvor. Bedenkt man die Dunkelziffern der nicht erfassten illegalen Konsumenten, verlieren solche Auswertungen des An- oder Abstiegs nach Freigabe an Verlässlichkeit.

Auch nach einer ehemaligen persönlichen Suchthistorie ist es nicht unmöglich, erneut Cannabis zu konsumieren, ohne dabei direkt wieder mit Vollgas einzusteigen und jeden Tag völlig sinnbefreit und willenlos zu konsumieren. Bestenfalls ist es danach nötig, eine starke Selbstdisziplin zu entwickeln und ein Bewusstsein für sein Problem zu schaffen. Cannabis ist keine Substanz, die in dem Maße abhängig macht, dass man ohne sie nicht mehr leben könnte. Anders als bei einem Alkoholiker, der bereits nach einem Glas Bier höchstwahrscheinlich sofort wieder für mehrere Wochen oder Jahre rückfällig wird.

Dementsprechend wäre es eine der einfacheren Übungen, Cannabis in unsere Gesellschaft zu integrieren. Wir haben genug Beispiele dafür. Länder wie die Niederlande, Portugal, Uruguay, Kanada, Colorado, Kalifornien etc. siechen auch nicht vor sich hin, nur weil Cannabis dort toleriert wird und jeder Erwachsene, wenn er möchte, jederzeit konsumieren kann und darf.

> Ein weiterer Aspekt der Liberalisierung von Cannabis wäre auch, dass das undurchschaubare Spektrum der „neuen psychoaktiven Substanzen" weiter eingedämmt werden würde.

Strahlkraft auf weitere Substanzen?

Aber auch die „neuen psychoaktiven Substanzen" dürfen nicht generalisiert betrachtet werden. Viele dieser Substanzen sind so speziell, und für die Gesellschaft in ihrem Kosten-Nutzen-Faktor so problematisch, dass auch bei einem liberalen gesellschaftlichen Umgang viele dieser Gifte unserer Meinung nach verboten bleiben müssten, um die Gesellschaft funktionell zu halten.

» Durch die Liberalisierung von Cannabis hätten wir wenigstens eine verträglichere Alternative zu diesem chemischen Dreck geschaffen!

Würden wir jede Substanz erlauben, wäre dies insofern problematisch, als dass die Wertung nicht mehr stimmt. Wir können nicht alle Drogen und Stoffgruppen auf eine Stufe setzen. Manche Drogen bergen immense Gefahren, die keineswegs zumutbar sind. Gerade für junge, in ihrer Gehirnentwicklung noch unausgereifte Menschen, die sich neugierig und unreflektiert, sehr oft extrem leichtsinnig ausprobieren müssen und wollen.

Wenn wir also Geschäfte, Läden, Shops hätten, in denen wir alle legalen und alle synthetischen Cannabinoide und Stoffgruppen der Reihe nach im Regal stehen hätten und kaufen dürften, hätten wir wahrscheinlich ein massives Problem, weil es mit Sicherheit Kandidaten gäbe, die sich aus Neugier durch alles Verfügbare durchtesten würden.

In der Illegalität ist das Angebot zumindest für eine Vielzahl der Konsumenten dann eben doch nicht so groß.

» Die Bandbreite der verschiedensten Stoffgruppen ist abartig groß.

Differenziert zu betrachten bedeutet wirklich objektiv zu schauen und ehrlich zu hinterfragen. Sich nicht von irgendwelchen (unrealistischen) Ängsten lenken zu lassen, sondern ernsthaft zu eruieren, wo die tatsächlichen Gefahren für den Einzelnen und auch für die Gesellschaft (real) begründet sind.

Bei einer freien und transparenten Verfügbarkeit sowie einem vorausgesetzten verantwortungsvollen, aufgeklärten Umgang des Einzelnen, gilt es im gleichen Atemzug dennoch, oder gerade deswegen, regulierend zu überwachen und bei Verstößen gegen diese liberalisierten Regularien auch knallhart einzugreifen.

» Wer dann noch Dreck verkauft, ist sofort raus! Zu Recht und für immer! Kompromisslos!

Wäre eine große Bandbreite an Rauschdrogen legal erhältlich, würde die Nachfrage nach dem chemischen Dreck generell verschwindend geringer sein. Zumal der potenzielle Konsument dann legale (sauberere) Substitute zur Ver-

fügung hätte, die er dann nach individuellem Belieben, berechenbar und abschätzbar, auch für eine stärkere Wirkung etwas höher dosieren könnte.

Dies alles ist jedenfalls besser und gesünder, als undefinierte, wirklich lebensgefährliche Produkte aus irgendwelchen dreckigen Hobbylaboren konsumieren zu müssen. Wenn's denn unbedingt sein muss!

Macht ein transparenter und offener Umgang mit Psychedelika Sinn?
Auch im Bereich einer möglichen Freigabe von Psychedelika lässt sich ein
Blick in die Niederlande wagen. In den Niederlanden sind psilocybinhaltige
Pilze bis heute in Form von natürlichen Sklerotien legal erhältlich. Die Wir-
kungen von psilocybinhaltigen Pilzen (Magic Mushrooms) und LSD sind in
ihrem Charakter, ihrer Wirkungsweise und im Erleben ziemlich ähnlich.

Das chemisch zusammengebastelte LSD ist auch in Holland verboten. Was
aber nicht heißen sollte, dass LSD, nur weil es synthetisch ist, im Falle einer
Freigabe hundertprozentig verboten bleiben müsste. Auch hierbei halten wir
das, in Anbetracht der sowieso schon sehr hohen Verfügbarkeit auf dem deutschen Schwarzmarkt, für die falsche Herangehensweise.

Gleichzeitig ist in den Niederlanden der sogenannte Yopo-Samen erhältlich. Der Yopo-Samen enthält DMT, Bufotenin und 5-MeO-DMT, was einer
Mixtur aus drei verschiedenen starken chemischen Psychedelika entspricht.

❱❱ Auch in Holland ist also nicht alles Gold, was glänzt!

Genauso ist dort Ayahuasca legal erhältlich. Ayahuasca ist, oral eingenommen, das am längsten wirksame und generell eines der stärksten Psychedelika
überhaupt. Deutlich wirksamer als LSD, was wiederum für ziemlich problematisch gehalten wird.

Nobody is perfect! Weshalb auch die Regelungen in den Niederlanden teilweise sehr fadenscheinig erscheinen mögen. Aber es ist dennoch ein offener
Ansatz für Leute, die diese Drogen nehmen wollen. Durch die legalen Möglichkeiten müssen sie nicht auf irgendetwas Illegales zurückgreifen.

Es gibt, wenn man sich die Statistiken anschaut, keine Belege dafür, dass
die Schäden an der Gesellschaft in den Niederlanden durch psychedelische
Substanzen größer wären als die in Deutschland.

Abgesehen davon: Wer in Deutschland Psychedelika konsumieren und sich
nicht den Gefahren des Schwarzmarkts aussetzen möchte, der begibt sich einfach in die freie Natur und sucht sich Psychedelika in einer ihrer vielfältigen,
natürlich auftretenden Formen.

Also ist der Zugang auch heute schon gewährt und allein deswegen ist das Verbot lächerlich, weil niemand jemanden daran hindern kann, in den Wald oder auf eine Weide zu gehen und dort psychedelische Pilze oder ähnliche Gewächse zu sammeln.

Es gibt nicht wenige Fälle, in denen Leute in Deutschland bisher dafür bestraft wurden, dass sie sich an der Natur bedient haben. Aber das gewichtige und nicht zu verachtende Restrisiko bleibt. Solange für die affinen Konsumenten nicht etwas Offizielles und Alternatives – mit Beipackzettel – angeboten wird.

Ist ein eigenverantwortlicher Umgang mit Rauschdrogen möglich?

Ein eigenverantwortlicher, verantwortungsvoller und kultivierter Umgang mit Rauschdrogen: Wäre dies nicht eine erstrebenswerte Angelegenheit?

Es wäre grundsätzlich absolut illusorisch und weltfremd zu behaupten, dass es innerhalb einer Gesellschaft möglich sein sollte, den Drogenkonsum derart zu etablieren, dass jeder, der Rauschdrogen konsumieren möchte, auch immer und überall verantwortlich damit umgeht. Dazu sind die Welt und die Vielfältigkeit menschlicher Persönlichkeiten, genauso wie die Vielfalt der Drogen, im wahrsten Sinne des Wortes, viel zu bunt!

>> Jeder Mensch ist anders veranlagt und jeder Mensch ist in einen gewissermaßen lebenslangen Prozess der Weiterentwicklung eingebunden. Kein Mensch steht in seiner persönlichen, körperlichen, geistigen und seelischen Entwicklung wirklich still.

Manche entwickeln sich nur wenig in eine fragwürdige Richtung, andere extrem. Jeder hat sein eigenes Entwicklungstempo. Wieder andere gehen in unterschiedliche Richtungen – zu sich hin und von sich weg, wie auch immer. Menschliche Entwicklungsprozesse finden in allen erdenklich möglichen Ausprägungen, Formen und Richtungen statt.

Wir alle kennen das Bild, bei dem Jugendliche mit dem Alkohol konfrontiert bzw. an diesen herangeführt werden. Ein Bild, das auch für den komplexen und vielfältigen Bezug zum Rauschdrogenkonsum sehr gut herhalten kann.

Jugendliche haben in der Zeit, in der sie vielleicht noch keinen legalen Zugang zu Alkohol haben, oder auch in der Zeit, ab der sie ihn offiziell konsumieren dürfen, häufig gewisse Phasen, in denen sie sich am Wochenende oder auf irgendwelchen Feiern mit Alkohol abfüllen. Meistens bleibt es jedoch bei diesen „Phasen".

Die Jugendlichen erhalten den Zugang, lernen den Stoff kennen, konsumieren ihn einige Male exzessiv, haben die negativen Konsequenzen erfahren und lernen dann hoffentlich damit umzugehen, das Ganze zu händeln und auszubalancieren.

Im Laufe des weiteren Lebens wird ein Teil davon mit Sicherheit Probleme bekommen. Ein anderer Teil wird wahrscheinlich auch ein Leben lang regelmäßig sehr viel trinken. Wir haben aber einen Großteil der Gesellschaft, der im Laufe der Zeit einen erwachsenen, verantwortungsvollen und angemessenen, kultivierten Umgang mit der Rauschdroge Alkohol zu pflegen scheint.

Allerdings gibt es nur ganz wenige Raucher, die ihren Zigarettenkonsum genauso gut im Griff haben wie ihren Alkoholkonsum.

Nikotin ist einerseits ein extrem starkes Suchtmittel und andererseits ein Sonderfall, weil die Konsumenten auf jeden Fall gesellschaftsfähig bleiben. Das Einzige, was vielleicht auffällt, ist die häufige Zigarettenpause eines Rauchers, die aber auch gesellschaftlich anerkannt ist.

Nikotin ist eine Alltagsdroge, die nicht in der Form berauscht, als dass man nicht mehr am alltäglichen Tun teilhaben könnte. Die Unterschiede in den Drogen sind also sehr mannigfaltig. Jede Droge muss, neben ihrer Wirkungsweise auch in Bezug auf ihren Suchtcharakter, einzeln und sehr differenziert betrachtet werden! Es gibt Rauschdrogen, die verleiten extrem dazu, diese jeweilige Substanz sehr schnell und völlig unkontrolliert und dauerhaft konsumieren zu müssen. Ruck, zuck ist man abhängig! Aber auch andere, die eine sehr starke Wirkung haben, deren Suchtpotenzial jedoch äußerst gering ist.

Es gibt Drogen, die aufgrund ihrer Eigenschaften, dauerhaft sehr schwer zu beherrschen sind. Wobei wir beim Kokain oder Crystal Meth wären, die für den kulturellen Umgang vergleichsweise ungeeignet sind. Wie will man es in einen funktionierenden Alltag einbauen, 72 Stunden am Stück wach zu sein? Das ist sehr, sehr schwierig.

Aber es gibt auch Drogen, die relativ gut zu handhaben sind. Drogen, die ihre eigentliche Wirkung nur dann entfalten, wenn man damit vernünftig umgeht. Menschen, die beispielsweise eine Affinität zu Drogen wie MDMA/ Ecstasy haben, werden irgendwann im Laufe ihres Lebens zwangsläufig auch mit dieser Droge konfrontiert werden und sie mit großer Wahrscheinlichkeit auch kennenlernen.

Entweder hören die Konsumenten nach einer gewissen Zeit, in der sie es vielleicht sogar auch übertrieben haben, damit auf oder sie konsumieren gelegentlich und absolut unregelmäßig immer mal wieder weiter. Genauso wird es auch hier mit Sicherheit die Leute geben, die sich nichtsdestotrotz sehr gerne darin verlieren und jedes Wochenende mit Vollgas und auch weiterem Mischkonsum so richtig Gas geben. Auch das wird nicht totzukriegen sein.

> Wenn wir als Gesellschaft jedoch beginnen würden, offener damit umzugehen, dann können wir auch auf die Leute mit problematischem Konsum zugehen und ihnen tatsächlich Hilfsangebote unterbreiten. Abgesehen davon würde sich ein Umgang mit der Droge etablieren, wie es auch beim Alkohol der Fall ist. Mitsamt all seinen Vor- und Nachteilen. Aber zumindest kontrollierter, transparenter und berechenbarer!

Der sehr stark abhängig machende Alkohol als legaler Sonderfall ist irgendwann nur noch sehr schwer, wenn überhaupt, in den Griff zu bekommen. MDMA als Beispiel oder auch gewisse andere illegale Drogen haben ein deutlich geringeres Suchtpotenzial und sind im Vergleich zu einem Vollrausch mit Kontrollverlust und auch dem „übelsten Kater" danach relativ gut zu ertragen.

MDMA-Konsumenten können trotz einer möglichen eskalierenden Phase, auch wenn eine psychische Abhängigkeit vorhanden war, viel schneller entweder komplett damit aufhören oder auch in einen geregelten Konsum umsteigen.

»Und so ist es bei jeder anderen Droge unterschiedlich zu betrachten.

Konsumenten von Psychedelika hören meistens nach einer gewissen Zeit, häufig für immer damit auf. Das ist sehr gängig. Nicht, weil sie Suchtprobleme hätten, Psychedelika haben kein oder kaum ein Suchtpotenzial, sondern weil sie in ihrer Entwicklung einfach an einem Punkt ankommen sind, wo es genug ist. „Ich lass es jetzt einfach, es reizt mich nicht mehr. Ich habe alles erlebt, was ich damit erleben wollte, es ist gut, es ist genug, ich möchte jetzt nicht mehr, ich brauche das einfach nicht mehr."

Zusammenfassung
Die ursprüngliche Fragestellung, inwieweit ein gepflegter, liberalisierter und kultivierter Umgang mit allen am Markt befindlichen Substanzen möglich

wäre, kann abschließend nicht beantwortet werden und muss einer weiteren konkreten und vor allem fachkompetenten, bestenfalls unpolitischen, niederschwelligen Einzelfallbetrachtung unterzogen werden. Grundsätzlich aber wäre ein kultureller Umgang in all seinen mannigfaltigen Ausprägungen, mit all seinen Schatten- und Lichtseiten bestimmt möglich. Davon sind wir überzeugt! Höchstwahrscheinlich wäre dies auch eine durchaus bessere Herangehensweise an das Thema als diejenige, die aktuell praktiziert wird. Ganz bestimmt sogar!

> Ein „perfekter Umgang" mit all diesen multifaktoriellen, persönlichen und auch gesellschaftlichen Aspekten wäre eine Illusion. Das funktioniert nicht. Es ist wünschenswert, mit Drogen vernünftig umzugehen, und es ist schön, wenn Menschen es schaffen, ihren Konsum im Griff zu halten, ohne sich dabei selber zu zerstören. Aber der Konsum als solches wird nicht zu vermeiden sein – ob die Drogen nun erlaubt sind oder nicht.

Was können wir für unsere Jugend tun?

Unser Anspruch hier war und ist es nicht, eine klare Stellung zum generellen Umgang mit Rauschdrogen jedweder Art und zu deren gesetzlicher Freigabe zu beziehen. Auch nicht, dass es notwendig ist, jetzt sofort diesen oder jenen konkreten Schritt zu ergreifen. Es ging uns hierbei erst einmal darum, den allgemeinen Status quo und die Ist-Realität aufzuzeigen.

Im Laufe des Buches ist dem Leser mit Sicherheit aber auch klar geworden, dass unsere persönliche Position zumindest dahin geht, dass es gesellschaftlich dringend notwendig ist, umzudenken. Und zwar so schnell es geht. Wir verschwenden durch unsere Politik nicht nur Zeit, wir zerstören auf vielen Ebenen auch Menschenleben.

Der nächste Schritt muss getan werden. Es ist notwendig, etwas zu ändern! Wir müssen dabei nicht alle Drogen sofort freigeben. Das Thema insgesamt muss weiterhin sehr differenziert betrachtet werden.

So wie es bisher läuft, kann und darf es, zumindest im Interesse unserer Jugend, nicht weiter gehen. Wir drehen uns gesellschaftlich im Kreis. Wir kommen keinen Schritt voran. Wir zerfasern uns immer mehr, zerstreiten uns und sind nicht mehr bereit für die Argumente des anderen. Wir haben keinen objektiven Diskurs über das Thema. Dieser sollte und muss wieder angefacht werden.

»Wir müssen lernen, offen darüber zu reden und zur Not auch neue, unpopuläre Wege beschreiten zu dürfen.

Es wäre wirklich sinnvoll und vernünftig, wenn wir endlich damit begännen, umzudenken und uns neuen Ideen gegenüber zu öffnen. Wenn wir versuchten, die aktuelle Ist-Realität der Menschen und der Gesellschaft auch so anzunehmen, wie sie nun einmal wirklich ist. Wertfrei und vorurteilslos!

»Wenn wir, in allen Lebensthemen, schleunigst damit anfangen würden, nach echten Lösungen zu suchen, anstatt die Probleme stets unter den Teppich zu kehren und zu hoffen, dass keiner unter diesen schaut und sieht, was dort für ein Scheiß verborgen liegt.

Je länger wir immer mehr Dreck unter den Teppich kehren, desto mehr sammelt sich an. Irgendwann ist einfach kein Platz mehr darunter, irgendwann funktioniert es nicht mehr und die Probleme werden massiver und größer.

In den letzten Jahren haben wir durch die Entwicklung und Marktschwemme der Chemical-Research-Produkte und Legal Highs schmerzhaft erfahren dürfen, was die Konsequenzen sind und auch zukünftig sein werden, wenn wir weiterhin so ignorant und unvernünftig mit dem Thema Rauschdrogenkonsum in Deutschland umgehen wie bisher.

Gerade Jugendliche wurden und werden durch die Legal Highs besonders angesprochen. Wir brauchen definitiv neue gesellschaftliche, an allererster Stelle präventiv funktionierende, Lösungswege. Ein neues unvoreingenommenes Abwägen dessen, was möglich ist und auch darüber, wie der aktuelle Status quo sich wirklich darstellt.

»Wir Autoren wünschten uns tatsächlich, dass die meisten Drogen kontrolliert abgegeben werden würden. Aber wir setzen nicht den Anspruch darauf, dass alle Menschen das genauso sehen wie wir. Wir haben versucht, unsere Sicht der Dinge und unsere praxiserprobten Lebenserfahrungen darzulegen, die wir gesammelt haben.

Unsere Absicht ist es weiterhin, auf die offensichtlich auf die Konsumenten einprasselnden Ungerechtigkeiten aufmerksam zu machen und diese an den Tag zu bringen. Um damit den Menschen Gehör zu verschaffen, die keine Chance haben, weil sie ansonsten nicht gehört werden.

Weil das, was in unserem Land aktuell passiert, ungerecht ist. Wir kriminalisieren Menschen, die nicht kriminell sind. Systemisch betrachtet offenbart sich das ganze politische Gebaren in unseren Augen wie ein staatliches Kriminalitätsförderungsprogramm.

Und wir brauchen definitiv andere Wege als bisher. Wie diese Wege allerdings aussehen sollen, ist nicht unsere Entscheidung. Dafür sind wir nicht verantwortlich. Wir haben unsere Meinung und leben in einer Demokratie. In einer lebendigen Demokratie muss sich jeder seine eigene Meinung bilden können und dürfen und auch mit der Meinung der anderen zurechtkommen. Gleichzeitig aber habe ich in einer Demokratie auch das Recht zu verlangen, dass meine Meinung gehört wird und dass mein Gegenüber – nämlich der Staat – sich selber hinterfragt.

Wenn wir, als freie Individuen in einem freien System, dazu verpflichtet sind, dafür zu sorgen, dass unser Staat läuft, weil wir Teile des Staates sind, dann können wir auch von den anderen Teilen des Staates erwarten, dass sie sich den anderen Menschen gegenüber öffnen und damit beginnen, lösungsorientiert zu denken und zu handeln, anstatt alternativlos auf ihren alteingesessenen Standpunkten zu beharren.

Gefahren und Probleme einer Freigabe von Rauschdrogen
Bevor wir uns über die Gefahren und Probleme einer möglichst generellen Freigabe von Rauschdrogen unterhalten sollten, gilt es festzustellen, dass die Gefahren nicht in der Freigabe an sich, sondern in der generellen, unregulierten Verfügbarkeit liegen.

> Die Gefahren liegen zudem ganz klar in der mangelhaften Aufklärung und den dahinterliegenden Ursachen. So einfach und doch so kompliziert ist das!

Bei weiterer mangelnder und mangelhafter Aufklärung kann und wird es mit absoluter Sicherheit dazu kommen, dass sich eben diese nicht objektiv aufgeklärten Jugendlichen weiterhin durch alles durchprobieren werden, was verfügbar ist.

Das heißt, wenn wir die Gesetze ändern wollten, müssten wir einerseits immer einen Blick in die Vergangenheit werfen und schauen, was gewesen ist. Wo liegen die Gefahren? Gibt es Beispiele für Menschen, denen es nicht gut gegangen ist? Was passiert bei verantwortungslosem Konsum? Welche Probleme habe ich zu erwarten?

Und andererseits müssen wir Wege aufzeigen, wie wir mit den Problemen, wenn sie denn eintreten, fertig werden wollen. Wir müssten bereits im Vorfeld konsequent dafür sorgen, dass Menschen eigenverantwortlich, aber nicht leichtsinnig mit dem Thema umgehen.

» Keine Rauschdroge ist hundertprozentig harmlos.

Jede Droge ist ein Eingriff in unsere Hirnchemie, jede Droge ist ein Eingriff in unsere Körperchemie und damit in der Lage, unsere Persönlichkeit massiv zu beeinflussen.

> Das bedeutet, dass wir gerade unsere Kinder und Jugendlichen bereits in jungen Jahren effektiv und nachhaltig davor bewahren müssen, Drogen zu konsumieren.

Je früher Jugendliche anfangen zu konsumieren, desto höher ist die Gefahr für ihre Gesundheit, seelisch wie körperlich. Das muss verhindert werden und ist allgemein anerkannter gesellschaftlicher Konsens.

> Das kann nur durch einen effektiven Jugendschutz verhindert werden. Jugendschutz bedeutet, dafür zu sorgen, dass Kinder eben nicht mehr theoretisch alles an jeder Straßenecke in die Hand gedrückt bekommen.

Gerade Konsumenten, die nicht in der Szene sind und keine Kontakte haben, gehen oft zu öffentlichen Straßendealern. Und die haben nicht nur Gras. Die haben alles, was die Nachfrage hergibt. Auch ohne Kontakte bekommst du, wenn du willst, Kokain so leicht wie Cannabis, Amphetamin, Ecstasy, LSD etc.

Die Straßendealer verfolgen meist nur eine Absicht, nämlich Gewinne einzufahren. Die haben häufig keine Scheu davor, Jugendlichen etwas anzubieten. Das heißt, trotz der Gefahren, die auch in der Legalisierung der meisten Drogen durch potenzielle Leichtsinnigkeit und Risikobereitschaft der Heranwachsenden liegen werden, ist effektiver Jugendschutz nur möglich, wenn wir schleunigst damit beginnen, uns objektiv mit dem Thema auseinanderzusetzen.

Auch bei Alkohol haben wir heute das Problem, dass Jugendliche teilweise viel zu früh damit beginnen. Und das sogar im familiären Umfeld. Das heißt, es müssen weiterhin verbesserte und härtere, strenge Regularien existieren. Was passiert, wenn Erwachsene an Minderjährige Drogen abgeben? So etwas muss strikt bestraft werden. Das kann und darf nicht toleriert werden! Auch nicht im familiären Umfeld!

Das sollte auch bei Alkohol nicht erlaubt sein, dass der Vater seinem 14-jährigen Kind ein Bier hinstellt, auch wenn es „nur" ein Bier ist, auch wenn viele drüber lachen werden. Alkohol verändert die Hirnchemie genauso wie jede andere Droge.

> Das heißt, dass auch in Bezug zum Alkohol knallhart nachjustiert und durchgegriffen werden muss. Jugendliche dürfen keinen Zugang zu psychoaktiven Substanzen jeder Art haben. Minderjährige dürfen keine Drogen konsumieren. Jugendliche müssen aktiv davor beschützt werden.

Und zwar in jedem Aspekt! Durch objektive schulische Aufklärungsarbeit, vielleicht durch Treffen mit Suchtkranken, die persönlich in die Schule gehen und ihre Geschichte erzählen. Durch progressive Aufklärungsarbeit, die nicht meilenweit an der Realität vorbeigeht.

Durch eine Jugendarbeit, die nicht den Anspruch hat, den Kindern die Drogen für immer austreiben zu wollen, sondern die realistisch und ehrlich darüber aufklärt, was beim Konsum im Gehirn wirklich geschieht und welche realen Gefahren tatsächlich bestehen, wenn sie bereits in jungen Jahren konsumiert werden. Bestenfalls fiele es vielen Kindern dann leichter, länger oder sogar ganz auf Drogen zu verzichten. Wichtig ist an allererster Stelle nicht, **wie viele** Menschen einmal Drogen konsumieren werden oder wollen. Wichtiger ist, **wann** die Menschen damit beginnen, Drogen zu konsumieren.

❯❯ Je später, desto besser!

Selbstermächtigung ist das Stichwort

Seien wir doch einmal ehrlich: Bei dem ganzen Thema geht es doch gar nicht wirklich um eventuelle Gesetzesänderungen, Verbote und Erlaubnisse! Im Hintergrund geht es doch nur um eines, nämlich um die Stärkung einer eigenverantwortlich, reflektiert und selbstbewusst handelnden, ernsthaft und ehrlich aufgeklärten Jugend (und Erwachsenenwelt), die mit ihren individuellen Lebensthemen im persönlichen, sozialen und gesellschaftlichen Kontext nicht alleine gelassen wird.

>> Eine Jugend (und Menschheit), die sich ausprobie-
ren darf und muss, die sich ohne realistische Ziele
nicht weiter in Perspektiv- und Sinnlosigkeit oder
lethargischer Schockstarre verlieren darf.

Dabei tun sich aber auch gleich die nächsten Fragen auf: Ist denn eine
starke Jugend (und Volksgemeinschaft) gesellschaftlich und grundsätzlich
überhaupt wirklich gewünscht? Und wenn ja: Wie und mit welchen konkreten Schritten könnte dies dann – zumindest erst einmal ansatzweise – tatsächlich und nachhaltig umgesetzt werden? Wer will sich schon mit einer möglicherweise rebellierenden, die bisherigen Gesellschaftsformen hinterfragenden
Jugend (und dem ggf. aufgebrachten Mob) herumschlagen, um das Ganze
hier noch einmal ganz radikal und provokativ darzustellen. Bezüglich dieses
Punktes wäre es hochgradig spannend, wenn die Politiker, die Wirtschaft, die
Pädagogen, Beamte, Banker, Ärzte, Richter etc. pp. und alle weiteren „Züchter des Menschenfleisches" diesen Gedanken einer selbstermächtigten Jugend
(Gesellschaftsform) einmal ernsthaft weiter- bzw. zu Ende denken und im
besten Fall dann noch miteinander offen drüber sprechen würden.

>> Sprüche wie: „Die haben doch alle keinen Bock
mehr", „da kommt nichts Gescheites nach", „bei
diesem Nachwuchs brauchen wir uns nicht zu wun-
dern, wenn alles den Bach runtergeht", oder sonstige Plattitüden sollten uns dabei erspart bleiben.

Woran liegt es denn, dass die Jugend so „planlos" rüberkommt? Was hat
das alles, was mit unserer Jugend geschieht, die durchaus durch unser gesellschaftliches Vorleben und Vorbildverhalten geprägt ist, an erster Stelle mit uns
Alten selbst zu tun? Selbstredend nur, wenn man auch die ehrliche und offene
Bereitschaft aufbringt, sich als Gesellschaft selbst zu hinterfragen. Da draußen

läuft eine enorme Menge an richtig coolen jungen Menschen herum, deren Potenziale und Ressourcen durch knallhartes, borniertes und antiquiertes, weltfremdes, gesellschaftliches Ego-poliertes Konditionierungsgehabe irgendwelcher Weltenlenker, gnaden- und verantwortungslos an die Wand gefahren werden!

❱❱Zum Kotzen!

Klar wird es dabei immer Erstverschlimmerungen geben, aber lasst uns dabei doch bitte auch an unsere Enkel und deren Enkel denken! Sowas nennt man Verantwortung!

Um wirklich alle bewussten und auch unbewussten Aspekte des gesellschaftlichen Tuns, Seins und Treibens wirklich weitsichtig betrachten zu können, wird jeder, auch nur ansatzweise noch eigenständig denkende und fühlende Mensch zwangsläufig irgendwann verstehen müssen, dass wir hier keine ferngesteuerten, verpeilten Idioten, mit von Rauschdrogen zerfressenen Hirnen, mit einem indoktrinierten Bildungshorizont von hier bis zur Bordsteinkante gebrauchen können! Sondern eigenständige, verantwortungsbereit denkende und vor allem, im nachhaltigen Interesse der Menschheit handelnde Humanoiden, die keine Sklaven des schnöden Mammons sind. Insofern wir von demokratischen Staatsformen sprechen!?

Langfristig profitiert die gesamte Gesellschaft nur durch eigenständig denkende Menschen, die in der Lage sind, selbst zu entscheiden, andere Leute und sich selber zu hinterfragen. Diese Grundlage wiederum setzt neue, attraktive, lösungsorientierte, kreative und entwicklungstechnische Prozesse in Gang, die abseits vom individuellen Ego ein Schöpfen aus dem gesamten menschlichen Potenzial ermöglichen wird.

❱❱Gemeinsam statt einsam!

Vorerst letzte Worte

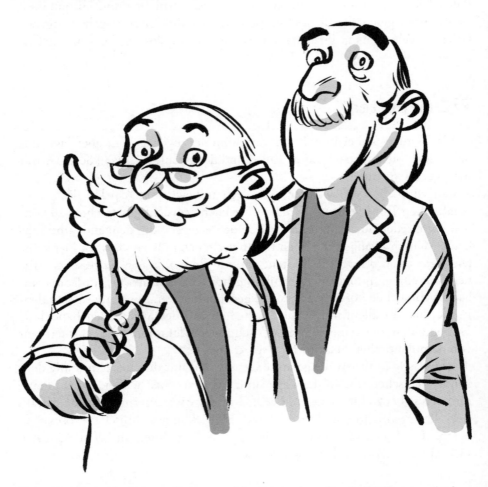

Wenn wir uns einmal anschauen, welche Menschen für die Volkswirtschaften der Welt in den allermeisten Fällen die ertragreichsten sind, um das jetzt auch einmal für den konservativsten und kapitalistischsten Menschen auf den Punkt zu bringen, dann sieht man stets, dass es die reflektierten Menschen sind, die etwas bewirken. Menschen, die in der Lage sind, sich weiterzuentwickeln und über ihren eigenen begrenzten Tellerrand hinauszublicken. Menschen, die mit welchem dahinterstehenden moralischen Interesse auch immer neue Strategien und Lösungswege für Probleme und Herausforderungen entwickeln.

Wege, die vielleicht noch niemand vor ihnen gegangen ist. Die größten Namen unserer aktuellen Zeit gehören alle zu Menschen, die in der Lage waren, über diesen besagten Tellerrand hinauszublicken und wirklich eigenständig zu denken und nicht gedacht zu werden.

Wäre es nicht eine schöne Vorstellung, wenn die Menschheit plötzlich viel produktiver wäre und entdecken würde, was überhaupt möglich ist? Worin ihre wahren Fähigkeiten liegen, wer sie wirklich sind und was sie sich wirklich wünschen? Um dann, aus sich selbst heraus motiviert und voller Energie, den Schritt in das „Next Level" der Menschheitsgeschichte zu wagen? Zu neuen Ufern, in Richtung einer lebenswerten und friedlichen Welt aufzubrechen, um schließlich zu einer Menschheit zu mutieren, die einen deutlichen Unterschied zu den in uns allen noch immer mächtig angelegten bestialischen und animalischen Erbanlagen machen würde?

Plötzlich steckten die Menschen viel mehr Energie in das hinein, was sie tun (wollen), und erwirtschafteten für die Gesellschaft, für alle Menschen viel mehr als vorher! In den wenigsten Fällen würde anderen Menschen noch so geschadet wie bisher. Weil sie dann gemeinschaftlich und langfristiger denken würden. Nur Menschen, die nachhaltig und kreativ, auch mutig und verantwortungsvoll sind, die nicht nur an den kurzfristigen eigenen Profit und ihr eigenes Ego glauben, werden die Gesellschaft weiterbringen!

❯❯ Aus sich selbst heraus geborene, intrinsisch motivierte Menschen stecken andere an, demotivierte Menschen sind einfach nur abturnend und selbstmörderisch!

Menschliche Veränderung hat immer irgendwie mit Lust oder Schmerz zu tun. Lustig ist hier überhaupt nichts mehr, wodurch nur noch der Schmerz und Leidensdruck als Motiv für eine globale Veränderungsabsicht hergenommen werden kann. So stellt sich die Frage, was denn noch alles passieren muss, bevor die Menschen damit beginnen, wirklich zu handeln.

❯❯ Wir sind echt am Arsch!

Vielleicht geht es uns nach einer konsequent klaren Entscheidung zum Umdenken kurzfristig erst einmal schlechter? Bestimmt wird es bei konsequenten Veränderungsprozessen auch Opfer geben, aber von politisch korrektem Schöngerede und gnadenloser Ignoranz und Arroganz kann sich keiner etwas kaufen. Welchen Preis sind wir wirklich bereit zu bezahlen?

Der Kapitalismus ist ein System, das auf ständigem Wachstum basiert. Ständiges Wachstum auf einem Planeten mit begrenztem Raum und begrenzten Ressourcen ist, so wie wir ihn heute betreiben, unmöglich.

Wenn wir uns den neuen Gegebenheiten und dem neuen Wissen nicht anpassen, dann werden wir früher oder später als System kollabieren. Das sind keine neuen Erkenntnisse, das steht schon in der Bibel, beim Turmbau zu Babel.

Solange hier kein neues Bewusstsein, keine Prävention, keine ehrliche und selbstermächtigte, eigenverantwortlich handelnde und schonungslos aufgeklärte neue Jugend „gezüchtet" wird, brauchen wir uns um den Rauschdrogenkonsum in Deutschland ja auch keine Sorgen machen, oder!?

13

Ein paar Gedanken zum Schluss

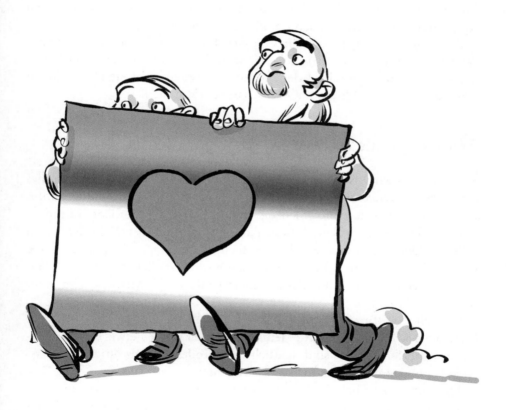

R. Biesinger, M. Klute, *Toxisch*, https://doi.org/10.1007/978-3-662-60678-0_13

Mach's Maul auf!

Neulich hat ein Journalist die Parallelität vom einstigen Kaffeeverbot zur damaligen Ächtung der Homosexualität gezogen. Wenn wir heute darauf zurückschauen, dann lachen wir uns weg. Heute würde niemand mehr auf die Idee kommen bzw. es sich trauen, gegen die Homosexualität zu wettern. Außer vielleicht ein paar fanatische Hardliner, die aber eh kein Mensch mehr ernst nimmt. Die gibt es zwar immer, aber die interessieren nicht wirklich. Die haben ja auch keinen Einfluss, sollte man meinen!

Wenn wir drüber nachdenken, dass man bei diesem Thema noch bis vor Kurzem stets meinte, den politisch korrekten Kontra-Standpunkt mit einbeziehen zu müssen, um die Argumente der Gegenseite widerlegen zu können bzw. sich nicht bestenfalls irgendwie angreifbar zu machen, dann ist solch ein Ansatz heutzutage, auch in Bezug auf die Cannabis-Debatte gesehen, total absurd und gelinde gesagt auch ziemlich lächerlich bis feige.

Die Cannabis-Debatte hat einen großen Einfluss, und, ob es nun jemanden wirklich interessiert oder nicht, sie wird dem aktuellen Stand der Dinge absolut nicht mehr gerecht. Jedenfalls und wenigstens sind die Diskussionen schon einmal in der Mitte der Gesellschaft angekommen!

》Solange alles schweigt, geht gar nichts!

Auch wenn wir uns die Selbstmordrate in Deutschland anschauen, ist dies ein weiterer gravierender Indikator, dass hier mächtig was schief läuft. Warum steigen Menschen aus dem Leben aus, praktizieren ein gefährliches Kompensationsverhalten durch Rauschdrogenkonsum oder/und betäuben sich durch Selbstmedikation? Suizid ist bei Jugendlichen und jungen Erwachsenen die zweithäufigste Todesursache. 2017 starben nach offiziellen Angaben des Statistischen Bundesamt (Destatis) annähernd 600 junge Menschen im Alter von 15 bis 24 Jahren.

Etwa alle 53 Minuten nimmt sich in Deutschland ein Mensch das Leben. Etwa alle 4 Minuten versucht es jemand. Jährlich sterben etwa 10.000 Menschen durch Suizid. Das sind deutlich mehr Todesopfer als durch Verkehrsunfälle, Drogenmissbrauch und Aids zusammen.

Trotzdem stellt Suizid in der Öffentlichkeit ein Tabu dar. Bringt uns diese Ignoranz wirklich weiter? Der (sinnlose) Schutz der Jugend vor möglicher Nachahmung darf kein Argument sein, warum dieses ebenfalls sehr schambesetzte Thema nicht wirklich öffentlich gemacht wird. Siehe auch Mobbing in Schulen, Betrieben, etc. pp.!

» Antreten ist angesagt!

Dennoch, und bei aller Diversität und Vielfältigkeit des allgemeinen Konsens – selbst wenn du durch deine Worte und Taten als einzelner auch nur einen einzigen Menschen erreichst, der dadurch sein Leben positiv verändert und sagt: „Hey Mann, das was du gesagt, getan, gelebt hast, das hat mich so inspiriert, dass ich die Kurve gekriegt habe …“ – was kann es Geileres geben, als ein wenig positives Karma hinaus in die Welt zu schicken!?

Du musst und kannst die Welt nicht umkrempeln. Was du aber tun kannst, das ist mit positiver Absicht und gutem Beispiel voranzugehen. Du kannst jede Minute aus deinen eigenen Fehlern lernen und dich künftig bemühen, so zu kommunizieren, dass du andere Leute auch damit erreichst. Gerade in der heutigen Zeit ist es bei einer permanenten Reizüberflutung auf allen Kanälen zugegebenermaßen ziemlich schwer, durch die ganzen Filter der menschlichen Wahrnehmung hindurchzukommen, aber auch nicht unmöglich.

Wir alle müssen es schaffen, unsere Mitmenschen wirklich ins Nachdenken und Reflektieren zu bringen, um bestenfalls tatsächlich eine positive gesellschaftliche Veränderung herbeizuführen. Ist es nicht wirklich jedermanns Aufgabe, dafür zu sorgen, dass ein echtes Bewusstsein für unsere aktuellen Zeitthemen geschaffen wird und mittel- bis langfristig weitere Klarheit, Berechenbarkeit, Offenheit und Transparenz im zwar etablierten, aber in vielerlei Hinsicht leider auch total antiquierten System installiert wird?

> » Das gilt nicht nur für Menschen, die irgendwie in der Öffentlichkeit stehen. Jeder steht irgendwo in der Öffentlichkeit. Sei es „nur“ als Familienmanager(in). Wenn man schon in der Öffentlichkeit steht, dann hat man, nach dem Motto: „Mach's Maul auf!“ auch die Verantwortung, etwas zu sagen, zu tun und klare Position zu beziehen.

Auch wenn diese Aussagen hier für den ein oder anderen eine unbequeme Tatsache bedeuten sollten. Gerade wir Deutschen haben in unserer Historie teuer bezahlt und sehen trotzdem, dass hier tendenziell stark zunehmend, europaweit, die rechten Fronten schon wieder damit beginnen, ihr rassistisches Weltbild herauszuschreien? Eine logische Konsequenz, wenn keiner sich mehr traut, sein Maul aufzumachen?

» Einer muss den Job ja machen ((-; – Warum ausgerechnet wir beiden? Warum mit diesem Buch? – Weil wir einst total alleine mit uns waren!

Wir waren mit unseren Erfahrungen und unserer Entwicklung allein. Wir mussten uns unser eigenes Bild der Welt machen. Wir hatten keine Anleitung, kein Monitoring und auch kein Mentoring. Wir waren komplett auf uns allein gestellt, genauso wie viel zu viele, vor allem junge Menschen es heute eben auch sind. Das war nicht immer gut und hilfreich und macht irgendwann auch keinen Spaß mehr! Sucht ist und bleibt ein Scheißspiel, das wir selbst unserem größten Todfeind nicht wünschen wollen würden!

Möglicherweise hat unser Treiben hier auch etwas von Pionieren, die vorangehen, die etwas tun, die sich in neue Regionen wagen? Auch wenn wir mit diesem Thema bei Leibe nicht die Ersten waren und sind. Es gibt bei unserem aktuellen gesellschaftlichen Stand der Dinge einfach viel zu viele „Befindlichkeiten", die angegangen werden und ins Alltagsbewusstsein der Leute gebracht werden müssen.

» Ja, wir machen's Maul auf!

Wir würden uns allerdings nicht anmaßen wollen, irgendwem zu sagen, was genau der künftige Weg ist und wie genau dieser zu begehen wäre. Nach dem Motto: „Das, dies und jenes hier sind die drei ultimativen Schritte zur Lösung, sodass wir nie wieder Probleme auf der Welt haben werden". Damit würden wir es uns hier bei dieser ganzen Komplexität viel zu einfach machen. Das wäre einfach nur absurd.

Unsere subjektiven Sichtweisen und eigenen Erfahrungen, die wir lebten und im sozialen Umgang mit anderen Ballerbirnen täglich leben dürfen, sollten hier zunächst nur zum weiteren gesellschaftlichen Diskurs einladen.

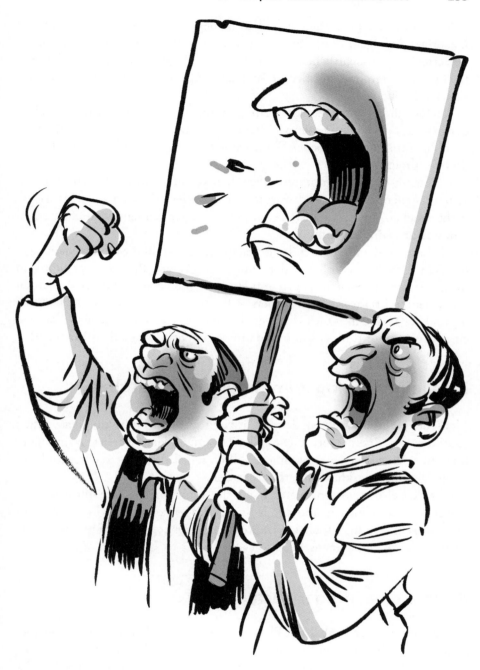

Wie du, lieber Leser, hier sicherlich bemerkt hast, war und ist es uns ein mächtiges Anliegen, dieses Buch weg von den allseits bekannten, allgemein dozierten, wissenschaftlichen, politischen, soziologischen, populistischen Betrachtungsweisen oder aus dem jeweiligen „Auge der Menschenzüchter" heraus zu schreiben.

Auch wollten wir dir hier keine Abhandlung von verschiedenen, aus Kalendersprüchen geklauten Lebensweisheiten servieren, die dir als das ultimative Nonplusultra an vorgegebenen Wahrheiten täglich aufs Butterbrot geschmiert und versprochen werden.

Niemand, der nicht in unseren Schuhen gelaufen ist, wird je zu 100 Prozent verstehen, was wir und warum wir das alles erlebt haben. Das ist gar nicht möglich. In letzter Instanz kannst man auch keinem Menschen erklären, was uns wirklich antreibt.

Als Leser und außenstehender Betrachter durftest du dir hiermit dein eigenes Bild zum aktuellen Stand der Dinge zum Thema Rauschdrogenkonsum in Deutschland machen. Mach mit unseren hier geschriebenen Ansichten und gelebten Erfahrungen an vorderster Front einfach, was du willst. Und tue dir und der Welt damit bitte den Gefallen, dass du, jetzt im Nachgang, einmal eine Runde drauf rumdenkst, und dann bestenfalls: „Mach dein Maul auf!"

Ein kleiner Dialog zum tieferen Verständnis

Menschen, die stets meinen, den Erklärbären spielen zu müssen, oder die sich einbilden, das Rad neu erfunden zu haben, um anderen ihre Meinung ungefragt aufs Auge drücken zu können, sollten sehr kritisch betrachtet und mit ihren Absichten wirklich hinterfragt werden.

Gerade bei diesem sensiblen Thema der individuellen Beeinflussung der menschlichen Gehirnchemie durch Rauschdrogenkonsum ist es bei Weitem nicht angebracht und total kontraproduktiv, seine eigene Wahrheit als die einzig wahre Realität anzusehen.

❯❯Denkt mal drüber nach!

Rainer: In unseren übelsten Phasen hatten wir beiden sehr lange mit niemandem darüber geredet, was in uns abgeht und Sache ist. Heute sind wir sehr froh darüber, dass wir es die letzten Monate und Jahre gelernt haben. Es ist schön, dass wir uns irgendwann öffnen konnten und gelernt haben, darüber zu sprechen, was uns bewegt(e) und passiert ist. Nur durch diese Transparenz, ob sie nun von anderen wirklich verstanden wird und wurde, oder auch nicht, konnten wir uns die Hilfen suchen, die wir benötigten, um einst aus dieser depersonalisierten Verlorenheit wieder herauszukommen.

Max: Dieses Mich-Offenbaren hatte eine Wirkung und zog somit logische Konsequenzen nach sich. Die waren nicht immer positiv. Unter anderem waren auch sehr negative Folgen dabei.

Nämlich, dass andere sich beispielsweise um mich gesorgt haben und sich, um mich zu verstehen, auch ein Bild dessen machen wollten, was da gerade in mir abging. Es liegt ja auch in unserer Natur, Menschen wollen solche Sachen verstehen. Aber wirklich im Detail verstehen muss und kann das auch niemand, was in einer durch Rauschdrogen massiv verballerten Birne wirklich so abgeht. Vieles ist einfach auch nicht wirklich in Worte zu fassen. Diese Erwartungshaltung wäre viel zu hochgeschraubt. Auch Unverständnis tut sehr weh.

Rainer: Können wir alles verstehen, ist es nötig alles zu verstehen?

Max: Reden ist zwar Silber und Schweigen Gold, aber wenn gar nichts mehr geht … – ich wusste halt nicht mehr wohin, ich war ja völlig auf mich alleine gestellt, ich hab' mit keinem darüber geredet, was los ist. Bis wirklich nichts mehr ging.

Rainer: Nur wer sich offenbart, dem kann geholfen werden.

Max: Das ist auch so ein menschliches Ding, mit dem Thema Hilfe annehmen. Wir werden so konditioniert, immer stark zu sein, immer perfekt zu funktionieren, ohne nach Hilfe zu schreien. Wir haben den Anspruch, alles alleine hinbekommen zu müssen. Hilfe annehmen bedeutet im Volksmund vielfach einfach nur, ein schwacher Mensch zu sein.

Ich wollte ja auch niemanden damit belasten. Außerdem sieht das nach außen auch nicht wirklich gut aus, sich einzugestehen, dass man eine mächtig abgestürzte Ballerbirne ist.

Rainer: Ja klar, man muss sich dabei auch irgendwo öffentlich sein Versagen und seine Schwächen eingestehen lassen. Schuld und Häme, Unverständnis und Wut, ….

Max: Am liebsten hätte ich mit keinem darüber geredet und das mit mir selbst ausgemacht.

Rainer: Konntest du das damals noch?

Max: Ich war so klitzeklein. Es ging gar nichts mehr. Ich war ein Nichts, ein Niemand. Ich war tot. Seelisch war ich zu diesem Zeitpunkt so verloren, dass ich innerlich tot war. Da war nichts mehr, keine positiven Gefühle, nur noch komplette Verlorenheit, Angst und Paranoia. Komplett depersonalisiert, im Arsch und meilenweit von mir selbst entfernt.

Drei Planeten von mir selbst entfernt. Ich wäre gerne auf der Erde gewesen, war aber irgendwo auf dem Saturn. Ich hatte allein keine Möglichkeit, zurückzukommen. Kein Funk, kein Raumschiff, nichts!

Gar nichts, nur angstbesetzte Leere.

Rainer: Fühlt sich ganz schön scheiße an, das kann ich nachvollziehen, kenne ich.

Max: Und das Ganze mit dem Bewusstsein, du bist selber schuld. Du hast dich da selber reingeritten. In dem Moment, wo dir deine Fehler bewusstwerden – boah, geht es dir da scheiße! Boah, dieses Gefühl wünsche ich keinem Menschen! Wenn man über einen längeren Zeitraum so viel Scheiße baut und alles auf einmal zurückkommt.

Wenn es dir den Boden unter den Füßen komplett wegzieht und du einfach ein Nichts und Niemand mehr bist und das Leben dir sagt: „Das hast du davon", „Guck, was du dir eingebrockt hast."

Rainer: Scham, Schuld, schlechtes Gewissen, Versagen, Enttäuschung, Todesangst …?

Max: Das beschäftigt mich bis heute. Bis heute habe ich panische Angst davor, nochmal solche Fehler zu machen.

Rainer: Diese Angst kann heute ja auch positiv sein.

Max: Natürlich, aber das sorgt auch dafür, dass ich auch heute noch häufig nicht klar sehen kann. Eben durch die Angst hat alles mindestens zwei Aspekte. Und klar, im Endeffekt hat das Ganze heute auch ein positives Potenzial. Ich bin auch dankbar dafür.

Aber diese grundsätzliche Angst ist manchmal immer noch so groß, dass ich durch meine Worte und Taten Angst davor habe, irgendwem Schaden zuzufügen. Auch die Angst davor, mich selber wieder in so was reinzureiten, und auch, dass mir mein langsam und mühsam wieder erarbeitetes Selbstbewusstsein erneut flöten geht.

Wenn du dich, auch nüchtern, in so eine Scheiße reinmanövrierst und dich dieser Angst hingibst, dann bist du ein Niemand. Dann hast du wieder diese Schuldgefühle, Angst, Kummer, Sorgen ohne Ende, Verzweiflung bis zum Gehtnichtmehr, Panik. Du bekommst das volle Programm der Dämonen deiner Vergangenheit zu spüren.

Rainer: Ja, das macht was mit dir.

Max: Definitiv. Das ist so ein Thema, da wäre ich ganz froh, wenn wir das hier nur ganz oberflächlich anschneiden. Weil, das erklärt sich ja von selber, damit habe ich heute noch stark zu kämpfen und ich möchte mich dadurch selber nicht zu tief in die Materie reinreiten.

Rainer: Das kann ich gut verstehen. Wir beiden haben Welten gesehen und hautnah erlebt, die wir selbst unseren größten Feinden nicht ansatzweise wünschen würden. Gefühlte Horror- und total abgedrehte Psychoscheiße, die selbst die abgefucktesten Filmemache in Transsylvanien in dieser Art so niemals umsetzen werden können.

Selbst nach 23 Jahren absoluter Abstinenz habe ich das zwar, so denke ich, für mich ganz gut, aber längst nicht perfekt, im Griff. Nach wie vor habe ich derartige Ängste. Ich kenn das ganz genau! Das ist meine/unsere Bürde, der Preis, den ich auch heute noch dafür zu bezahlen habe. Etwa jedes viertel Jahr habe ich zwei, drei Tage lang extrem mit meinen eigenen Dämonen zu kämpfen.

Max: Es scheint nicht immer die Sonne.

Rainer: Dadurch, dass du durch den exzessiven Konsum die natürlichen Grenzen der bewussten und unbewussten Wahrnehmung über Jahre massiv überschritten hast, wird diese Nummer dich auch ein Leben lang verfolgen.

Ich vergleiche das bildhaft gesehen immer mit dem von und in mir gezeugt, gesäugt und gezüchteten Drachen Junior, den ich auch in meinen anderen Büchern als mein Alter Ego schon mehrfach explizit erklärt und beschrieben habe.

Am Anfang war das Leben mit Junior an Bord sehr geil. Er machte mich stark und selbstbewusst. Irgendwann aber übernahm er die totale Kontrolle über den Korpus Rainer und erwartete, dass nur noch nach seinen Regeln des gelebten Wahnsinns gespielt wurde. Ohne Rücksicht auf Verluste. Bis kurz vorm Exitus.

Letztlich ist Junior auch heute noch ein Teil von mir, der allerdings tief in meinen hauseigenen Zuchthaus namens: „Heaven can wait" eingeknastet ist. Lebenslange Sicherungsverwahrung, ohne jegliche Aussicht auf Hofgang.

Genau diese emotional in dir gefühlte Randale, die Junior bei seinen sich stets wiederholenden Ausbruchsversuchen macht, das sind unsere Ängste.

Dies sind dann die beschriebenen Phasen, bei denen es für mich immer wieder heißt: „Hey Alter, geh achtsamer mit dir um, pass auf dich auf, Rainer." Das Toben von Junior ist heute sowas wie eine riesige Alarmglocke, die ertönt, damit ich nicht leichtsinnig werde, reflektiert bleibe, gut und bewusst mit mir umgehe und mich somit nicht wieder selbst verliere.

Ein brutales Warnzeichen, das darauf achtet, dass ich mich niemals wieder in diese alte Gedankenmuster der Gier und des verantwortungslosen Leichtsinns hineinschraube, ... und so weiter!

Der vergangene Wahnsinn macht was mit dir. Das hinterlässt langfristige Spuren, lebenslange Narben, derer man sich bestenfalls im Vorfeld des Konsums bewusst sein muss. Unter Umständen, und wenn's dumm läuft, hast du in deiner Birne ein Leben lang mit diesen abgefuckten Dämonen zu kämpfen, die dir wirklich nichts vergeben.

Max: Knallhart!

Rainer: Die gesammelten Erfahrungswerte, die Welten, die du niemals mit einer nüchternen Birne erreicht hättest, egal jetzt mit welcher Substanz, vergeben dir nichts! Auch das musst du weiter lernen, irgendwie zu kompensieren, zu kanalisieren und auch zu verarbeiten. Und step by step jetzt nüchtern in dein Alltagsbewusstsein integrieren.

Dein in den Mandelkernen des Gehirns sitzendes, neurowissenschaftlich ganz platt ausgedrücktes emotionales Angstzentrum in den Amygdalas vergisst absolut nichts.

Max: Klar, kognitiv habe ich das alles verstanden, aber momentan macht mein Junior emotional richtig Krawall. Ich habe gerade echte Probleme, hier zu bleiben.

Rainer: Ich sehe es dir an, alles gut, jetzt bitte nur nicht abswitchen, Max. Bleib da, das Thema ist nach wie vor deine ganz persönliche Aufgabe und Herausforderung. Hierfür entwickeln wir weitere geeignete Strategien und Werkzeuge für dich.

Max: Läuft ja auch inzwischen ganz gut!

Rainer: Auch wenn deine Sorgen, Zweifel und Ängste gerade noch so schmerzhaft sind, aber weglaufen kann jeder! Persönliche Weiterentwicklungs- und Veränderungsprozesse gehen stets durch die Angst hindurch. Lass dich von dieser fucking Angst also bitte nicht bestimmen. Sie ist nicht unmittelbar real. Die Angst ist nur ein in die Zukunft projiziertes Gedankenkonstrukt aus den Erfahrungswerten deiner negativ vorbelasteten und verballerten Vergangenheit. Alles ist gut. Für heute reicht's jetzt aber auch. Vielen Dank für deine offenen Worte!

Max: Jupp, die Angst ist ein mächtiges Arschloch!

Ein Fazit

Ein Vertreter des Bundes Deutscher Kriminalbeamte gab an, dass mehr als die Hälfte aller polizeilich bekannten Drogendelikte auf Cannabiskonsum zurückzuführen sind, von denen jedoch die meisten aufgrund zu geringer Mengen fallen gelassen werden. Eine Legalisierung würde hier viel Zeit und Kosten sparen. Bis heute ist allerdings kein einziger Todesfall bekannt, der erwiesenermaßen beispielsweise auf Cannabiskonsum zurückzuführen ist. Im Gegensatz zur Sterberate durch Alkohol, Nikotin und auch im Zusammenhang mit der Pillenindustrie bedarf es hier keiner weiteren Diskussion! Laut Statistik der Bundeszentrale für gesundheitliche Aufklärung (BzgA) starben 2017 etwa 74.000 Menschen an den Folgen von Alkohol, 120.000 Menschen durch Nikotin und 1272 Menschen durch andere Drogen.

Illegale Drogen sind für jeden, der sie konsumieren will, verfügbar. Drogenkonsum bleibt auf hohem Niveau und auch problematischer Konsum ist offensichtlich. Die Drogenverbote erreichen ihre Ziele nicht! Auch eine verstärkte Repression verspricht kaum mehr Erfolg. Nur eine harte Diktatur könnte mit so einer Strategie einigermaßen erfolgreich sein, die jedoch mit demokratischen Methoden nicht funktionieren wird.

> **Keine Macht den Dealern, keine Macht dem Dreck!**

Nach der Verabschiedung eines entsprechenden Gesetzes würden lizenzierte Händler, die vom Staat beauftragt werden, verschiedene Substanzen unter strengen Regeln, Vorgaben und Kontrollen vertreiben. Der Staat hätte Einnahmen in Milliardenhöhe, die wiederum in Prävention, Forschung und Rehabilitationseinrichtungen und ärztliche Interventionen investiert werden können, um aus Alkohol- und Drogensüchtigen wieder würdige Bürger zu machen.

Ungewollte Nebenwirkungen

Grundsätzlich werden Verbote, zumindest bei jungen Menschen, durch den „Reiz des Verbotenen" wettgemacht. Eine Kriminalisierung von ansonsten unbescholtenen Bürgern durchkreuzt deren Lebenspläne und verschlechtert ihren sozialen Status.

Illegale, gewaltbereite Strukturen und die „organisierte Kriminalität" werden als lukrative Monopolgeschäfte gefördert, wobei das erwirtschaftete Schwarzgeld in riesigen Mengen gewaschen und die legale Wirtschaft gezerrt wird. Künstlich hochgetriebene Preise führen zu einer weiteren Belastung der Konsumenten und in der Gesellschaft somit zu Beschaffungskriminalität und Prostitution. Dadurch werden weitere riskante (effizientere) Konsummuster (Spritzen statt Rauchen + Sniefen) gefördert, die durch die zwangsläufige Fokussierung der Konsumenten auf die Geldbeschaffung zu Vernachlässigung sozialer Kontakte, des Arbeitsplatzes, der Ernährung, der Wohnung usw. führen.

Die hohen Preise und kurzfristige Angebotsverknappungen fördern insbesondere bei Heroinkonsumenten den Mischkonsum mit Substitutionsmitteln wie Alkohol und Pharmaprodukten. Durch fehlende staatliche Kontrolle entstehen zusätzliche Drogentote durch ungewollte Überdosierung oder Streckmittel.

Eine ehrliche und offene gesellschaftliche Diskussion über Drogenkonsum ist durch das Tabu extrem schwierig bis unmöglich. Schüler können ihre Erfahrungen kaum mit Eltern oder Lehrern reflektieren. Weiter kommt hinzu, dass ein gut informierter, risikoarmer Konsum durch verteufelnde verzerrte

Substanzkunde erschwert und Drogeninformationen (auch seriöse Warnungen) insgesamt als unglaubwürdig erachtet werden.

> Durch die generelle Verbotspolitik ist der Zugang zu den Drogenszenen ein deutliches Hindernis für wirksame Hilfen. Und auch die Repressionsanstrengungen tragen zur teilweise verfassungswidrigen Aushöhlung von Bürgerrechten bei.

Durch die Überlastung von Polizei, Justiz und Gefängnissen fehlen in anderen Bereichen Kapazitäten, was weiterhin sehr hohe Kosten verursacht. Auch sprechen wir von massiven Steuerausfällen durch direkte Genussmittelsteuern, Umsatzsteuer, Gewinnsteuer, Lohnsteuer usw., bis hin zum Ausfall der Einnahmen bei den Sozialkassen durch die Illegalisierung von Arbeitsplätzen.

Das heißt also …

>> Drogenverbote haben sehr viele zusätzliche negative Auswirkungen, die nichts mit dem eigentlichen Drogenkonsum zu tun haben. Sie treiben die Zahl der Drogentoten in die Höhe.

Drogenverbote verfehlen ihr Ziel und schaffen viele zusätzliche Probleme. Die reine Verbotspolitik muss als gescheitert erachtet werden! Zwangsläufig folgt daraus, dass Möglichkeiten für die legale Abgabe von Drogen geschaffen werden müssen.

Wie eine solche Abgabe genau ausgestaltet werden kann und welche staatlichen Regulierungen und Kontrollen sinnvoll sind, steht dabei auf einem ganz anderen Blatt. Die legale Abgabe von Rauschdrogen würde bestimmt nicht alle Probleme lösen können, aber die negativen Folgen der Kriminalisierung ganz bestimmt verkleinern. Zur weiteren Verringerung eines problematischen Drogenkonsums sind andere gesellschaftliche Hebel nötig.

> Die Drogenpolitik muss einen anderen Weg beschreiten. Wir brauchen einen Bewusstseinswandel, also wirklich fähige Politiker, die bereit sind, die Verantwortung für ihr Handeln zu übernehmen, und bereit dazu sind „ihr Maul aufzumachen"! Eine Regierung, die lediglich der „Drogenmafia" den Krieg erklärt, kann und wird niemals gewinnen.

14

Last Call

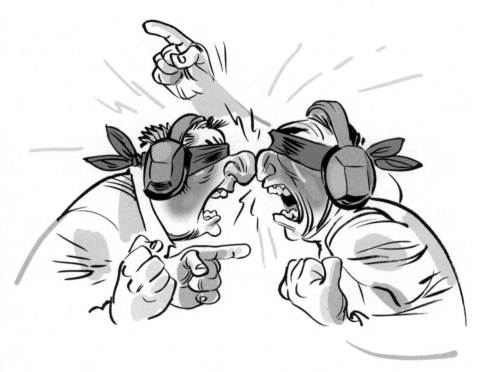

Viele der vorangegangenen Informationen waren grundsätzlich nichts Neues. Der Vollständigkeit halber mussten diese Inhalte aber herangezogen werden, um die erläuterten Probleme für jeden verständlich zu machen. Leider wird uns dieses Thema wahrscheinlich noch einige Zeit begleiten und wir werden

© Springer-Verlag GmbH Deutschland, ein Teil von Springer Nature 2020
R. Biesinger, M. Klute, *Toxisch*, https://doi.org/10.1007/978-3-662-60678-0_14

mit ziemlicher Sicherheit noch etwas Zeit benötigen, um einen angemessenen Weg zu finden, dieses große gesellschaftliche Phänomen angemessen handhaben zu können.

Aber wie es bei großen Phänomenen nun einmal so ist, braucht es einige Zeit, in der Bevölkerung eine Mehrheit zu generieren, die es sich traut, alte eingefahrene Wege, die von Ungerechtigkeit und den Altlasten vorangegangener Generationen geprägt sind, zu verlassen und tolerantere, dem Individuum zugewandte und konstruktive neue Wege zu wagen. Auch wenn das Ergebnis bislang offen ist.

» Stillstand ist der Tod und das, was in Sachen Rauschdrogenkonsum in Deutschland praktiziert wird, ist Stillstand.

Nur, wenn es uns gelingt, den Mut aufzubringen und gewisse Risiken einzugehen, wird es möglich sein, Lösungsansätze für Probleme zu finden, die durch unser bisheriges gesellschaftliches Streben aktuell nicht durchschaut werden. Eine lebendige Gesellschaft muss bereit sein, das eigene Handeln zu hinterfragen, und sich selbst eingestehen, dass sie Fehler begangen hat, um in Zukunft daran zu wachsen.

Auch aus potenziell neuen Fehlern darf gelernt werden! Wir befinden uns in einer Zeit, die von unseren bisherigen Unzulänglichkeiten geprägt wurde. Es wird Zeit, dass wir diese akzeptieren und – auch wenn es vielen Menschen nicht gefällt, was verständlich ist – aufhören, uns mit aller Macht an das Bekannte zu klammern und dieses veraltete Handeln zu rechtfertigen.

In vielen gesellschaftlichen Debatten erleben wir aktuell ähnliche Phänomene, die prinzipiell auch nur menschlich sind. Wir streiten uns über das Klima, über Migration, über Konzerne, über das Artensterben und über die Drogenpolitik, ohne die dahinterliegen Probleme zu verstehen. Vieles wird leider nur oberflächlich und vordergründig betrachtet.

Veränderung bedeutet Risiko und in einer komplexen Welt, in der wir als Nationen in Konkurrenz zueinander stehen, gestaltet sich Veränderung nicht immer leicht. Versuchen doch Politiker viele Interessen zu vereinigen, ihre Wähler zufriedenzustellen und gleichzeitig beispielsweise die Wirtschaft des eigenen Landes wettbewerbsfähig zu halten. Gleichzeitig sind auch die Politiker Individuen, die ebenso an sich denken und somit häufig aus Eigennutz ihrer Verantwortung nicht in der Art gerecht werden, wie es in einer perfekten Welt der Fall wäre.

Wir akzeptieren, dass es diese perfekte Welt wohl nie geben wird und resignieren menschlich viel zu schnell. Auf Versuche anderer, die Welt ein Stück weit besser zu gestalten, reagieren wir häufig mit Ablehnung, Hohn und Zynismus.

Wir stagnieren in unserem Selbstverständnis, ohne zu versuchen, unser Gegenüber zu verstehen, und das häufig beidseitig. So dass nur noch verhärtete Fronten übrigbleiben, die gegeneinander und nicht miteinander kommunizieren.

»Wir führen häufig schlicht Selbstgespräche, obwohl wir scheinbar Debatten führen.

Der Hass in unserer Gesellschaft wächst und wir erleben das häufig auch als individuellen Hass, Verachtung und Vorurteile. Sei es nun, weil wir anderer Meinung, Hautfarbe, Religion oder weil wir (ehemalige) Drogenkonsumenten sind. Wir definieren uns und unsere Gruppen über das, was wir als unsere Meinung oder unsere Identität ansehen, und zementieren diese Meinung so sehr, dass nichts durch die Mauern unseres Geistes hindurchdringt und wir auf jede potenzielle Gefahr mit allen Waffen, die uns zur Verfügung stehen, feuern.

Ohne zu merken, dass wir uns gesellschaftlich dadurch immer weiter in kleinste Bestandteile zerlegen und uns immer weiter voneinander entfernen.

Natürlich gibt es auch Fortschritte. Wir akzeptieren beispielsweise mittlerweile, zum Glück in großen Teilen unserer Bevölkerung, dass es Menschen gibt, die eine andere Sexualität leben oder andere Lebenskonzepte haben. Wir akzeptieren, dass Frauen für Gleichberechtigung kämpfen. Auch wenn bis heute einige von uns selbst das nicht akzeptieren wollen. Dennoch gibt es dazu noch viele weitere Bereiche, in denen absoluter politischer und gesellschaftlicher Stillstand herrscht.

Wir können noch nicht akzeptieren, dass wir nicht auf den Rest der Welt warten können, bis alle ihrer Verantwortung in Perfektion gerecht werden, um unser Klima zu retten, dass es jetzt Zeit wird zu handeln und dass wirtschaftliche Interessen nicht derart hoch wiegen, als dass wir sie mit der Zukunft folgender Generationen aufwiegen könnten.

Auch wenn bei dieser Thematik mit Sicherheit viele Faktoren eine Rolle spielen und die Ursachen sehr komplex sind.

»Wir suchen viel zu häufig nach einfachen Antworten auf komplexe Fragen, weil einfache Antworten uns nicht derart überfordern und uns nicht so schnell emotional resignieren lassen.

Aber genauso verbauen wir uns häufig Optionen, weil wir schlicht Angst vor den Konsequenzen haben und wir uns als Mensch gerne sicher fühlen wollen.

Obwohl wir, wenn wir ehrlich zu uns selbst sind, wahrscheinlich verstehen würden, dass diese Sicherheit mit großer Wahrscheinlichkeit nichts weiter ist als eine Illusion.

All diese Dinge benötigen zur genauen Erörterung höchstwahrscheinlich mehr als nur ein Buch, und es kommt hinzu, dass dieses Buch hier sich im Kern mit Rauschmitteln und unserem Umgang mit den daraus resultierenden Problemen und den Problemen unserer Drogenpolitik auseinandersetzt.

Vielleicht mag hier die Frage aufkommen, ob es nicht etwas hochgegriffen ist, die Brücke zwischen der Cannabis-Debatte und den vielen großen Themen unserer Zeit zu bauen.

Unserer Meinung nach sind diese Debatten zwangsläufig miteinander verknüpft und weisen Überschneidungen und gemeinsame Verhaltensmuster auf. Ein Muster ist zum Beispiel die Neigung, uns menschlich gesehen über andere zu stellen, nur weil diese anders denken oder leben, beispielsweise Rauschdrogen zu sich nehmen oder sogar eine Suchtproblematik haben.

Das trifft unseres Erachtens nach für viele Nichtkonsumenten zu, ist aber auch ein Denkansatz, den sich vielleicht einige Leute aus der Cannabis-Community zu Herzen nehmen sollten.

Natürlich gibt es Rauschdrogen, die schädlicher sind als andere, die Frage bleibt aber: Ist der Drogenkonsum eines anderen ein Grund, mich als Mensch über diesen anderen zu stellen und ihm eventuell sogar mit Verachtung zu begegnen?

» Natürlich kann und darf jeder Mensch das Handeln eines anderen kritisch betrachten, aber ist es wirklich zielführend, auf Probleme des einen mit Hass oder Verachtung zu antworten?

Und dass ich mich gegen den Konsum entscheide oder auch gewisse Lebensthemen mit mir selbst und ohne Drogen aushandle, gibt mir noch lange nicht das Recht, mich als etwas Besseres zu fühlen als derjenige, der sich dazu entscheidet, in seinem Leben eben andere Erfahrungen zu sammeln!

» Ist es nicht menschlich, Fehler zu begehen und aus ihnen zu lernen?

Kein Mensch ist perfekt. Auch unser beider Standpunkt hier in diesem Buch ist nicht der Weisheit letzter Schluss, kann es nicht sein. In besonderer Weise sollte sich auch die Cannabis-Community einmal auf die eigenen Finger schauen und das Unrecht betrachten, das ihnen selbst tagtäglich begegnet, und verstehen, dass es Konsumenten anderer Drogen genauso geht wie ihnen.

Auch wenn Cannabis im Vergleich zu anderen Substanzen häufig im Gefahrenpotenzial geringer einzustufen ist, sollte das Selbstbild als Cannabiskonsument vielleicht nicht zu weiterer Diskriminierung anderer konsumierender Minderheiten führen. Auch wenn wir als Mensch vielleicht nicht viel vom Handeln anderer Konsumenten halten. Das Gleiche gilt analog auch für die Fans anderer Rauschdrogen wie Alkohol etc.!

Tagtäglich beschweren sich Menschen innerhalb des sozialen Kontextes über das Gefühl, herablassend behandelt zu werden, nur weil sie beispielsweise lieber THC statt Alkohol konsumieren und sich so als Konsumenten von Cannabis ungerechtfertigt wie Menschen zweiter Klasse fühlen.

Dabei handeln diese Menschen häufig selbst nicht anders. Dabei greift die Tatsache, dass Alkohol schädlicher ist als Cannabis und andere Drogen wiederum schädlicher als Cannabis sind nicht wirklich.

So ist es doch häufig der Umgang oder die Reinheit, der die Schädlichkeit ausmacht. Viele der Gefahren wären also vermeidbar. Perfekt wird der Mensch im Umgang mit den Rauschdrogen wahrscheinlich eh niemals, aber wenn wir gesellschaftlich an der Thematik reifen könnten, würde höchstwahrscheinlich einiges besser werden.

Es ist für unsere Gesellschaft nicht zuträglich, wenn wir uns nicht langsam für eine Liberalisierung des Cannabismarktes entscheiden. Es gibt enorm viele Aspekte, die bei genauerer Betrachtung dafür sprechen, endlich etwas zu tun, anstatt so weiterzumachen wie bisher.

> Kindern und Jugendlichen könnte der Zugang zu Cannabis durch die Freigabe massiv erschwert werden. Gelder, die bislang unversteuert im Schwarzmarkt versacken, könnten so für uns alle nützlich gemacht werden. Der sich nach und nach global öffnende Wirtschaftszweig könnte erschlossen und so zusätzlich zu den Einnahmen aus dem reinen Konsum noch weitere ungeahnte Möglichkeiten sicht- und nutzbar gemacht werden.

Wir könnten Präventions- und Hilfsprogramme für Menschen mit Problemen mit dem Handling der Rauschdrogen beispielsweise aus den Steuereinnahmen ermöglichen.

Wir könnten die Qualität sicherstellen und die Gesundheit der Konsumenten entlasten, die Probleme, die aus synthetischen Cannabinoiden (Teil der sogenannten NPS) resultieren, massiv reduzieren.

Die Polizei und die Gerichte würden massiv entlastet werden und so Kapazitäten frei werden, um andere aufkommende Probleme, die im wirklich kriminellen Bereich stattfinden, zu bekämpfen.

Wir würden Menschen nicht mehr um ihren Job bringen, sofern sie nichts Verwerfliches tun. Nebenbei würden wir Arbeitsplätze generieren. Der organisierten Kriminalität Gelder entziehen. Und wir könnten zumindest den Handel mit Cannabisprodukten in legale Geschäfte verlagern und potenziell bekannte Probleme mit einschlägigen Parks und Plätzen reduzieren.

»Es gibt nach und nach immer weniger handfeste Argumente, die für die aktuelle Herangehensweise der Politik sprechen.

Je mehr Zeit vergeht, desto klarer sollte jedem Menschen werden, dass es wirklich dringend angebracht ist, die ersten Schritte zu wagen, um unsere faktisch auf fatale Art und Weise gescheiterte Drogenpolitik adäquat und nachhaltig zu verändern.

Sollten wir als Gesellschaft weiterhin stoisch wegschauen, dann überlassen wir unsere Jugend sich selber und schaden sogar denjenigen, die ohne die Konsequenzen der Prohibition zu großen Teilen, auch trotz des gelegentlichen Konsums, ein völlig funktionales Leben führen könnten.

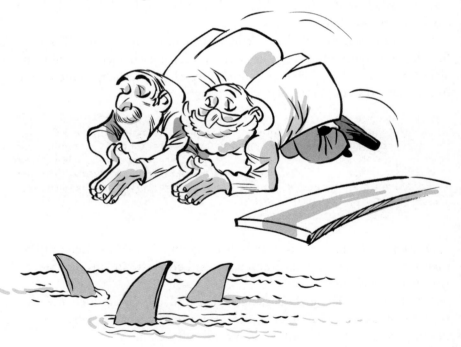

Ende?!

Weiterführende Literatur

akzept e. V. Bundesverband für akzeptierende Drogenarbeit und humane Drogen-politik (Hrsg) (2019) Alternativer Drogen- und Suchtbericht. Pabst, Lengerich

Bear F, Connors B, Paradiso M (2009) Neurowissenschaften. Spektrum, Heidelberg

Benecke M (2019) Mein Leben nach dem Tod. Lübbe, Köln

Biesinger R (2015) The fire of change. GABAL, Offenbach

Biesinger R (2016) Brain-Tattoos. Schwarzkopf, Berlin

Biesinger R (2018) Ohne Dop(amin)e ist alles doof. Springer, Heidelberg

Biesinger R, Römer B (2017) Verstehen setzt Verstand voraus. Werdewelt, Mittenaar

Biesinger R, Römer B, Frank T (2020) Suchtgefahren erkennen. Beltz, Weinheim

DHS – Deutsche Hauptstelle für Suchtfragen e. V. (Hrsg) (2019) DHS Jahrbuch Sucht 2019. Pabst, Lengerich

Esch T (2014) Die Neurobiologie des Glücks. Thieme, Stuttgart

Esch T (2017) Der Selbstheilungscode. Beltz, Weinheim

Grawe K (2004) Neuropsychotherapie. Hogrefe, Göttingen

Hermann K (2017) Christiane F. – Wir Kinder vom Bahnhof Zoo. Carlsen, Hamburg

Lüdecke C, Sachsse U, Faure H (2010) Sucht – Bindung – Trauma. Schat-tauer, Stuttgart

Migge B (2014) Handbuch Coaching und Beratung. Beltz, Weinheim

Roth G (2017) Persönlichkeit, Entscheidung und Verhalten. Klett-Cotta, Stuttgart

Roth G, Ryba A (2016) Coaching, Beratung und Gehirn. Klett-Cotta, Stuttgart

Sick (2016) Shore Stein Papier. Piper, München

Strassman R (2000) DMT: The spirit molecule. Park Street Press, Rochester

Vukovic S (2014) Christiane F. – Mein zweites Leben. Levante, Berlin

© Springer-Verlag GmbH Deutschland, ein Teil von Springer Nature 2020
R. Biesinger, M. Klute, *Toxisch*, https://doi.org/10.1007/978-3-662-60678-0

Wuerz T (2017) The art of metal. POPCOM, Hamburg
Wuerz T (2018) The art of wild + free animals. POPCOM, Hamburg
Zehentbauer J (2015) Körpereigene Drogen. Patmos, Ostfildern